臨床での測定精度を高める！

ROM測定法

代償運動のとらえ方と制動法の
理解と実践

齋藤慶一郎
京都橘大学　健康科学部　准教授

RANGE OF MOTION

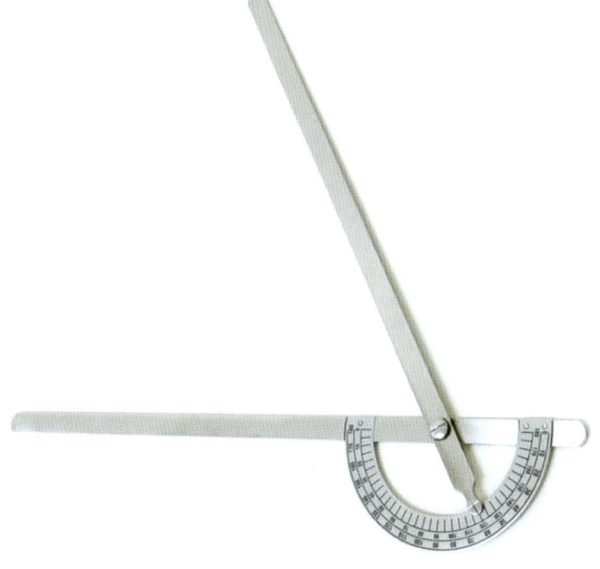

MEDICAL VIEW

Measurement of Range of Motion : Practice of the Blocking on the Comprehension of Compensatory Movements
(ISBN 978-4-7583-1694-1 C3047)

Author : Keiichiro Saito

2016. 3. 30   1st ed

©MEDICAL VIEW, 2016
Printed and Bound in Japan

Medical View Co., Ltd.
2-30 Ichigayahonmuracho, Shinjyukuku, Tokyo, 162-0845, Japan
E-mail   ed@medicalview.co.jp

序

　関節可動域（ROM）測定は，ヒトの身体運動を明確にとらえるために実施する評価の中で最も基本的かつ重要な項目といえる。特に運動器の問題点を明確にしていくためには不可欠である。より整合性の高い治療・援助計画の立案のためには，正確な測定結果を導き出すことが重要であるが，学生や経験の浅いセラピストにとって難しい技術である。特に測定時に出現する代償運動を観察の中から的確にとらえ，確実に制動できるようになるにはかなりの習熟を要する。

　本書は学生や初学者でも十分に理解してもらえるように，測定時の代償運動を可視化し，正確な測定法を身に付けることができる内容構成とした。学習者が演習を通じて基本的な測定法を修得するとともに，代償運動の出現を明確にとらえ，例示した内容を参考に学習者自身が代償運動の制動法について考察できるようになれば，より臨床的・実践的な方法を自ら設定することが可能になると考える。

　また，治療者が実施する評価において，測定結果から治療対象者の機能障害に起因する組織変化を正確に判断することも重要である。しかし，関節運動制限とその原因である変化を呈した皮下組織の照合は，解剖学を十分に学んだ者であっても難しい。運動器疾患のみならず，中枢神経疾患においても不可避的に生じる関節拘縮の原因，つまり当該関節運動を制限している因子を決定付けられず，ターゲットを絞った治療を実施できていない治療者も少なくはない。より的確な評価結果の統合と解釈および治療計画立案のために，本書では制限因子を一目で照合できるようにした。

　限られた指導（授業・演習）時間の中で十分な教示が難しい代償運動については，写真で明示し，指導時間外でも学生が容易に自己学習できるように配慮した。また，測定法を「基礎演習」→「応用演習」→「臨床応用演習」と段階付けて解説していることも本書の特徴で，徐々に理解を深めながら評価技術を高めていくことを狙いとしている。図説に従った学習を通じて，「代償運動の出現」と「制動の必要性」について適切に考え，より整合性の高い評価結果を得ることにつなげていただきたいと考えている。

　本書はできる限り合理的で有効な学習のために写真を豊富に掲載した。学生のみならず，これから関節可動域測定における習熟度の向上を目標としている臨床でご活躍の皆さまにも活用していただけることを願っている。

2016年2月

齋藤慶一郎

目 次

1 総 論
1 ROM 測定の基礎 …………………………………………… 2

2 上肢関節に対する ROM 測定法
1 肩甲帯屈曲 ………………………………………………… 22
2 肩甲帯伸展 ………………………………………………… 27
3 肩甲帯挙上 ………………………………………………… 32
4 肩甲帯引き下げ（下制）………………………………… 37
5 肩関節屈曲（前方挙上）………………………………… 42
6 肩関節伸展（後方挙上）………………………………… 47
7 肩関節外転（側方挙上）………………………………… 52
8 肩関節内転 ………………………………………………… 57
9 肩関節内旋 ………………………………………………… 63
10 肩関節外旋 ………………………………………………… 70
11 肩関節水平屈曲 ………………………………………… 77
12 肩関節水平伸展 ………………………………………… 82
13 肘関節屈曲 ………………………………………………… 87
14 肘関節伸展 ………………………………………………… 92
15 前腕回内 …………………………………………………… 97
16 前腕回外 …………………………………………………… 103
17 手関節・母指・手指 総論 ……………………………… 110
18 手関節屈曲（掌屈）……………………………………… 114
19 手関節伸展（背屈）……………………………………… 115
20 手関節橈屈 ………………………………………………… 116
21 手関節尺屈 ………………………………………………… 117
22 母指関節橈側外転 ……………………………………… 118
23 母指関節尺側内転 ……………………………………… 119
24 母指関節尺側内転（別法）……………………………… 120
25 母指関節掌側外転 ……………………………………… 121
26 母指関節掌側内転 ……………………………………… 122
27 母指 MCP 関節屈曲 …………………………………… 123

28	母指 MCP 関節伸展	124
29	母指 IP 関節屈曲	125
30	母指 IP 関節伸展	126
31	手指 MCP 関節屈曲	127
32	手指 MCP 関節伸展	128
33	手指 PIP 関節屈曲	129
34	手指 PIP 関節伸展	130
35	手指 DIP 関節屈曲	131
36	手指 DIP 関節伸展	132
37	手指関節外転	133
38	手指関節内転	134
39	手指の測定 別法:距離測定による機能評価法	135
40	関節可動域および手指腱機能評価（TAM）	136

3 下肢関節に対する ROM 測定法

1	股関節屈曲	138
2	股関節伸展	143
3	股関節外転	148
4	股関節内転	153
5	股関節外旋	158
6	股関節内旋	164
7	膝関節屈曲	170
8	膝関節伸展	174
9	足関節底屈	179
10	足関節背屈	184
11	足部外がえし	189
12	足部内がえし	193
13	足部外転	197
14	足部内転	201
15	母趾・足趾 総論	205
16	母趾 MTP 関節屈曲	206
17	母趾 MTP 関節伸展	207
18	母趾 IP 関節屈曲	208
19	母趾 IP 関節伸展	209
20	足趾 MTP 関節屈曲	210
21	足趾 MTP 関節伸展	211

22	足趾 PIP 関節屈曲	212
23	足趾 PIP 関節伸展	213
24	足趾 DIP 関節屈曲	214
25	足趾 DIP 関節伸展	215
26	臨床応用：足趾関節外転と内転	216

④ 頚部・体幹に対する ROM 測定法

1	頚部屈曲（前屈）	218
2	頚部伸展（後屈）	223
3	頚部回旋	228
4	頚部側屈	233
5	胸腰部屈曲（前屈）	238
6	胸腰部伸展（後屈）	242
7	胸腰部回旋	245
8	胸腰部側屈	249

付録

- 関節可動域表示ならびに測定法 …… 256
- 関節可動域（ROM）測定結果記入表：上肢，下肢，頚部・胸腰部 …… 262
- 指屈筋腱機能評価表 …… 265

※本書は，日本リハビリテーション医学会・日本整形外科学会・日本足の外科学会による「関節可動域表示ならびに測定法」（2022 年 4 月改訂）に対応した内容となっています。

※本書カバーに掲載の角度計の写真は，酒井医療株式会社より許諾を得て掲載しました。

1 総論

1 ROM測定の基礎

1章 総論

ROM測定の意義

ヒトの身体運動は個々の関節運動により構成されている。関節の運動域を関節可動域（range of motion：ROM）といい，ヒトの動作を的確にとらえるには，それぞれの関節の可動性，すなわちROMを正確に測定する必要がある。

健常者の動作では，状況に応じて関節の運動状態を調整し，身体負担の少ない最適な身体運動が選択される。しかし，ひとたび関節に機能障害が生じてしまえば，非常に大きな負担が強いられることになる。ヒトの関節はさまざまな要因により傷害されるが，関節機能障害が残存してしまった場合，日常生活活動（ADL）に支障をきたすため，治療対象者においては優先的に対応が求められる治療・管理項目である。従って，ROMを正確に測定することは，セラピストに求められる重要な臨床スキルであるといえる。

ROM測定の目的

ROM測定は，ヒトの身体運動を明確にとらえるために実施する項目のなかで，最も重要な評価項目であるといっても過言ではない。特に運動器の問題点を明確にしていくためには不可欠である。表1に測定の目的を示した。健常値と比較して「どの関節」で「どの程度」数値の逸脱があり，その原因組織が何であるか探索し，被測定者の生活動作への影響について考察できることが重要である。

表1　ROM測定の目的

①関節運動制限の部位とその程度を明確にする。

②関節運動制限の原因を明確にする。

③治療計画立案の基礎情報とする。

④治療効果判定の基礎情報とする。

ROM測定の基礎知識

運動面と運動軸

　ヒトの関節運動は，基本運動面と基本運動軸により規定される．測定や分析においてその理解は不可欠であり，設定に従わない測定は，著しく結果の整合性を欠くことになる．

　関節運動の「基本運動面」は，身体内部で相互に交差する運動の3つの「面」として，矢状面，前額面，水平面が設定される（表2, 図1〜3）．これらを身体運動の基本面（cardinal plane）という．

　関節運動の「基本運動軸」は，身体内部で相互に交差する運動の3つの「軸」として，前額−水平軸，矢状−水平軸，垂直軸が設定される．これらを身体運動の基本軸（cardinal axis）という．身体運動の大部分は関節を運動軸とした体節の回転運動により表現することができる．

　ROM測定は，原則として「単一運動面」における「単一運動軸」により発現する関節運動を測定しなければならない．

表2　運動面と運動軸

運動面
矢状面：身体の正中を通り，左右二分する垂直な平面
前額面：身体を前後に二分する垂直な平面
水平面：身体を上下に二分する水平な平面
運動軸*
前額−水平軸：左右方向の軸 → この基本軸により設定される運動面は「矢状面」
矢状−水平軸：前後方向の軸 → この基本軸により設定される運動面は「前額面」
垂直軸：垂直方向の軸 → この基本軸により設定される運動面は「水平面」

＊運動軸は運動面に対して常に直角に設定される．

図1　矢状面と前額−水平軸

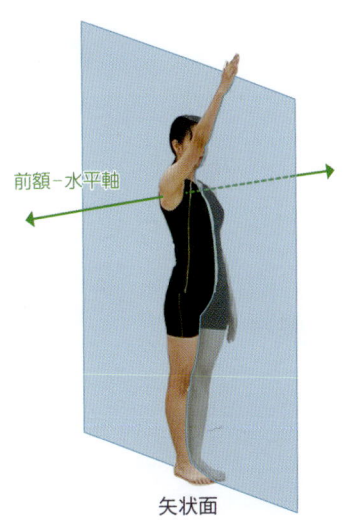

矢状面

図2　前額面と矢状−水平軸

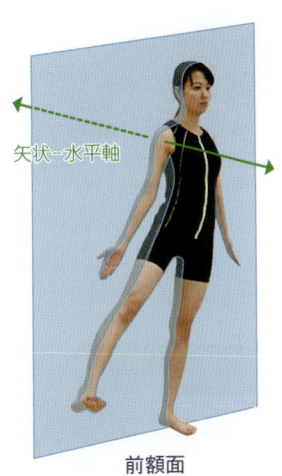

前額面

図3　水平面と垂直軸

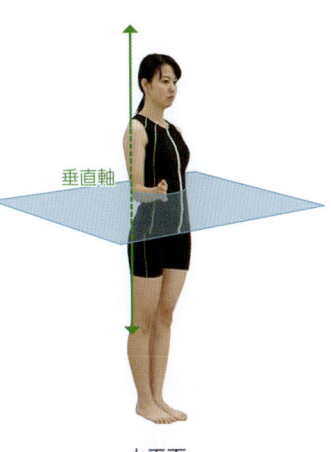

水平面

測定肢位

　測定肢位は，原則として解剖学的立位，端座位，背臥位（仰臥位）および腹臥位である（図4～8）。測定時には基本軸となる近位部を支持・安定させ，移動軸となる遠位部の確実な運動を再現させなければならない。不安定要因を的確にとらえ，安定化できるように常に注意を払い，正確な測定を心掛けなければならない。本書では，より安定的に測定を実施することができるように，代償動作について観察し，臥位や椅（子）座位（図9）での測定を推奨する内容となっている。

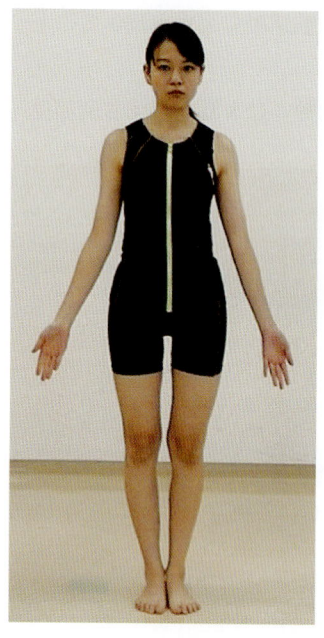

図4　解剖学的立位

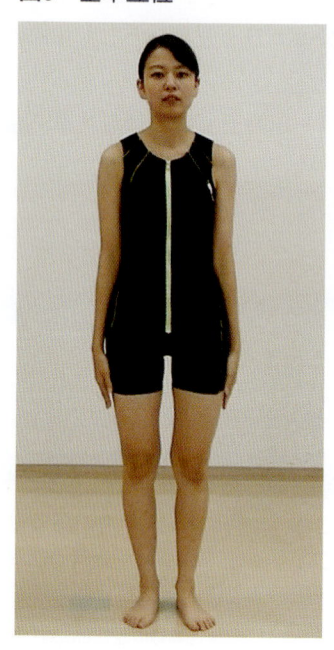

図5　基本立位

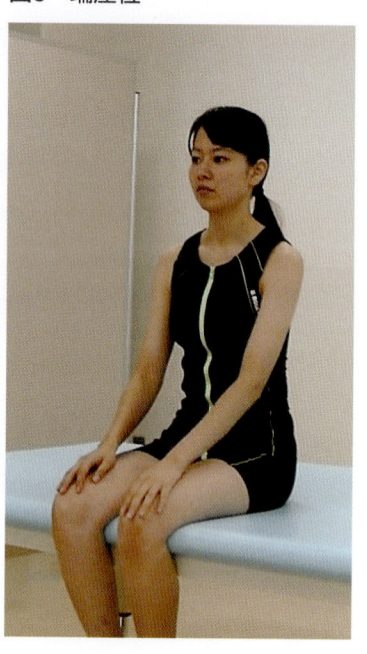

図6　端座位

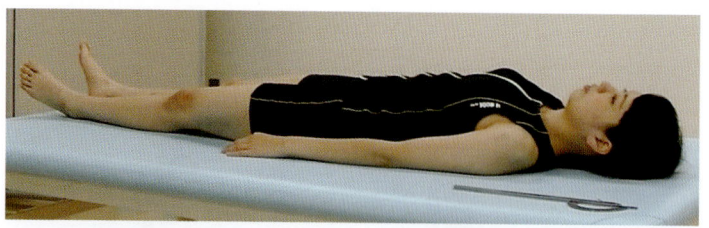

図7　背臥位（仰臥位）

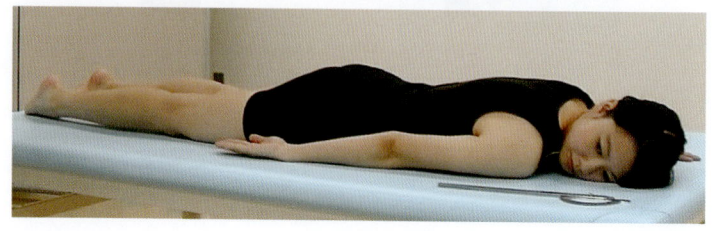

図8　腹臥位

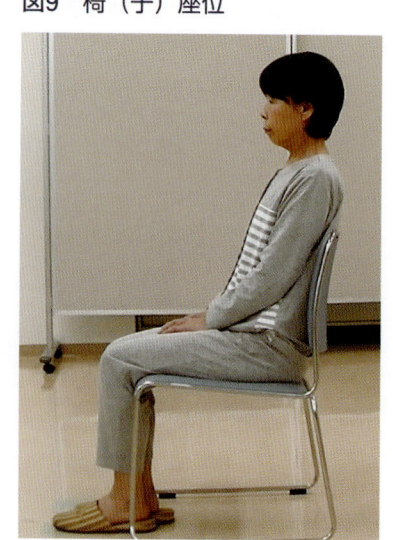

図9　椅（子）座位

関節運動の表現（名称）

　ヒトの関節運動には，その運動方向に応じた呼称が決められている。各関節で共通の呼称も存在するが，「屈曲と伸展」「内転と外転」「内旋と外旋」「水平屈曲と水平伸展」「回内と回外」「掌屈と背屈」「橈屈と尺屈」「対立」「底屈と背屈」「分回し」などとして表現される（**図10**）。測定した関節運動を適切に言語化できることが重要である。

図10　関節運動

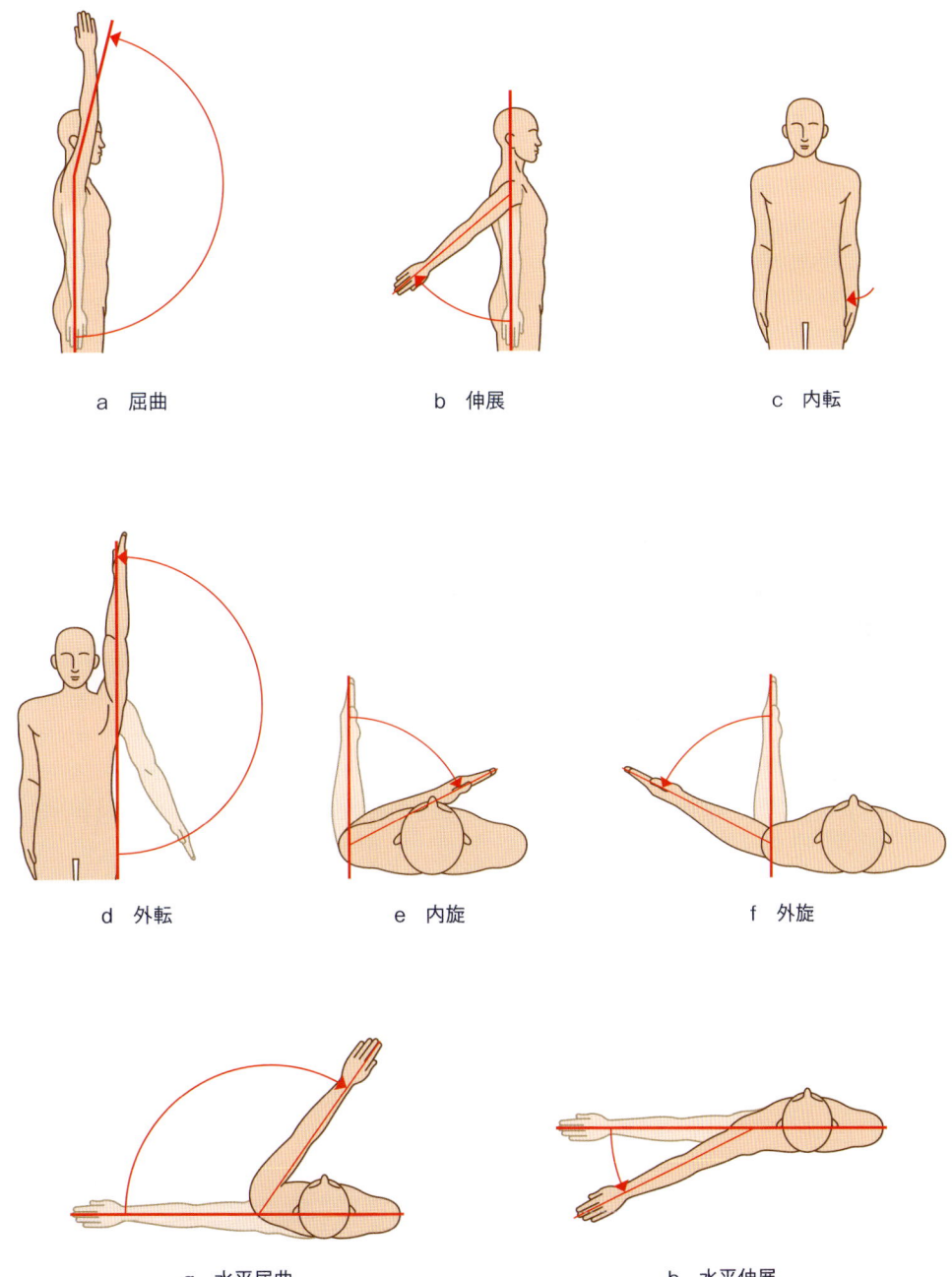

a　屈曲　　　　　　b　伸展　　　　　　c　内転

d　外転　　　　　　e　内旋　　　　　　f　外旋

g　水平屈曲　　　　　　h　水平伸展

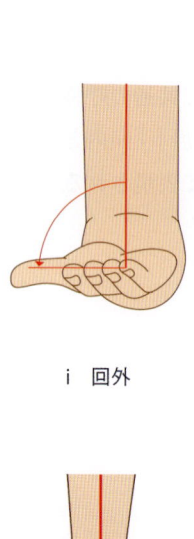 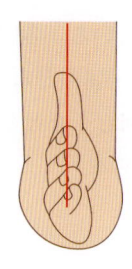 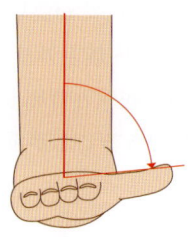 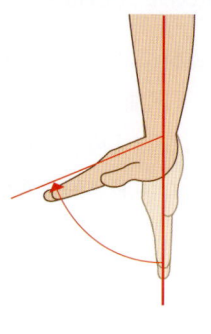 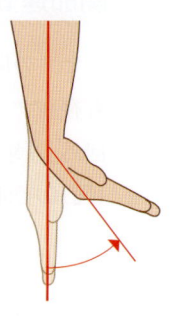

i 回外　　j 中間位　　k 回内　　l 背屈　　m 掌屈

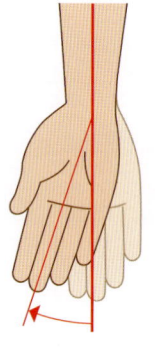 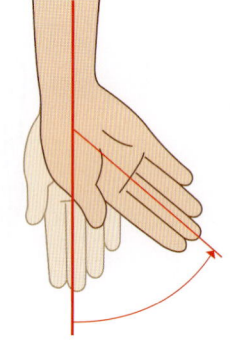 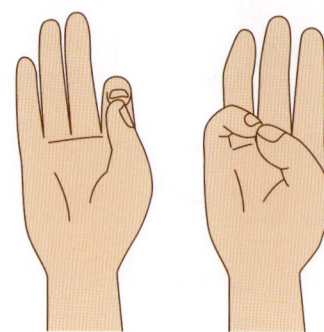

n 橈屈　　o 尺屈　　p 対立

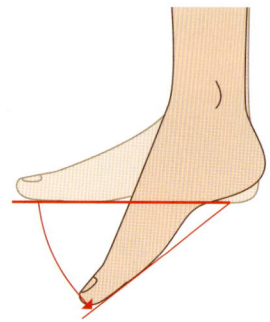

q 底屈

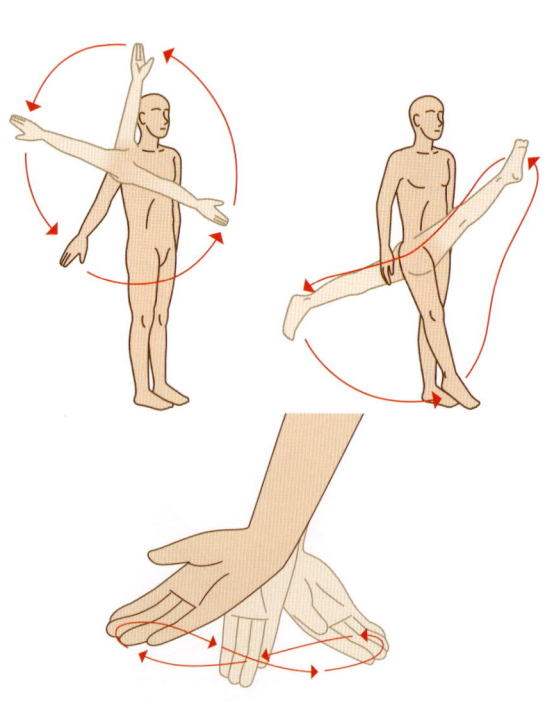

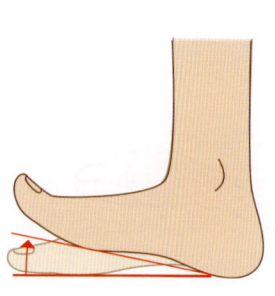

r 背屈　　s 分回し運動

関節の形状と運動自由度

関節運動は，関節面の骨形状によりその動きが規定されるといっても過言ではなく，その関節面はさまざまな形状を示す（**図11**）。関節の形状は**表3**に示すように分類される。また，その形態的特徴により運動自由度が決定される。運動自由度は1度から3度までで表現され，1度は1方向の往復のみの関節運動（例：屈曲と伸展のみ）で，2度は2方向の各往復運動（例：屈曲と伸展に加え，内転と外転）が可能となる。3度は，3方向以上の運動が可能な関節運動機能を指す。運動自由度と関節の形状および分類される代表的な関節を**表4**に示す。

図11 ヒトの関節と関節の形状

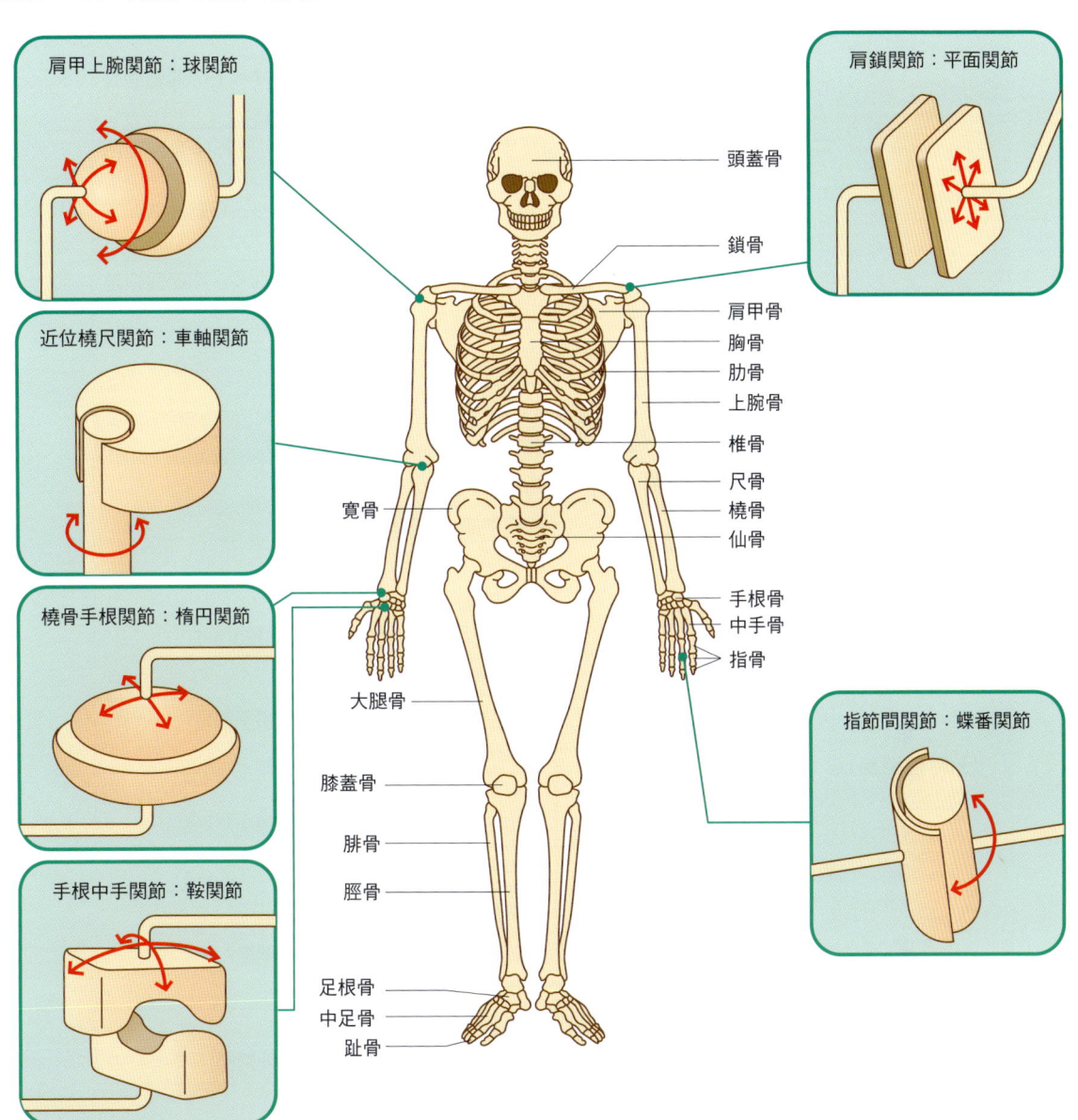

表3　関節形状の分類

蝶番関節（hinge joint）	蝶番のように，1つの運動軸による関節運動が可能。限定された基本面において，大きな可動性を示す。
螺旋関節（cochlear joint）	蝶番関節の変形関節。運動軸は長軸と直角ではなく，螺旋状の運動様態を示す。
車軸関節（pivot joint）	一方の骨を軸として，回転運動を示す関節。
楕円関節（ellipsoid joint）	楕円形の関節面で，関節面長軸と短軸による2方向への関節運動が可能。回旋運動は示さない。
顆状関節（condyloid joint）	楕円関節の一種。顆状の関節形状で関節長軸と短軸による2方向への動きが可能。回旋運動は示さない。
鞍関節（saddle joint）	馬鞍形の関節。回旋運動は示さない。
球関節（ball-and-socket joint）	ソケットにボールがはまり込む形状の関節。自由度が高く，すべての運動面での関節運動と分回し運動が可能。
臼状関節（cotyloid joint）	球関節の変形関節。自由度が高く，すべての運動面での関節運動と分回し運動が可能。
平面関節（plane joint）	関節面が平面で運動自由度は高く，別称は滑走関節（gliding joint）。靱帯などにより強力に連結されており，可動性は非常に低い。
半関節（amphiarthrosis）	平面関節の一種。関節面は平面ではなく，関節面の適合性が比較的高い。

表4　関節の運動自由度と該当関節

運動自由度	関節の形状	該当関節名
1度 （1軸性関節）	蝶番関節	指節間関節
	螺旋関節	腕尺関節，距腿関節 膝関節（大腿骨 - 脛骨）
	車軸関節	正中環軸関節，近位橈尺関節 （遠位橈尺関節はピボット型車軸関節）
2度 （2軸性関節）	楕円関節	橈骨手根関節，顎関節
	顆状関節	中手指節関節（機能的には蝶番関節） 環椎後頭関節，距骨下関節
	鞍関節	手根中手関節 胸鎖関節（関節円盤の介在→球関節機能）
3度 （多軸性関節）	球関節	肩甲上腕関節，腕橈関節
	臼状関節	股関節
	平面関節	椎間関節，肩鎖関節，足根間関節 外側環軸関節
	半関節	仙腸関節，手根間関節 肋椎関節，胸肋関節，肋軟骨間関節

関節運動の決定因子

関節運動の決定因子は，関節の形状，関節の支持性・安定性，骨格筋の走行である。つまり，関節の形状によりその運動方向が決まり，関節運動を関節周囲組織が支え，そこに骨格筋が稼動力を与えることにより，関節運動が発現することになる。関節運動を考える場合，単に骨運動のみではなく，関節周囲の支持組織とともに動筋および拮抗筋の働きについても重要視する必要がある。

関節運動に対する制限因子

基本的な関節構造は，近位骨端と遠位骨端の単なる接合ではなく，靱帯や関節包などの周囲軟部組織により支持され，安定化されている（図12）。安定的な関節運動において重要な役割を果たすこれらの組織ではあるが，種々の原因により機能障害が生じてしまった場合，関節運動の制限因子となる。測定および結果の解釈においては，その制限因子を探り，より効果的な治療へとつなげていかなければならない。

関節運動に対する制限因子は，関節面の変形などの形態的変化やアライメント変化を含む関節骨性因子と，靱帯や関節包などの病的変性や拮抗筋の短縮，筋緊張の変化により制限を示す関節周囲軟部組織性因子である。また，疼痛や種々の心理的な緊張によっても関節の可動性は変化するため，原疾病や測定環境の整備なども測定の重要な設定項目となる（表5）。

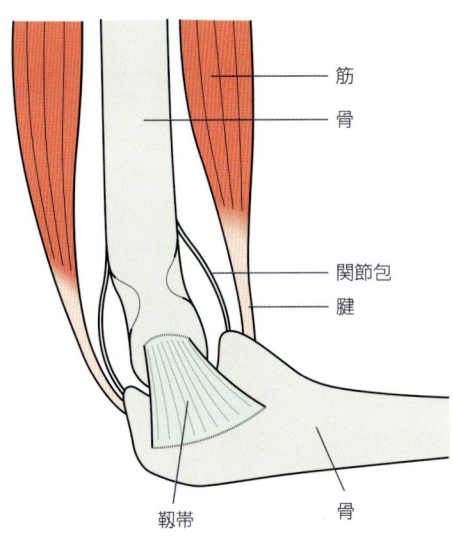

図12 関節周囲軟部組織の構造

表5 関節運動に対する制限因子

関節骨性因子
● 関節内骨折や関節リウマチなどに見られる病的な変形などによる形態的変化。
● 隣接骨の骨折に伴う関節アライメント変化など。
関節周囲軟部組織性因子
● 靱帯や関節包などの病的変性。
● 拮抗筋の短縮や筋緊張の変化による筋性制限。
● 関節周囲軟部組織に生じている安静時疼痛および運動時疼痛。
その他
● 種々の心理的な緊張。
● 測定環境が騒がしいなどの悪環境。
● 測定者の問題（測定者の操作手の冷たさや非清潔感など）。
● 着衣による可動制限。
● 天候・室温・気温による体調や筋緊張・疼痛の変化。

他動関節可動域と自動関節可動域

関節可動域には，他動関節可動域（passive range of motion：PROM）と自動関節可動域（active range of motion：AROM）が設定される。PROMは他動的に測定関節を操作したときの可動域で，AROMは被測定者の自動運動により発現した可動域である。

原則としてROM測定は，他動的に実施された「他動ROM」を指すが，他動ROMおよび自動ROMの比較が臨床上重要である。他動ROMが関節構造によって規定される運動の量であるのに対して，被測定者が関節運動を生起できる能力である自動ROMの結果を対比させることにより，筋力低下などの障害がある場合，両者に「差」が生じることになる。この「差」の分析により運動麻痺などの可動障害の原因についても推察することができ，標的を明確にした別の評価項目の設定が可能になる。

最終域感（end feel）

ヒトの身体には他動関節運動の最終位において，関節構造体の保護のために運動を制限する構造および作用を有している。他動的な測定操作時に測定者が感じられる抵抗感を最終域感（end feel）という。この最終域感には，生理的最終域感（表6）と病的最終域感（表7）が存在する。生理的最終域感は正常範囲として感知できるものであるが，病的最終域感は異常と位置付けられるものである。病的最終域感を正確に判断できるようになるためには，健常者同士での演習にて「正常な抵抗感覚」を十分に感じ取ることが重要であり，性別や年齢，さらに評価対象者の生活様式なども勘案して総合的に判断しなければならない。

表6　生理的最終域感

軟部組織性	筋組織の近接（屈曲した関節の屈側存在筋群の衝突）
結合組織性	拮抗筋の伸張 拮抗側の靱帯の伸張 拮抗側の関節包の伸張
骨性	近位関節骨と遠位関節骨の接触

表7 病的最終域感

軟部組織性	関節周囲軟部組織の浮腫や滑膜炎など	・皮下の貯留体液や関節包内に貯留した滑液が周囲皮下組織へ与える抵抗感が生じる。 ・独特な熱感を伴う。
結合組織性	拮抗筋の短縮や筋緊張の亢進 靱帯や関節包の短縮 皮膚の伸張性低下（熱傷や外傷後の瘢痕や強皮症などの疾病）	・健常な関節可動範囲よりも少ない角度にて生じる。 ・関節周囲組織の伸張感を感知することができる。 ・組織の伸張痛を伴うことがある。
	弛緩性運動麻痺	・抵抗感の消失。 ・健常範囲よりもはるかに少ない抵抗感となる。
骨性	骨折や骨関節炎による変形 関節内遊離体など	・骨の衝突感が強い。 ・関節面の変形や関節内遊離体が存在する場合には，軋轢音や独特の引っかかり感が生じる。
虚性	骨折や骨関節炎などに伴う疼痛による防衛性筋収縮 疼痛症候群（複合性局所疼痛症候群：CRPSなど）による防衛性筋収縮 心理的原因による防衛性筋収縮	・疼痛により最終可動域までの稼動が困難であるため，真の最終域感ではない。 ・筋スパズムや防衛性筋収縮により生じる抵抗感を感知することができる。

基本軸と移動軸

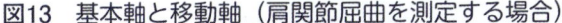

ROM測定は，測定対象関節の近位軸を基本軸，遠位軸を移動軸として，各軸による可動角度量についてとらえていく（図13，表8）。それぞれの軸は，骨隆起部分を指標とした骨触知により可能な限り長い軸設定にすることで，測定誤差を最小限にするように努力しなければならない。

図13 基本軸と移動軸（肩関節屈曲を測定する場合）

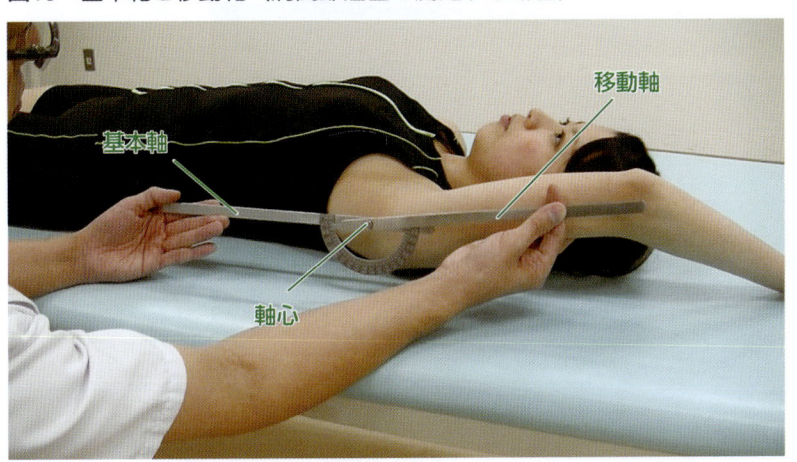

表8 肩関節屈曲を測定する場合

基本軸	肩峰を通る床への垂直線（立位または座位）
移動軸	上腕骨
参考可動域	0〜180°
臥位による測定	体幹を安定させることができれば，基本軸は「検査台と平行な線」と読み替えることが可能である。移動軸は単に上腕骨ではなく，「肩峰」と「上腕骨外側上顆」を確実に触知して的確に上腕骨に設定される移動軸をとらえる。 筋緊張が低下している高齢者や患者さんでは，軟部組織のたるみにより，観察だけでは上腕骨を識別できないことがある。

測定用具の選択

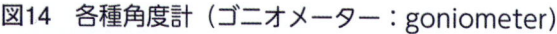

　ROM測定には，専用の角度計（ゴニオメーター：goniometer）が用いられる。角度計には，さまざまな形態および大きさのものが存在し（**図14, 15**），測定関節に設定される基本軸と移動軸の長さに応じて選択する。特に大関節の測定においては大型の角度計を用いることが重要である。小型の角度計では，測定軸のズレが生じて測定ミスにつながる可能性が高くなるためである（**図16, 17**）。

　測定時に角度計は被測定者に接触させず，一指分の離間を作り，運動面上の移動軸の移動量をとらえる。検査台や補高用具への角度計の接触にも注意が必要である。

　テープメジャーなどを用いて距離を測定する方法もある。いずれの方法においても，測定原則に従って行う。

図14　各種角度計（ゴニオメーター：goniometer）

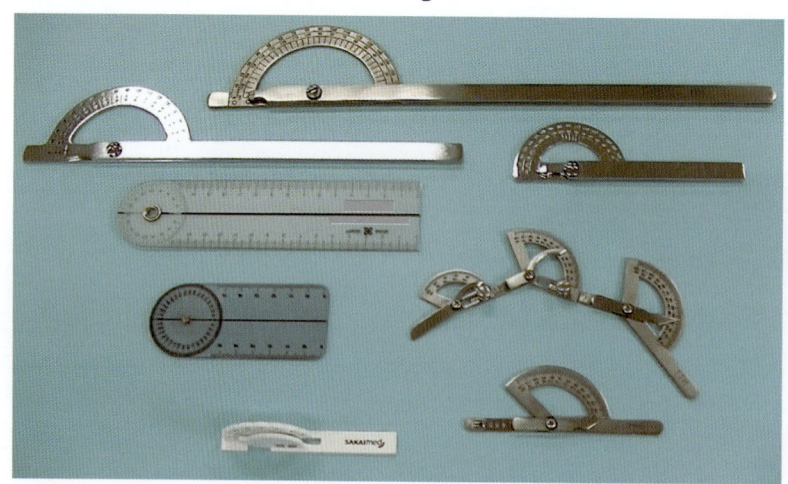

図15　指用角度計

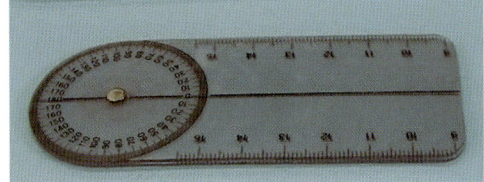
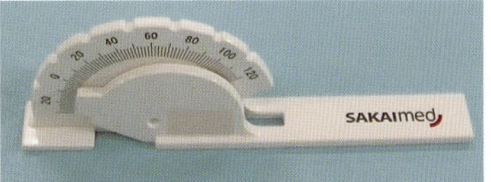

（酒井医療株式会社）

図16　肩関節屈曲の場合

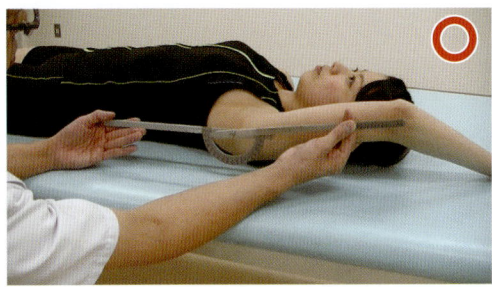
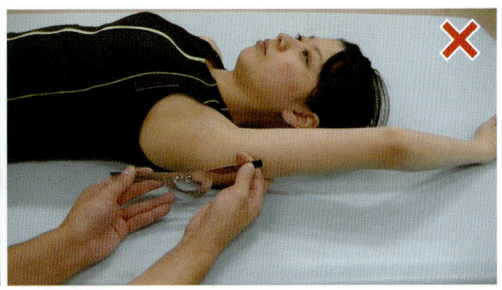

a　測定軸に適した角度計による測定
b　測定軸に適さない角度計による測定（測定誤差が生じる）

図17　股関節屈曲の場合

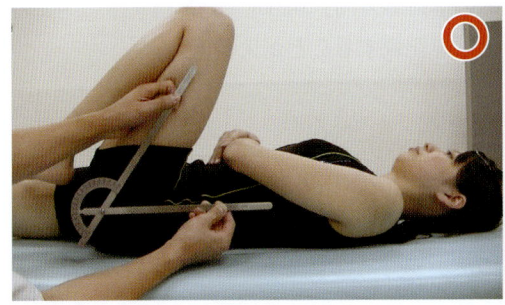
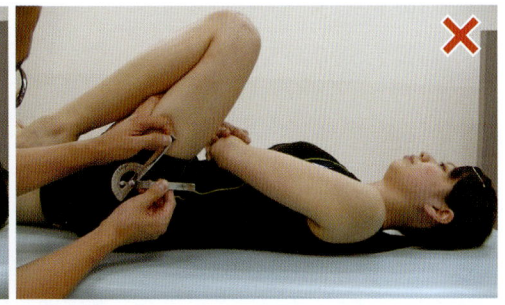

a　測定軸に適した角度計による測定
b　測定軸に適さない角度計による測定（測定誤差が生じる）

表記方法

　測定結果については，適切な表現方法を理解し，確実に報告できるように記録する．各関節には測定における中間位があり，測定開始肢位として設定されている．測定開始肢位を正しく理解し，①開始肢位がとれるのか，②そこからどの程度の可動範囲が存在したか，③健常範囲を逸脱していないかについて記録する．

　ここでは肘関節を例に解説する．日本整形外科学会と日本リハビリテーション医学会が提示している肘関節の参考可動域は，屈曲0～145°で，伸展が0～5°である（図18, 19）．原点である測定開始位置からの可動の様子を示すことが大切である．

図18　肘関節屈曲

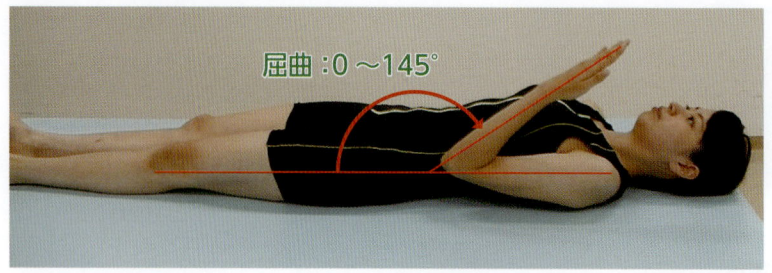

図19　肘関節伸展

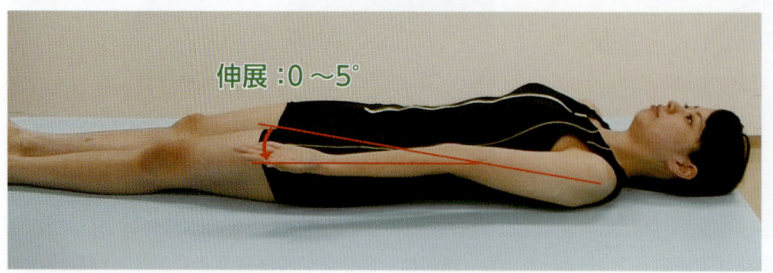

記録例　肘関節の測定結果

屈曲	0〜145°
伸展	0〜5°

MEMO
関節の「運動方向」（屈曲，伸展など）を記載することが大切！

制限・疼痛の表記方法

　測定関節において疼痛や痙縮が存在する場合には，必ずその状態を結果の記録に記載しておかなければならない．この場合，測定関節における真の最大可動域ではないことを念頭に，その制限因子の記載が重要であり，その要因によりどの程度の制約を受けているのかを明確に表現できていることが重要である．疼痛（pain）であれば，結果記録の中に「P」を，痙縮（spasticity）であれば「S」を記入する（**表9**）．

　肘関節の可動域制限が存在する症例を提示している（**図20**）．伸展制限が著しい症例であり，測定開始肢位をとることが困難であるため，測定結果は「−30°」となり，表記は「マイナス」として記録する．疼痛が存在する場合には「P」とともにその程度についても「+」で記録しておく必要がある．伸展制限が存在する場合の屈曲測定結果の記録にも注意が必要である（**図21**）．開始肢位がとれず，すでに屈曲角度が生じている状態からの開始となる．30°の伸展制限が存在する場合には，屈曲30°からの開始となるため，30°からの関節運動の表記となる．疼痛があれば，伸展と同様に「P」を記載する．

14

表9　関節運動の制限因子の記録

疼痛（pain）	→	P
痙縮（spasticity）	→	S

図20　肘関節伸展：肘関節可動域制限

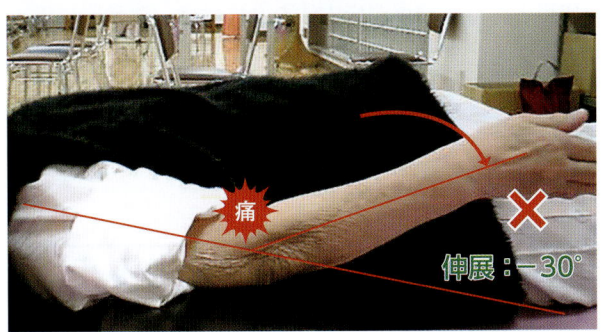

図21　肘関節屈曲：肘関節可動域制限

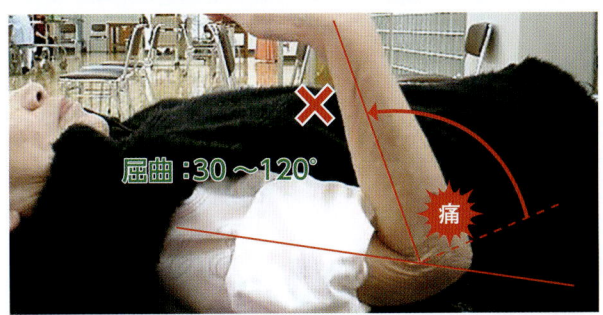

記録例　制限関節の測定結果

肘関節伸展	−30°P（++）
肘関節屈曲	30〜120°P（++）

＋：軽度，++：中等度，+++：重度

測定値の整合性を高めるための測定肢位の選択と測定演習の段階付け

　より整合性の高い測定結果を導くためには，適切な測定肢位の理解が肝要である．測定肢位の不適切な選択は，測定結果の「妥当性」と「再現性」に影響を与える可能性がある．原則的な測定肢位に従って測定を進めなければならないが，より安定的な肢位を勘案して設定することが重要である．一般的な設定では，ほとんどの測定において代償運動が出現する．的確に代償運動の出現を観察でき，確実に代償運動の制動が行えるようになるまでは，より安定的な肢位を考慮して慎重に測定していくことが推奨される．

　本書では，健常人による演習を通じてより正確に基本的な検査法を身に付け，そのなかで特に代償運動の出現を明確にとらえられるようになることを目標としている．そして，出現

する代償運動を確実に制動する方法について考察できるようになることで，より臨床的・実践的な方法を自ら設定できるように方向付ける構成となっている。習熟度に応じて，それぞれ「基礎演習」「応用演習」「臨床応用演習」として段階付けた（**図22**）。

　基礎演習において代償運動の「存在」に気付き，その出現の様子を測定者が的確に考えられるようになれば，応用演習と臨床応用演習で解説を読み進めながら臨床場面を想定した練習を行える内容となっている。本書の使用者には正確な測定方法を身に付け，運動器に障害をもつ多くの対象者の「力」となってもらえることを期待している。次ページ以降にて本書の演習構成についてさらに解説する。

図22　本書2〜4章の構成

基礎演習	▶	応用演習	▶	臨床応用演習
正確な測定のための演習		関節の最大可動性を測定するための演習		臨床を想定した測定演習
●代償動作の理解と肢位設定 ●正確な軸や軸心の理解 ●正確な数値の読み取り，など		●代償運動の見極めと制動方法の理解 ●最大可動域でのより正確な測定方法の理解，など		●椅座位での正確な測定方法の理解 ●短時間で正確に測定を実施する方法 ●被測定者の測定における禁忌の理解，など

※「手関節」「手指・母指関節」「足趾・母趾関節」の項については，制動が容易なため，3段階の演習形式で解説していない。測定手順や注意点を中心に記している。

演習の構成

基礎演習

- 基礎演習では,「代償運動」を視覚的にとらえ,最終域感とともに読み取り誤差につながる身体現象について学習する。
- 他動運動にて実施するが,制限している測定関節の周囲軟部組織に伸張操作を加えない,ありのままのROMを測定し,代償運動出現のタイミングについても見極める。
- 当該関節の角度を丁寧に測定することを心掛け,「運動面」と「運動軸」に忠実にじっくりと練習する。

測定の流れ

- ①開始肢位から,②最大他動可動域を確認し,開始肢位へいったん戻す。確認した観察角度にゴニオメーターをセットする。③再び最大可動域まで関節運動を実施し,ゴニオメーターを測定関節へセットして,測定値は慎重に真横から読む。測定が終了したら速やかに開始肢位へ戻す。
  ※習熟度に応じて,①→③のみによる実施を目標とする。

■測定例

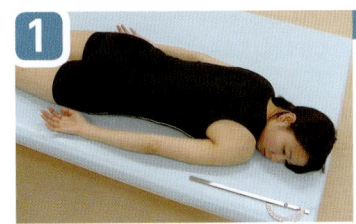

1 開始肢位
- 開始肢位,もしくは開始肢位に最も近い被測定者にとっての安静肢位をとり,準備する。

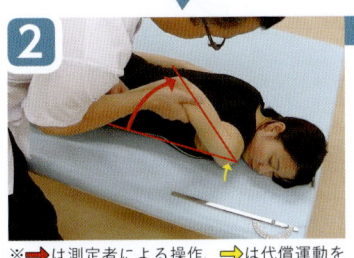

2 最大他動可動域の確認
- どのような代償運動が生じているのかを,最終域感とともに適切にとらえられるように丁寧に確認する。
- 確認後,開始肢位へいったん戻す。
- ▶ 確認した観察角度にゴニオメーターをセットする
- 慌てずに測定肢位の保持をできる限り短時間にするため,あらかじめゴニオメーターを観察角度にセットしておく。

※ ➡ は測定者による操作, ➡ は代償運動を示している。

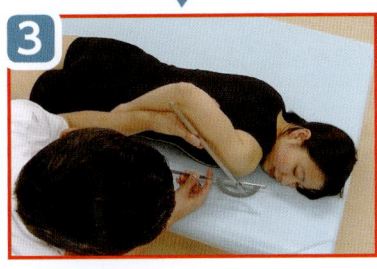

3 ROM測定
- 再び最大可動域まで関節運動を実施し,ゴニオメーターを測定関節へセットして,測定値は慎重に真横から読む。
- 常に「基本軸」と「移動軸」にズレが生じていないか注意を払い,読み取り誤差が生じないように,その場で測定数値を読む。
- ▶ 測定後,開始肢位へ戻す
- 患者さん(被測定者)を測定肢位で放置してはならない。測定終了後は速やかに安静位へ戻す。

MEMO

- 「基本軸」や「移動軸」が直視下にて確認できるように,身体形態を明確にとらえられる服装にて実施する。
- 被測定者へのゴニオメーターの落下などには十分に注意し,習熟するまでは上記手順を守り,繰り返し練習していくことが好ましい。
- ゴニオメーター(金属部)の被測定者への接触を最小限にする。

応用演習

- 応用演習では制限因子，特に軟部組織の制限による代償運動に対して制動を加える。
- 関節運動時の疼痛発生に注意を払いつつ，関節周囲軟部組織に対して伸張を加え，最大関節機能としての他動関節角度の測定を目指す。
- ここでも原則に則って当該関節の角度を丁寧に測定することを心掛け，「運動面」と「運動軸」に忠実に測定演習を行う。
- 最大他動可動域において出現する代償運動を確認し，出現する代償運動の制動方法を修得する。

背臥位での測定において出現する代償運動：肩関節屈曲の場合

■ 代償運動なし

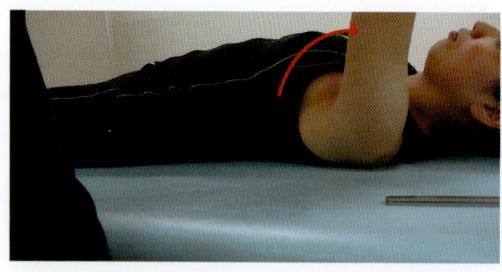

過剰に屈曲すると…

■ 代償運動あり

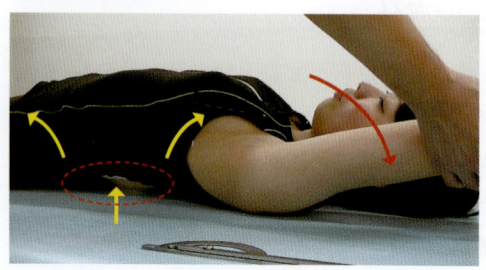

- 体幹上部の伸展に伴う著明な腰椎の前弯が出現する（◯部）。

※ ⇨ は代償運動を示している。

■ 背臥位にて過剰運動により出現する代償運動

矢状面	前額面・水平面
体幹上部の伸展（+） 骨盤の前傾（+） 腰椎の前弯（+）	特になし

MEMO
どの部分の代償運動が著明であるのかを観察する。

応用演習においての注意点

① 代償運動の出現を観察する。
② 代償運動の制動方法を考察し，確認する。
③ 被測定者へは，自制動させるための確実な声かけ（説明）を行う。

代償運動の制動方法

- 身体のどの部分に，どのような代償運動が，どの程度出現し，それを効率よく抑制していくためには，どこに制動力を加えるのが効果的であるのかを示す。

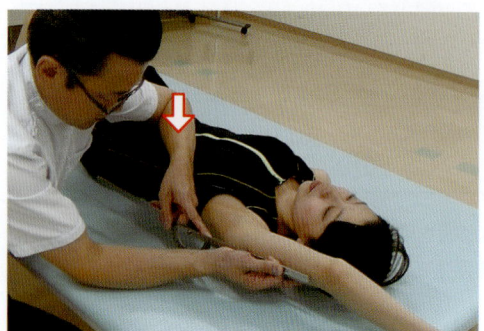

MEMO
測定においての注目点
- 制動のための徒手操作方法。
- 代償運動を制動するための操作・支持。
- 自制動を意識させるための説明・指示。

※ ⇨ は測定者による制動を示している。

臨床応用演習（臨床を想定した座位での測定）

- 臨床では，座位での測定を確実に実施できるようになっておく必要性が高い。
- 臨床応用演習では，応用演習に加え，最大関節機能としての他動関節角度の測定を，短時間で肢位変更なく実施していく方法の修得を目指す。
- 「基礎演習」「応用演習」と同様にあくまでも測定原則に則って，丁寧に当該関節の角度測定を「運動面」と「運動軸」に忠実に実施する。
- 座位測定において出現する代償運動を確認し，出現しうる代償運動の制動とその測定方法について学習する。

端座位での測定において出現する代償運動：肩関節屈曲の場合

■代償運動なし

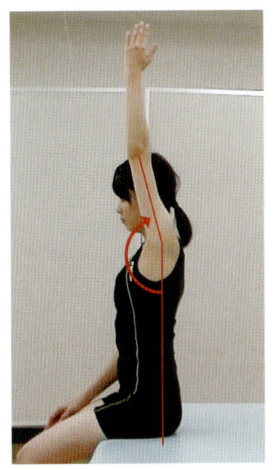

過剰に屈曲すると…

■代償運動あり

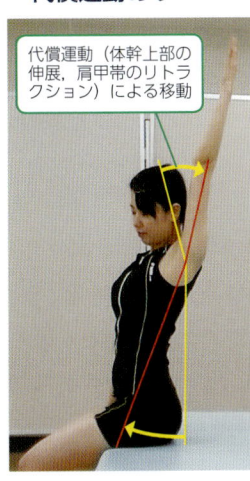

代償運動（体幹上部の伸展，肩甲帯のリトラクション）による移動

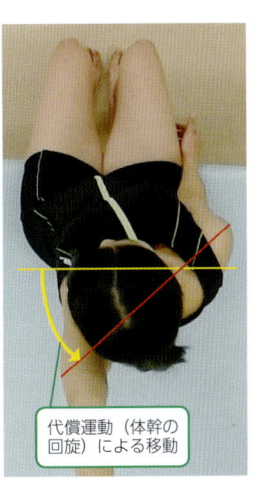

代償運動（体幹の回旋）による移動

■座位で出現する代償運動

矢状面	水平面
体幹上部の伸展 肩甲帯のリトラクション 骨盤の前傾と腰椎の前弯	体幹の同側後方への回旋

代償運動の提示と観察の要点

- 座位姿勢における「代償運動」について示す。
- 臥位測定と比較して，代償運動が多く出現する。
- 出現する代償運動とその制動方法について示す。

座位での測定演習の要点

- 出現する代償運動とその制動方法。
- 代償運動を制動するための徒手操作方法と支持方法。
- 自制動を意識させるための説明・指示方法。
- ゴニオメーターの支持方法と測定軸の操作方法。
- 運動面と測定軸の再設定。

制動方法

- 特に基本軸となる体幹を支持・固定して安定させることが重要となる。
- 臨床においてよく用いられる代償運動の制動方法としては，以下のような方法がある。

> ①背もたれ付き椅子を利用する
> ②測定者の身体を使い「壁」を作り，制動する
> ③壁や手すりなどを利用する，など

- 本書においては，いずれの医療・福祉施設においても利用可能である市販の「背もたれ付きの椅子」を用いた方法について解説する。

背もたれ付き椅子を利用する場合の注意点

- 最も臨床において用いられている方法であるが，背もたれには角度が付いている（**下図**）ため，この傾斜を勘案した測定が必要となる。
- 経験の浅い測定者では見落とされることも少なくはない。

演習のポイント

- 座位での測定は，代償運動を認識できない初心者には非常に難しく，正確な結果を導くことは困難である。また，その代償を適切に制動していくためには，かなりの熟練が必要となる。
- ここでは座位において，身体のどの部分に，どのような代償運動が，どの程度出現し，それを効率よく抑制していくためには，どこに制動力を加えるのがよいか，さらにそのときの測定器具の操作方法などについて示す。

■椅座位

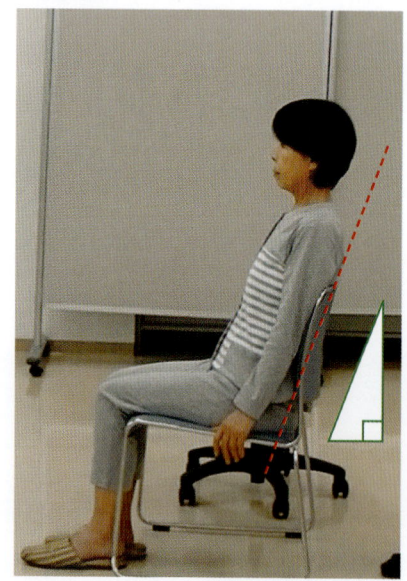

② 上肢関節に対するROM測定法

1 肩甲帯屈曲

2章 上肢関節に対するROM測定法

Shoulder Girdle Flexion

Outline

運動の特徴

- 水平面上，垂直軸による関節運動である。
- 身体前方へのリーチや前方での操作において重要な運動機能である。

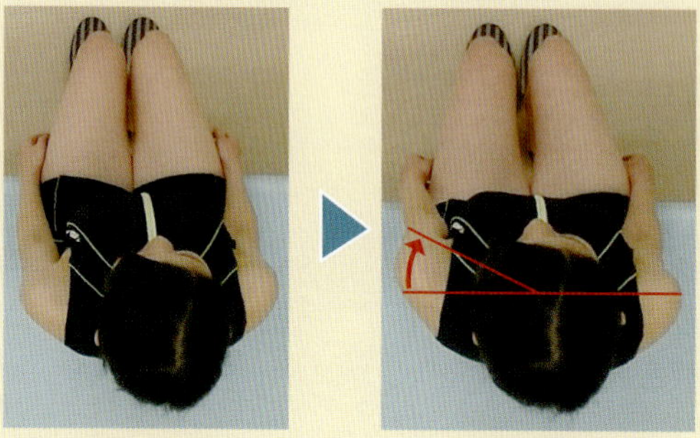

■肩甲帯屈曲

基本軸	両側の肩峰を結ぶ線
移動軸	頭頂と肩峰を結ぶ線
参考可動域	0〜20°

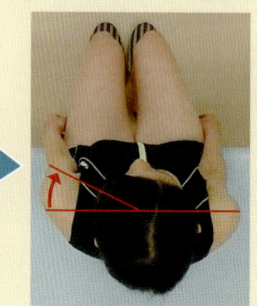

開始肢位　　可動最終位

制限因子

肩関節後方の軟部組織
- 僧帽筋（①）
- 菱形筋（②），など

■制限因子

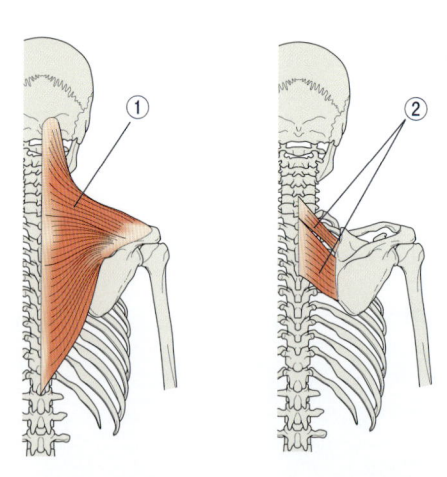

a　背面（表層）　　b　背面（深層）

注意すべき代償運動（次ページ参照）

- 体幹の同側前方への回旋
- 体幹（特に体幹上部）の前傾

*写真中の矢印　➡：測定者による操作，⇨：測定者による制動，⇨：代償運動

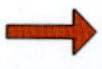

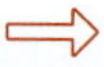

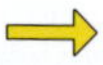

基本測定肢位と他体位での測定条件比較（代償運動の比較）

	座 位 矢状面	背臥位 水平面
開始肢位	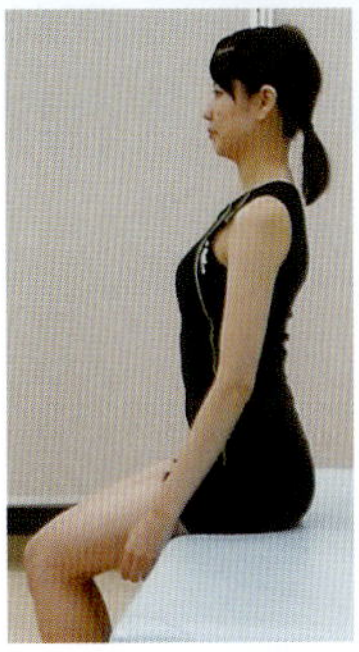	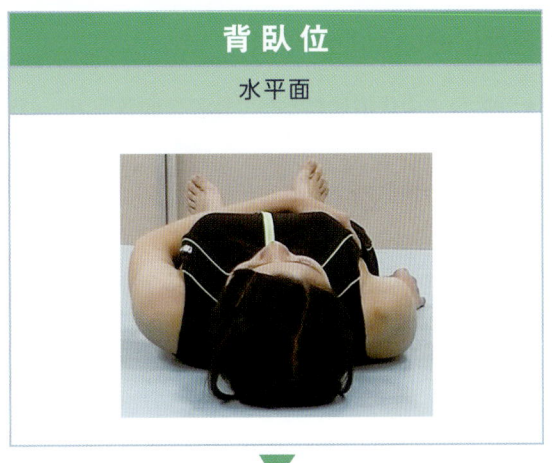
可動最終位		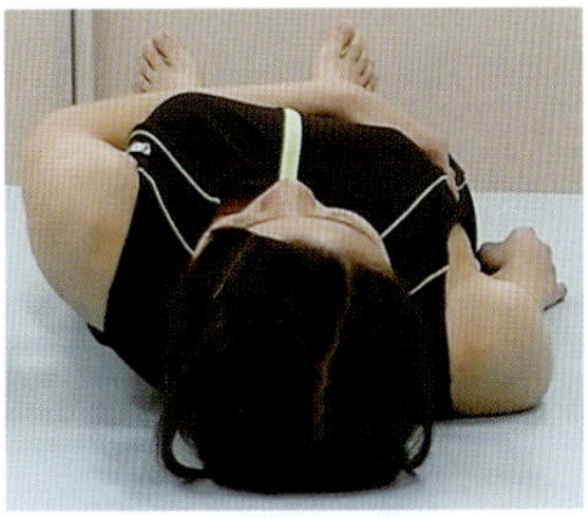
代償運動	体幹の同側前方への回旋（+）	特に変化なし

	矢状面	水平面
過剰に運動すると…	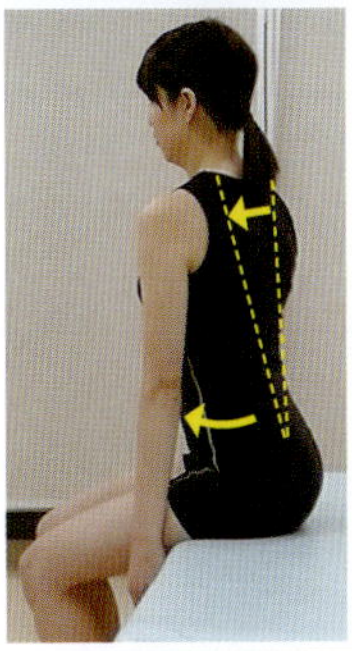 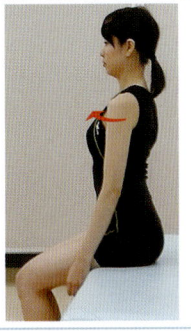	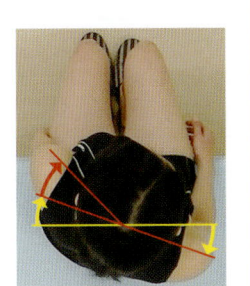
代償運動	体幹の前傾（++）	体幹の同側前方への回旋（++）

MEMO
臥位での代償運動は限定的。

観察ポイント

- 原則的な測定肢位は座位であるが，座位では上述のように最大可動域において代償運動が著明となる。背臥位での代償運動の出現は限定的である。
- 確実に代償運動を抑制するため，背臥位での測定が推奨される。

基礎演習

測定においての注意点

- 背臥位での代償運動として体幹の同側前方への回旋に注目する。
- 移動軸の操作に伴う非測定側肩甲骨の浮き上がりにも注意する。
- 被測定者の既往に注意し，疼痛についても表情や声かけにより確認する。

■肩甲帯屈曲

基本軸	両側の肩峰を結ぶ線
移動軸	頭頂と肩峰を結ぶ線
運動面	水平面
参考可動域	0〜20°

測定の流れ

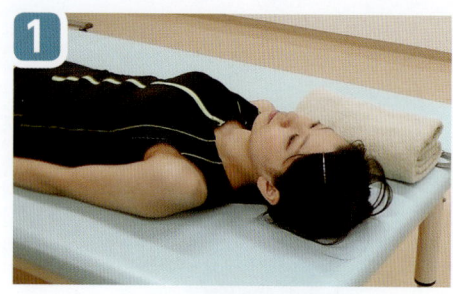

1
- 開始肢位

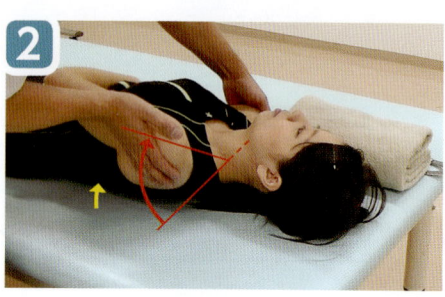

2
- 最大他動可動域を確認する。
- 肩甲帯屈曲の場合，代償運動として体幹の同側前方への回旋が生じる。代償運動が生じ始める位置が最大可動域となる。

- 確認した観察角度にゴニオメーターをセットしておく。
- 再び最大可動域まで稼動させ，タオルなどを用いて角度保持のため測定側肩後部を支持する。

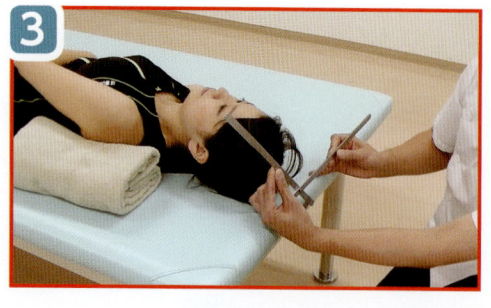

3
- ゴニオメーターを各軸にセットし，測定値は慎重に真横から「その場で」読む。
- ※被測定者を開始肢位へ戻してからの結果の読み取りは誤読を生じさせる。

測定後，開始肢位へ戻す

応用演習（代償運動の見極めと制動した測定法）

背臥位での測定において出現する代償運動

■代償運動なし

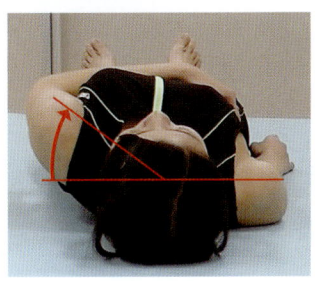

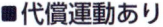

■代償運動あり

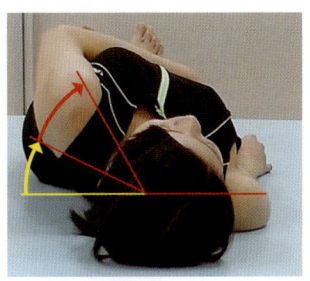

- 過剰運動に伴い著明な体幹の同側前方への回旋が出現する。

■背臥位にて過剰運動により出現する代償運動

水平面	前額面
体幹の同側前方への回旋（+）	側屈（+）

制動方法

【徒手操作】
- 測定者側へ引き上げるように牽引操作する。
- 測定者の下肢外側にて，体幹の非測定側への回旋や側屈をブロックし，制動する。

【被測定者への指示】
- 非測定側の肩甲骨が測定台から離れるようであれば訴えてもらう。

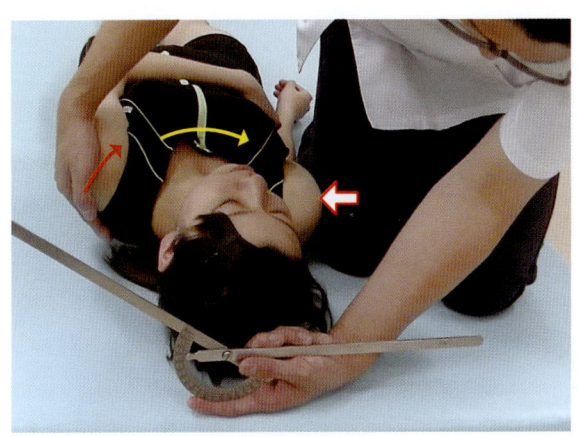

制動操作のキーポイント

- 下肢外側によるブロックで，代償運動を制動し，体幹を安定させる。
- 測定側の肩甲骨部のみを引き上げるように操作する。

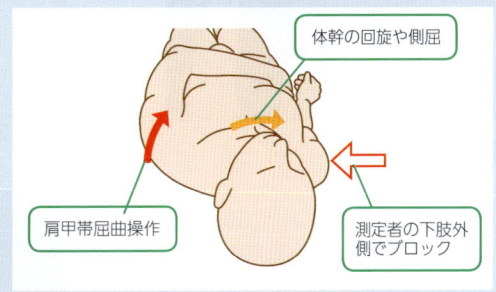

臨床応用演習（臨床を想定した座位での測定）

端座位測定において出現する代償運動

■代償運動なし

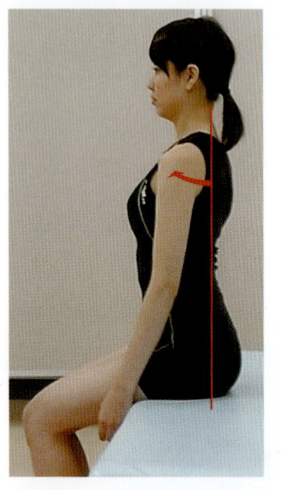

■代償運動あり

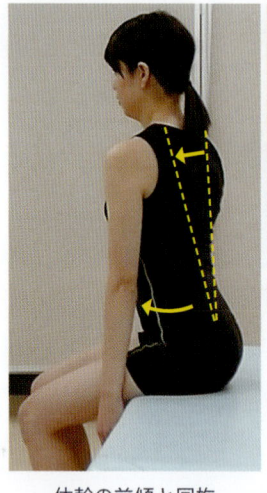
体幹の前傾と回旋

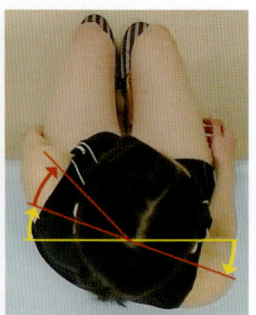
体幹の回旋

■座位で出現する代償運動

矢状面	水平面
体幹の前傾（++）	体幹の同側前方への回旋（++）

MEMO
健常者による代償運動では，超過可動域として観察される。

椅座位での測定

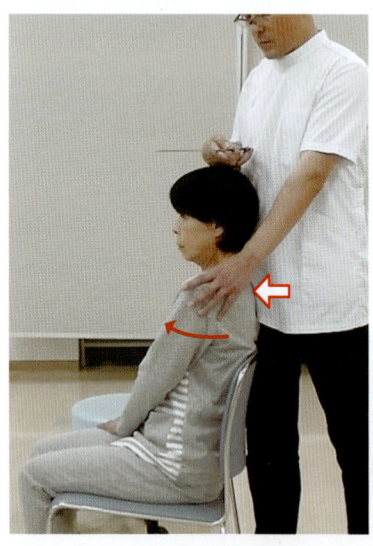

測定のキーポイント

- 被測定者には，背もたれへの適切な接触を指示する。
- 「運動面」は，「背もたれ角度」に応じ傾けて設定する。
- 測定者の身体を使って「壁」を作り，体幹上部を制動する。
- 代償運動を検知するため，測定者の身体を被測定者へ接触させておく。
- 移動軸は頭頂から投影するため，片手でゴニオメーターを操作する。
- 頸部の屈曲が可能な被測定者であれば，別法で測定してもよい。

■別法：後頸部での測定

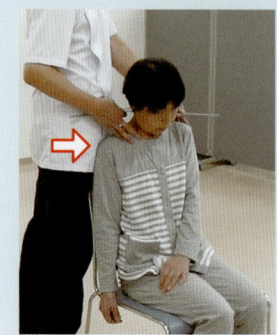
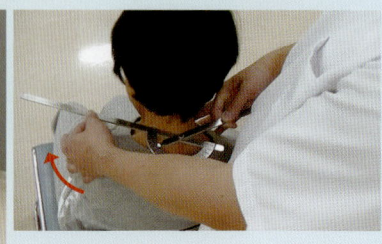

- 移動軸を「基本軸の中央から測定側肩峰」として測定

2 肩甲帯伸展

2章 上肢関節に対する ROM 測定法

Shoulder Girdle Extension

Outline

運動の特徴

- 水平面上，垂直軸による関節運動である。
- 身体後方へのリーチや後方の身体支持において重要な運動機能である。

■肩甲帯伸展

基本軸	両側の肩峰を結ぶ線
移動軸	頭頂と肩峰を結ぶ線
参考可動域	0 〜 20°

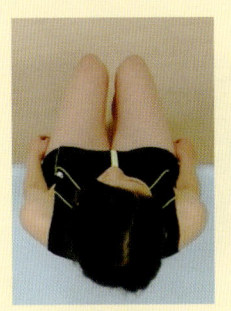 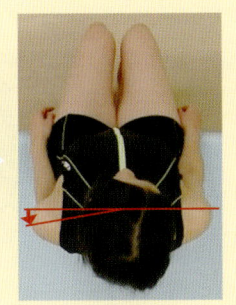

開始肢位　　　　　可動最終位

制限因子

肩関節前方の軟部組織
- 大胸筋（①）
- 小胸筋（②）

■制限因子

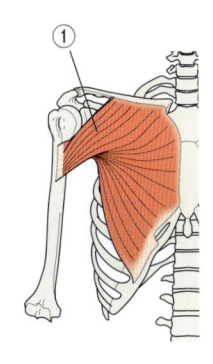 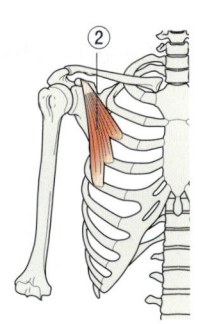

a　前面（表層）　　b　前面（深層）

注意すべき代償運動（次ページ参照）

- 体幹の同側後方への回旋
- 体幹（特に体幹上部）の伸展

*写真中の矢印　▶：測定者による操作，▷：測定者による制動，▷：代償運動

基本測定肢位と他体位での測定条件比較（代償運動の比較）

	座位 矢状面	腹臥位 水平面
開始肢位		
可動最終位		
代償運動	水平面：体幹の同側後方への回旋（+）	特に変化なし

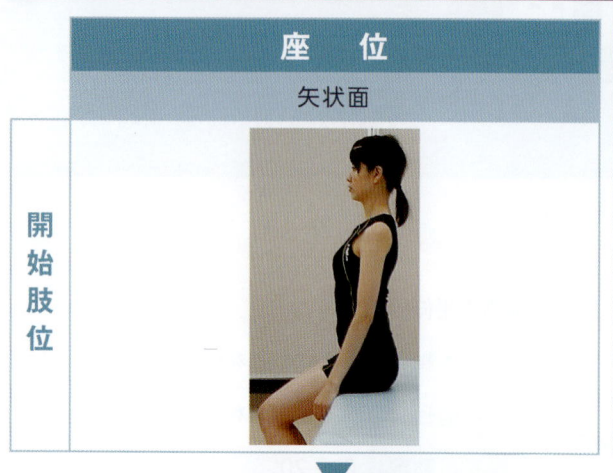
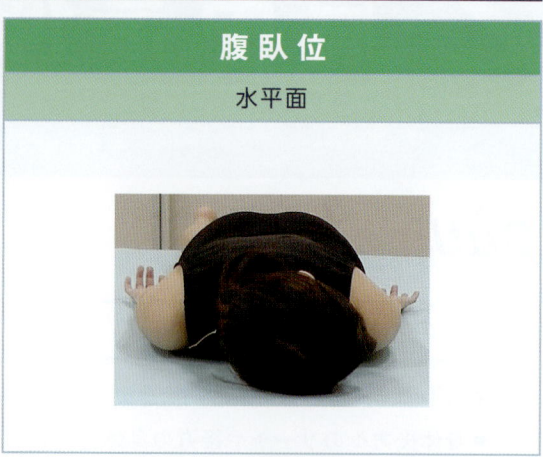

	矢状面	水平面
過剰に運動すると…		
代償運動	体幹上部の伸展（++）	体幹の同側後方への回旋（++）

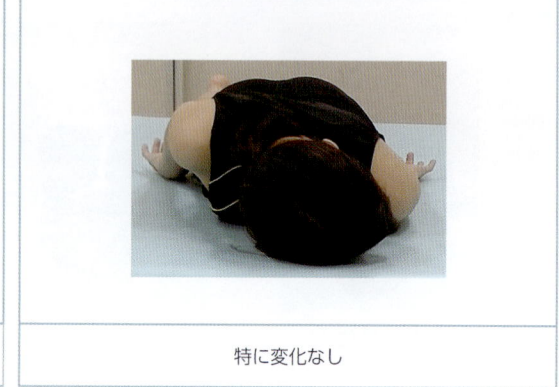

MEMO
臥位での代償運動は限定的。

🔍 観察ポイント

- 原則的な測定肢位は座位であるが，座位では上述のように最大可動域において代償運動が著明となる。腹臥位での代償運動の出現は限定的である。
- 確実に代償運動を抑制するため，腹臥位での測定が推奨される。

基礎演習

測定においての注意点

- 腹臥位での代償運動として体幹の同側後方への回旋に注目する。
- 移動軸の操作に伴う非測定側前胸部の浮き上がりにも注意する。
- 被測定者の既往に注意し，疼痛についても表情や声かけにより確認する。

■肩甲帯伸展

基本軸	両側の肩峰を結ぶ線
移動軸	頭頂と肩峰を結ぶ線
運動面	水平面
参考可動域	0〜20°

測定の流れ

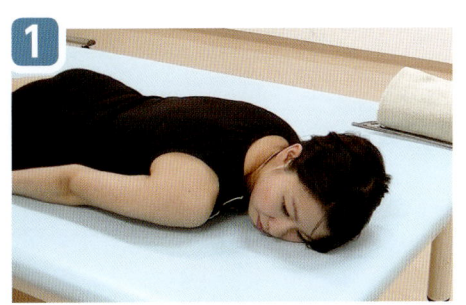

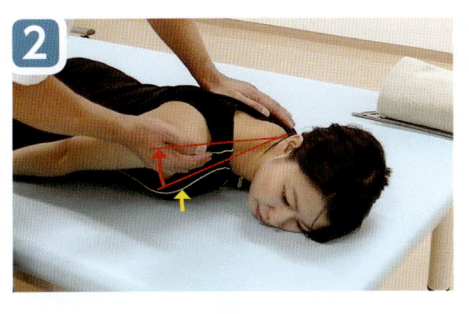

1
- 開始肢位

2
- 最大他動可動域を確認する。
- 肩甲帯伸展の場合，代償運動として測定側体幹の後方への回旋が生じる。代償運動が生じ始める位置が最大可動域となる。

- 確認した観察角度にゴニオメーターをセットしておく。
- 再び最大可動域まで稼動させ，タオルなどを用い角度保持のため測定側肩前部を支持する。

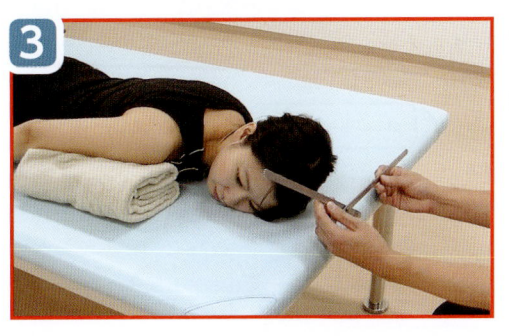

3
- ゴニオメーターを各軸にセットし，測定値は慎重に真横から「その場で」読む。
- ※被測定者を開始肢位へ戻してからの結果の読み取りは誤読を生じさせる。

測定後，開始肢位へ戻す

② 上肢関節に対するROM測定法

応用演習（代償運動の見極めと制動した測定法）

腹臥位での測定において出現する代償運動

■代償運動なし

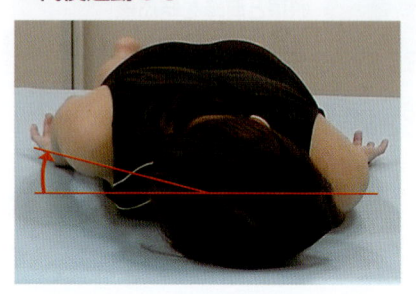

■代償運動あり

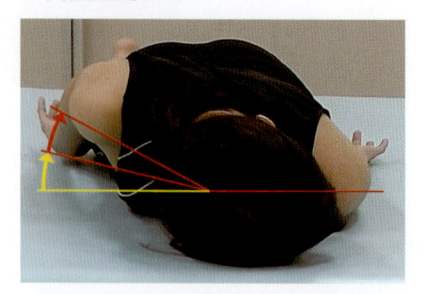

- 過剰運動に伴い著明な**体幹の同側後方への回旋**が出現する。

■腹臥位にて過剰運動により出現する代償運動

水平面	前額面
体幹の同側後方への回旋（＋）	側屈（＋）

制動方法

【徒手操作】
- 測定者側へ引き上げるように牽引操作する。
- 測定者の下肢外側にて体幹の非測定側への回旋や側屈をブロックし，制動する。

【被測定者への指示】
- 非測定側の前胸部が測定台から離れるようであれば訴えてもらう。

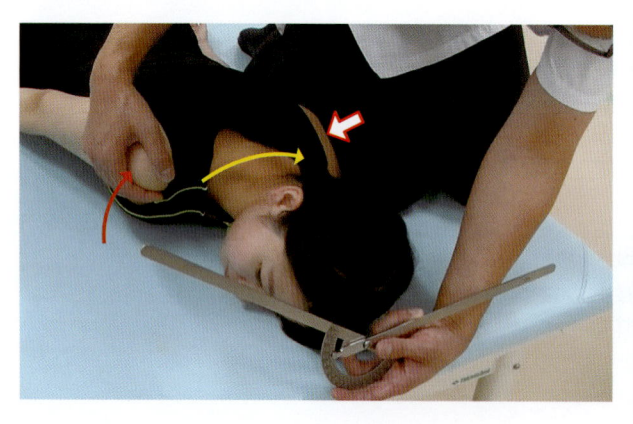

制動操作のキーポイント

- 下肢外側によるブロックで代償運動を制動し，体幹を安定させる。
- 測定側の肩甲骨部のみを引き上げるように操作する。

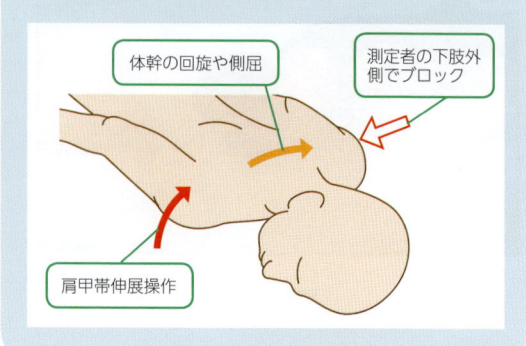

- 体幹の回旋や側屈
- 測定者の下肢外側でブロック
- 肩甲帯伸展操作

臨床応用演習（臨床を想定した座位での測定）

端座位での測定において出現する代償運動

■代償運動なし　　■代償運動あり

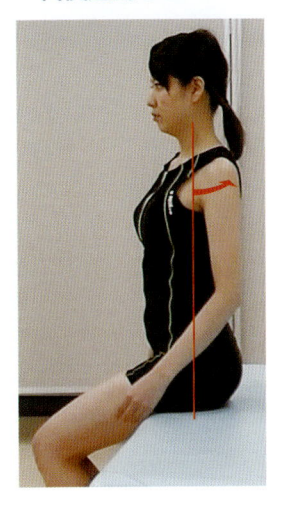

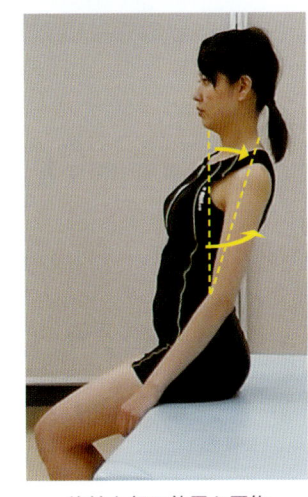

体幹の回旋

体幹上部の伸展と回旋

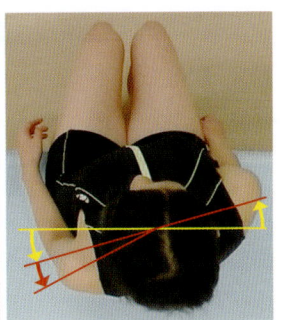

■座位で出現する代償運動

矢状面	水平面
体幹上部の伸展（++）	体幹の同側後方への回旋（++）

MEMO
健常者による代償運動では，超過可動域として観察される。

椅座位での測定

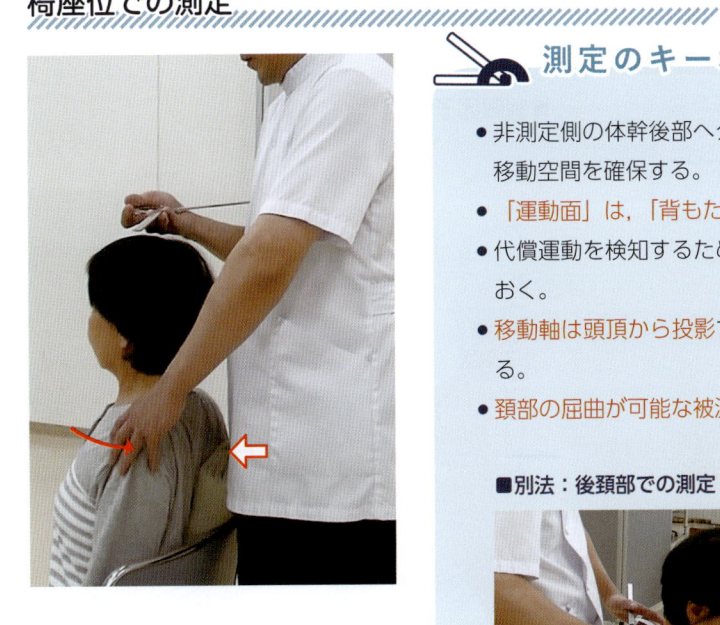

測定のキーポイント

- 非測定側の体幹後部へタオルを入れて安定させ，測定側肩甲骨の移動空間を確保する。
- 「運動面」は，「背もたれ角度」に応じ傾けて設定する。
- 代償運動を検知するため，測定者の身体を被測定者へ接触させておく。
- 移動軸は頭頂から投影するため，片手でゴニオメーターを操作する。
- 頚部の屈曲が可能な被測定者であれば，別法で測定してもよい。

■別法：後頚部での測定

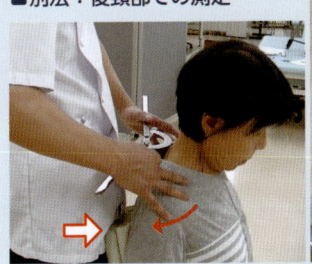

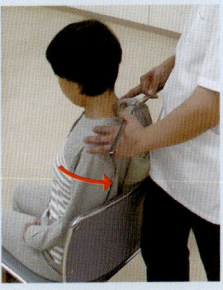

- 移動軸を「基本軸の中央から測定側肩峰」として測定

② 上肢関節に対するROM測定法

3 肩甲帯挙上

2章 上肢関節に対する ROM 測定法

Shoulder Girdle Elevation

Outline

運動の特徴

- 前額面上，矢状・水平軸による関節運動である。
- 身体上方へのリーチや頭上での操作において重要な運動機能である。

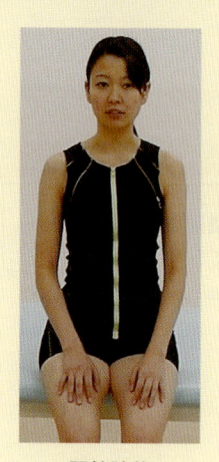

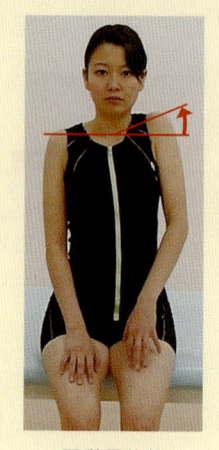

■肩甲帯挙上

基本軸	両側の肩峰を結ぶ線
移動軸	肩峰と胸骨上縁を結ぶ線
参考可動域	0〜20°

※原則として「背面」から測定するが，移動軸が「肩峰と胸骨上縁を結ぶ線（前面）」であることに要注意！

開始肢位　　可動最終位

制限因子

肩関節後方の軟部組織
- 僧帽筋下部線維（①）
- 前鋸筋下部線維（②），など

■制限因子

a 背面　　b 側面

注意すべき代償運動（次ページ参照）

- 体幹（特に体幹上部）の反対側への側屈
- 体幹の同側後方への回旋

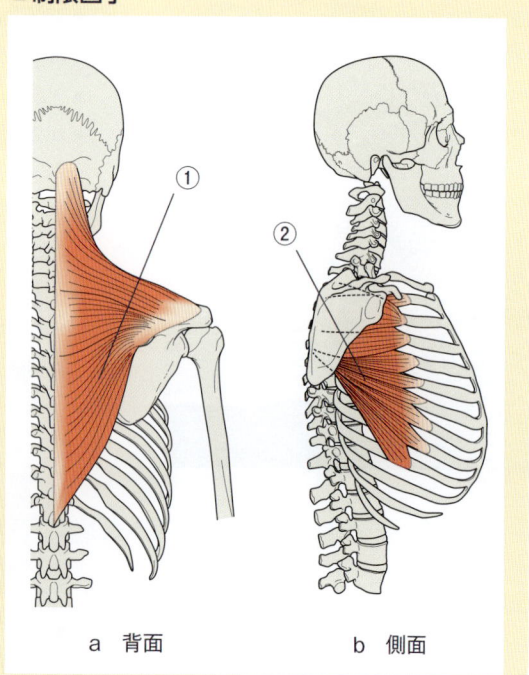

*写真中の矢印　→：測定者による操作，⇒：測定者による制動，⇒：代償運動

基本測定肢位と他体位での測定条件比較（代償運動の比較）

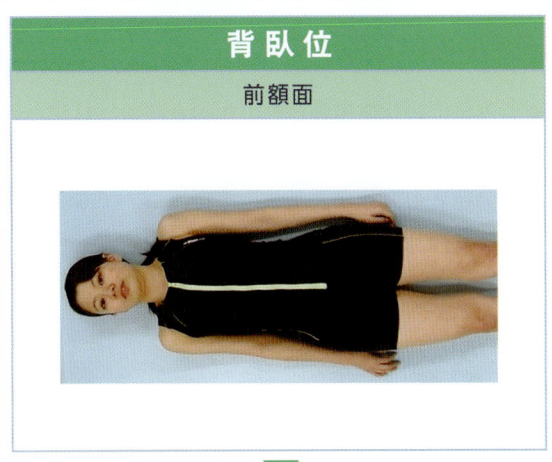

	座位 前額面	背臥位 前額面
開始肢位	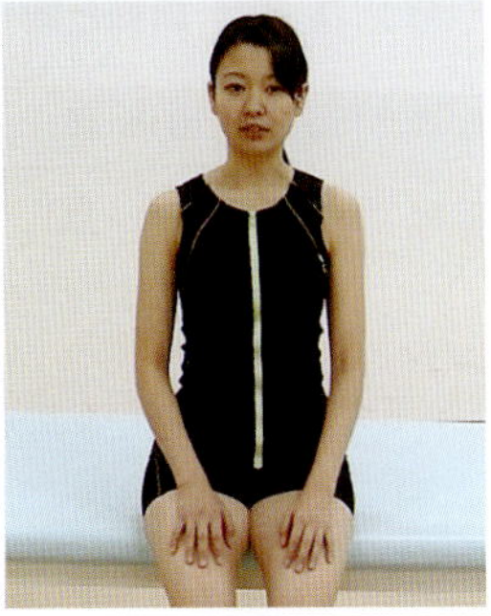	
可動最終位	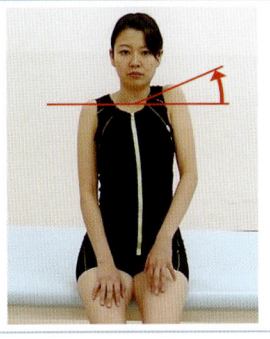	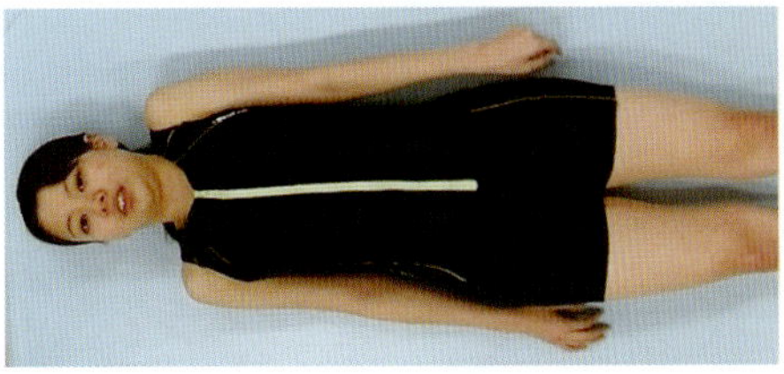
代償運動	体幹上部の反対側への側屈（+）	特に変化なし

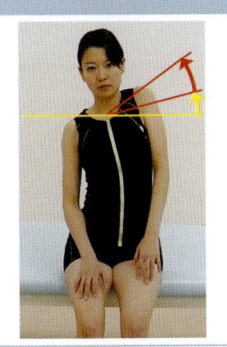

	前額面	水平面
過剰に運動すると…		
代償運動	体幹上部の反対側への側屈（++）	体幹の同側後方への回旋（++）

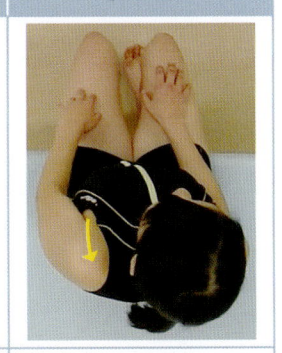

MEMO

臥位での代償運動は限定的。

観察ポイント

- 原則的な測定肢位は座位であるが，座位では上述のように最大可動域において代償運動が著明となる。背臥位での代償運動の出現は限定的である。
- 確実に代償運動を抑制するため，背臥位での測定が推奨される。

基礎演習

測定においての注意点

- 背臥位での代償運動として**体幹上部の反対側への側屈運動**に注意する。
- 被測定者の既往に注意し，疼痛についても表情や声かけにより確認する。

■肩甲帯挙上

基本軸	両側の肩峰を結ぶ線
移動軸	肩峰と胸骨上縁を結ぶ線
運動面	前額面
参考可動域	0～20°

測定の流れ

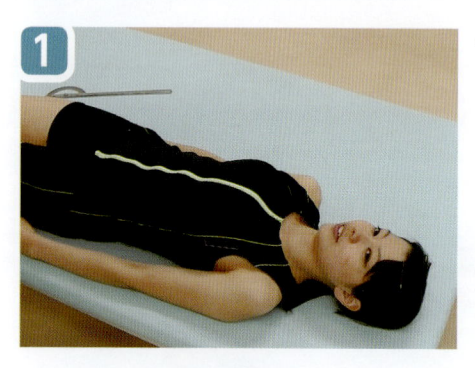

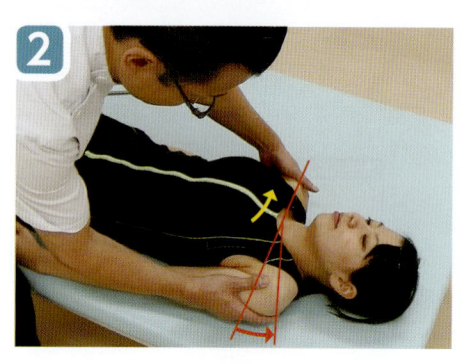

1
- 開始肢位

2
- 最大他動可動域を確認する。
- 肩甲帯挙上の場合，**代償運動として体幹上部の反対側への側屈が生じる。代償運動が生じ始める位置が最大可動域**となる。

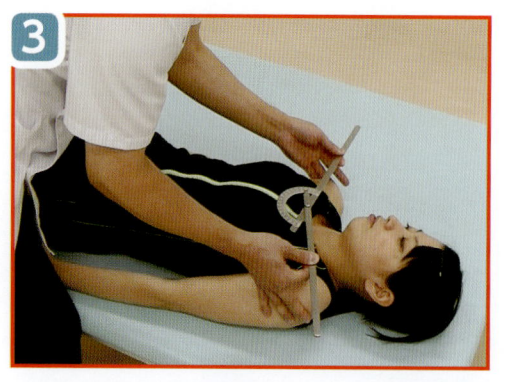

- 確認した観察角度にゴニオメーターをセットしておく。
- 再び最大可動域まで稼動させる。

3
- ゴニオメーターを各軸にセットし，測定値は慎重に真上から「その場で」読む。
- ※被測定者を開始肢位へ戻してからの結果の読み取りは誤読を生じさせる。

測定後，開始肢位へ戻す

応用演習（代償運動の見極めと制動した測定法）

背臥位での測定において出現する代償運動

■代償運動なし

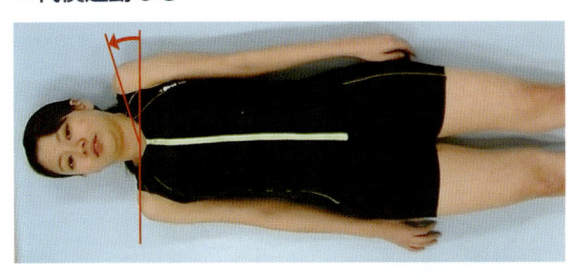

■代償運動あり

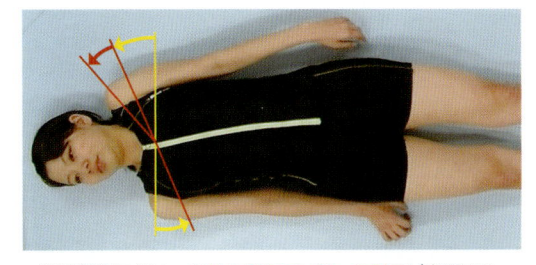

● 過剰運動に伴い，**体幹上部の反対側への側屈**が出現する。

■背臥位にて過剰運動により出現する代償運動

前額面	矢状面・水平面
体幹上部の反対側への側屈（＋）	特になし

制動方法

【徒手操作】
- 頭側へ押し上げるように操作する。
- 測定者の下肢外側にて，体幹の非測定側への側屈や回旋をブロックし制動する。

【被測定者への指示】
- 体幹背側部が検査台上で移動するようであれば訴えてもらう。

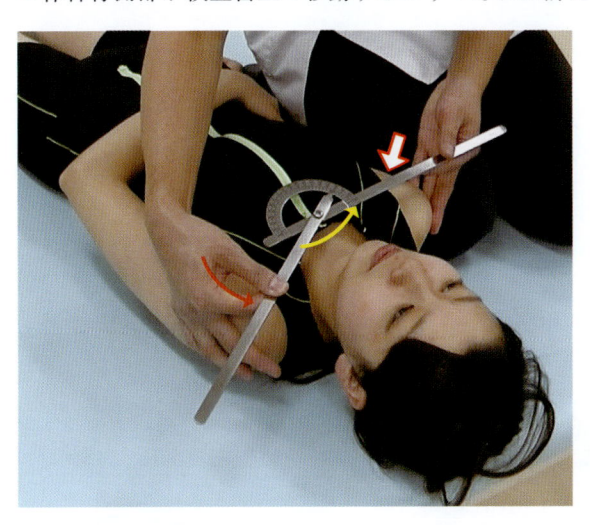

制動操作のキーポイント

- 下肢外側でブロックすることにより，代償運動を制動し，体幹を安定させる。
- 測定側の肩甲骨部のみを押し上げるように操作を行う。

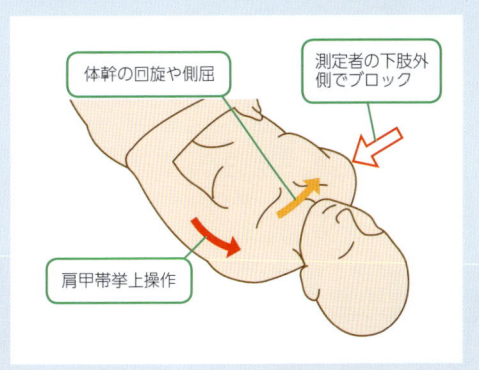

体幹の回旋や側屈
測定者の下肢外側でブロック
肩甲帯挙上操作

臨床応用演習（臨床を想定した座位での測定）

端座位での測定において出現する代償運動

■代償運動なし

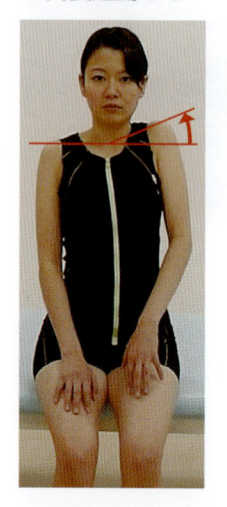

■代償運動あり

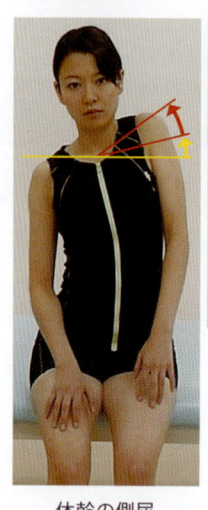

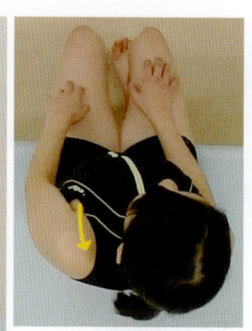

体幹の回旋

体幹の側屈

■座位で出現する代償運動

前額面	水平面
体幹上部の反対側への側屈（++）	体幹の同側後方への回旋（++）

MEMO
健常者による代償運動では，超過可動域として観察される。

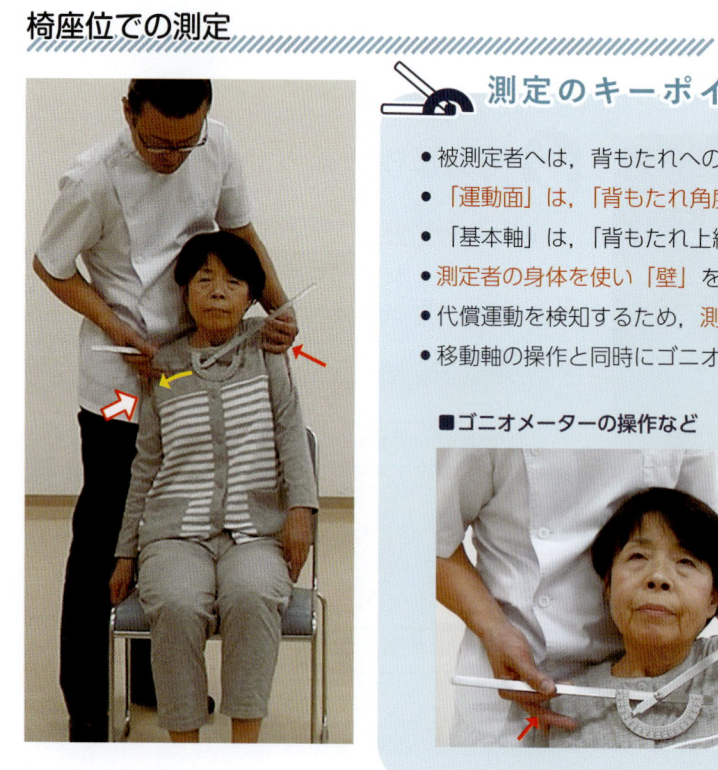

椅座位での測定

測定のキーポイント

- 被測定者へは，背もたれへの適切な接触を指示する。
- 「運動面」は，「背もたれ角度」に応じ傾けて設定する。
- 「基本軸」は，「背もたれ上縁」に平行に設定する。
- 測定者の身体を使い「壁」を作り，体幹上部を制動する。
- 代償運動を検知するため，測定者の身体を被測定者へ接触させておく。
- 移動軸の操作と同時にゴニオメーターの操作も行う。

■ゴニオメーターの操作など

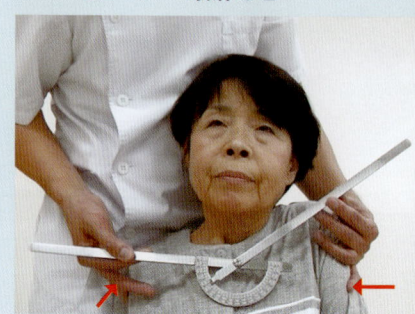

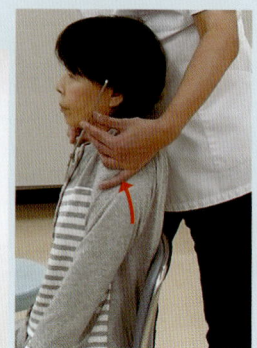

4 肩甲帯引き下げ（下制）

2章　上肢関節に対するROM測定法

Shoulder Girdle Depression

Outline

運動の特徴

- 前額面上，矢状・水平軸による関節運動である。
- 身体下方へのリーチや下方への身体支持において重要な運動機能である。

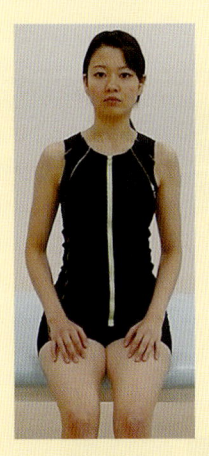

■肩甲帯引き下げ（下制）

基本軸	両側の肩峰を結ぶ線
移動軸	肩峰と胸骨上縁を結ぶ線
参考可動域	0～10°

※原則として「背面」から測定するが，移動軸が「肩峰と胸骨上縁を結ぶ線（前面）」であることに要注意！

開始肢位　　　可動最終位

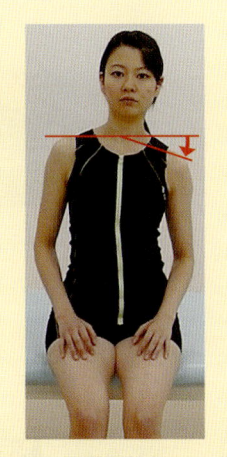

制限因子

肩関節後方の軟部組織
- 僧帽筋上部線維（①）
- 肩甲挙筋（②）
- 菱形筋（③）
- 前鋸筋上部線維（④），など

■制限因子

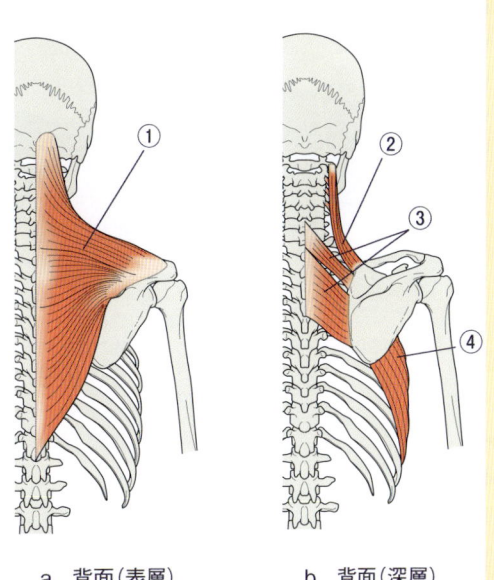

a　背面（表層）　　　b　背面（深層）

注意すべき代償運動（次ページ参照）

- 体幹（特に体幹上部）の同側への側屈
- 体幹の同側前方への回旋

＊写真中の矢印　➡：測定者による操作，⇨：測定者による制動，⇨：代償運動

基本測定肢位と他体位での測定条件比較（代償運動の比較）

	座位 前額面	背臥位 前額面	
開始肢位			
可動最終位			
代償運動	体幹上部の同側への側屈(+)	特に変化なし	

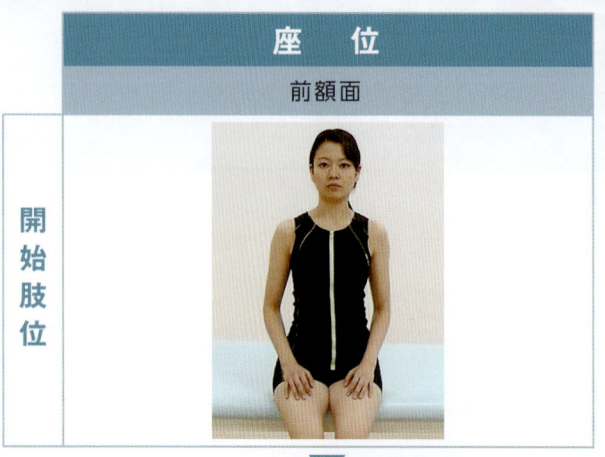

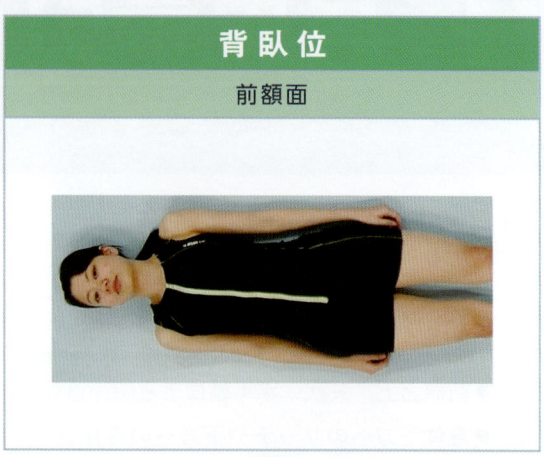

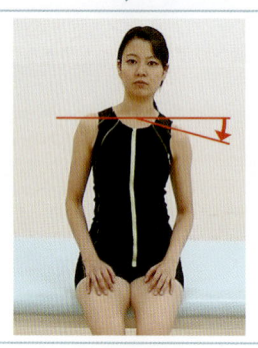

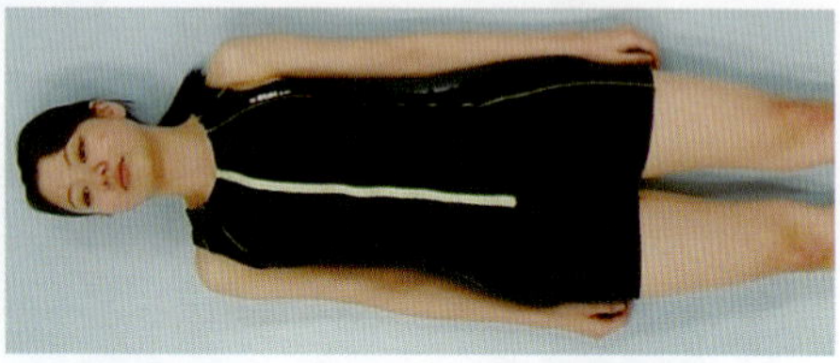

	前額面	水平面
過剰に運動すると…	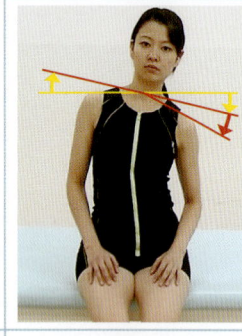	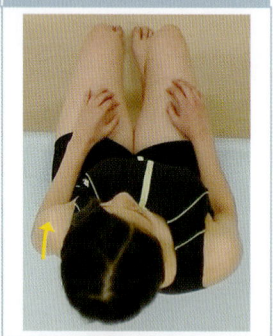
代償運動	体幹上部の同側への側屈(++)	体幹の同側前方への回旋(++) 肩甲帯のプロトラクション (前方運動)(++)

MEMO

臥位での代償運動は限定的。

🔍 観察ポイント

- 原則的な測定肢位は座位であるが，座位では上述のように最大可動域において代償運動が著明となる．背臥位での代償運動の出現は限定的である．
- 確実に代償運動を抑制するため，背臥位での測定が推奨される．

基礎演習

測定においての注意点

- 背臥位での代償運動として体幹上部の同側への側屈運動に注意する。
- 被測定者の既往に注意し，疼痛についても表情や声かけにより確認する。

■肩甲帯引き下げ（下制）

基本軸	両側の肩峰を結ぶ線
移動軸	肩峰と胸骨上縁を結ぶ線
運動面	前額面
参考可動域	0〜10°

測定の流れ

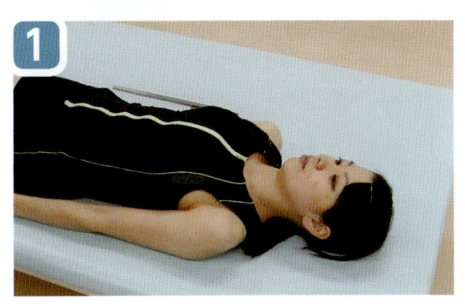

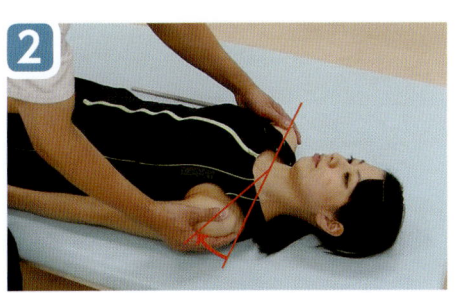

1
- 開始肢位

2
- 最大他動可動域を確認する。
- 肩甲帯引き下げの場合，代償運動として体幹上部の同側への側屈が生じる。代償運動が生じ始める位置が最大可動域となる。

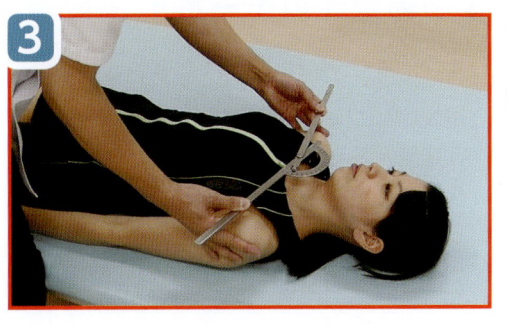

- 確認した観察角度にゴニオメーターをセットしておく。
- 再び最大可動域まで稼動させる。

3
- ゴニオメーターを各軸にセットし，測定値は慎重に真上から「その場で」読む。
- ※被測定者を開始肢位へ戻してからの結果の読み取りは誤読を生じさせる。

測定後，開始肢位へ戻す

応用演習（代償運動の見極めと制動した測定法）

背臥位での測定において出現する代償運動

■代償運動なし

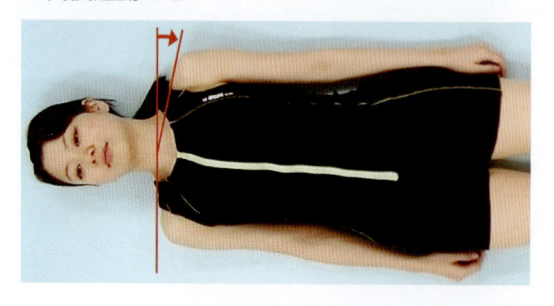

■代償運動あり

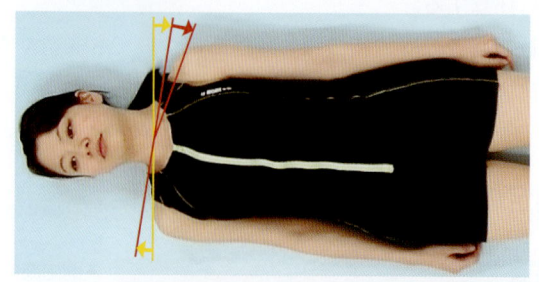

● 過剰運動に伴い，体幹上部にわずかな同側への側屈が出現する。

■背臥位にて過剰運動により出現する代償運動

前額面	矢状面・水平面
体幹上部の同側への側屈(＋)	特になし

制動方法

【徒手操作】
- 下肢側へ引き下げるように操作する。
- 測定者の下肢外側にて非測定側の挙上（体幹の測定側への側屈）をブロックし，制動する。

【被測定者への指示】
- 体幹背側部が検査台上で移動するようであれば訴えてもらう。

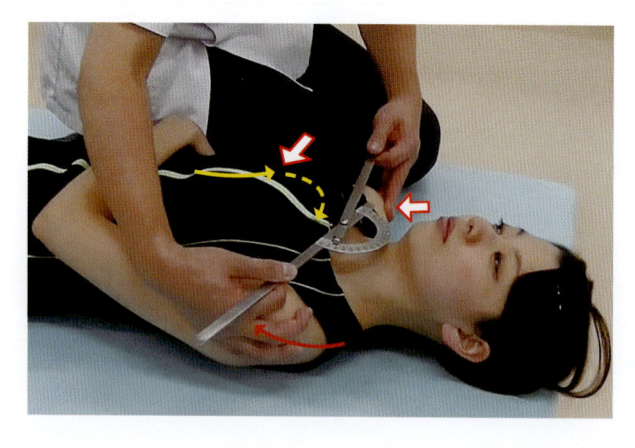

制動操作のキーポイント

- 下肢外側でブロックすることにより，代償運動を制動し，体幹を安定させる。
- 測定側の肩甲骨部のみを引き下げるように操作を行う。

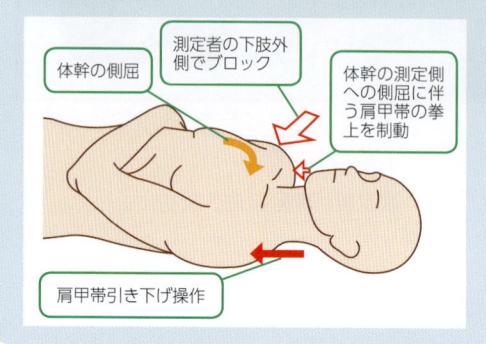

体幹の側屈
測定者の下肢外側でブロック
体幹の測定側への側屈に伴う肩甲帯の挙上を制動
肩甲帯引き下げ操作

臨床応用演習（臨床を想定した座位での測定）

端座位での測定において出現する代償運動

■代償運動なし　　■代償運動あり

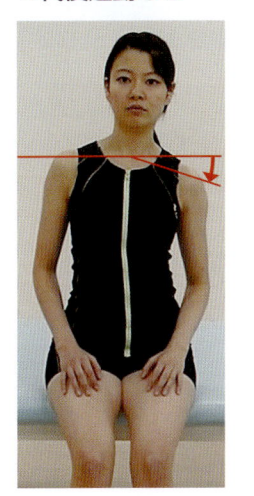

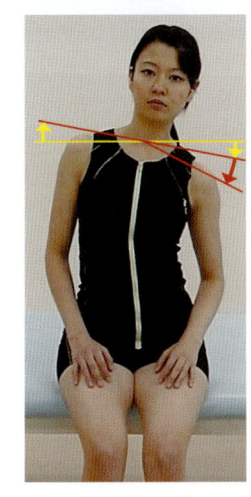

体幹の側屈

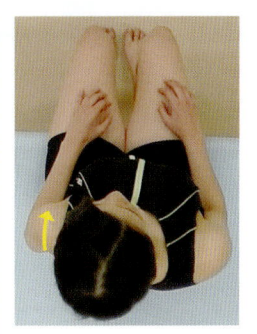

体幹の回旋

■座位で出現する代償運動

前額面	水平面
体幹上部の同側への側屈（++）	体幹の同側前方への回旋（++） 肩甲帯のプロトラクション（++）

MEMO
健常者による代償運動では，超過可動域として観察される。

椅座位での測定

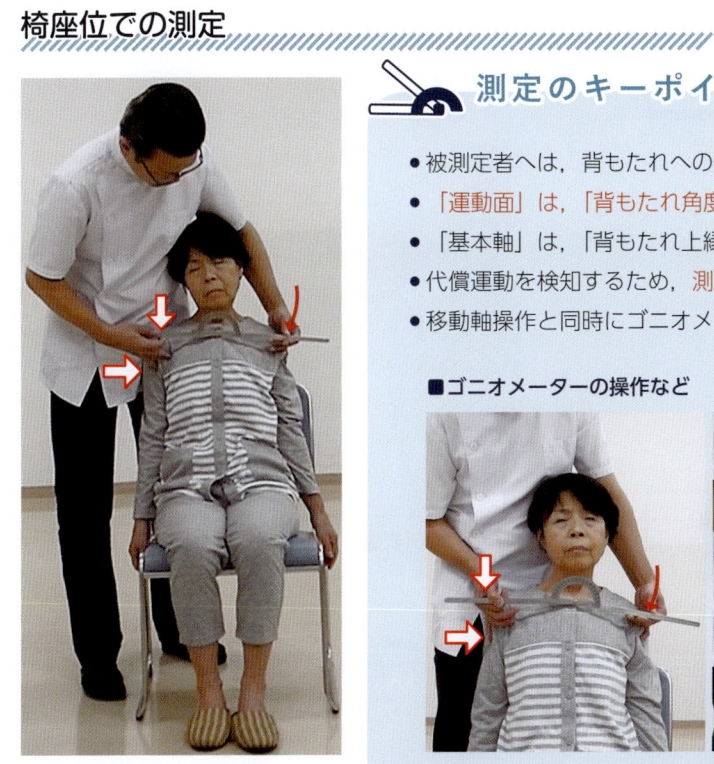

測定のキーポイント

- 被測定者へは，背もたれへの適切な接触を指示する。
- 「運動面」は，「背もたれ角度」に応じ傾けて設定する。
- 「基本軸」は，「背もたれ上縁」に平行に設定する。
- 代償運動を検知するため，測定者の身体を被測定者へ接触させておく。
- 移動軸操作と同時にゴニオメーターの操作も行う。

■ゴニオメーターの操作など

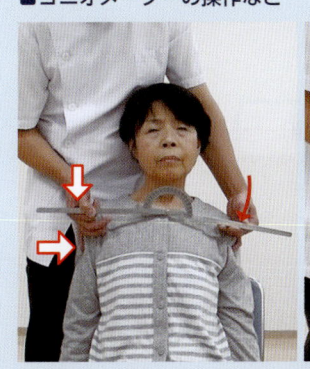

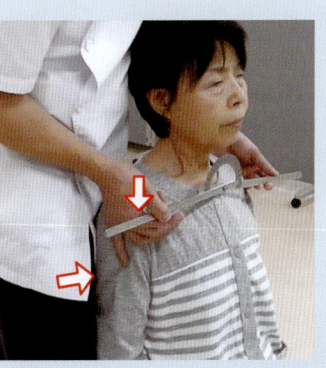

② 上肢関節に対するROM測定法

5 肩関節屈曲（前方挙上）

2章　上肢関節に対する ROM 測定法

Shoulder Joint Forward Flexion

Outline

運動の特徴

- 矢状面上，前額・水平軸による関節運動である。
- 身体上方へのリーチや頭上での操作において重要な運動機能である。

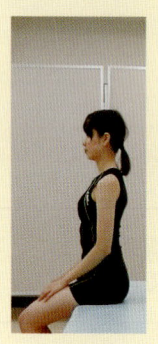

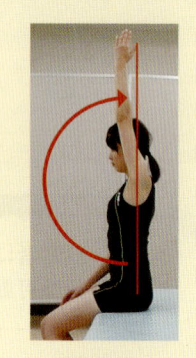

開始肢位　　可動最終位

■肩関節屈曲（前方挙上）

基本軸	肩峰を通る床への垂直線（立位または座位）
移動軸	上腕骨
参考可動域	0～180°

制限因子

肩関節後方の軟部組織
- 三角筋後部線維（①）
- 大円筋（②）
- 小円筋（③）
- 棘下筋（④）
- 上腕三頭筋長頭線維（⑤）
- 関節包後方線維，など

■制限因子

a　背面（表層）　　b　背面（深層）

注意すべき代償運動（次ページ参照）

- 体幹（特に体幹上部）の伸展
- 肩甲帯のリトラクション（後方運動）
- 体幹の同側後方への回旋
- 腰椎の前弯
- 骨盤の前傾

*写真中の矢印　■▶：測定者による操作，⇨：測定者による制動，⇨：代償運動

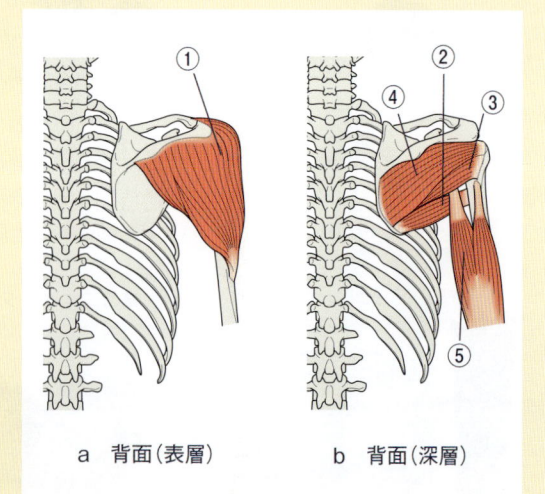

基本測定肢位と他体位での測定条件比較（代償運動の比較）

	座位 矢状面	背臥位 矢状面
開始肢位		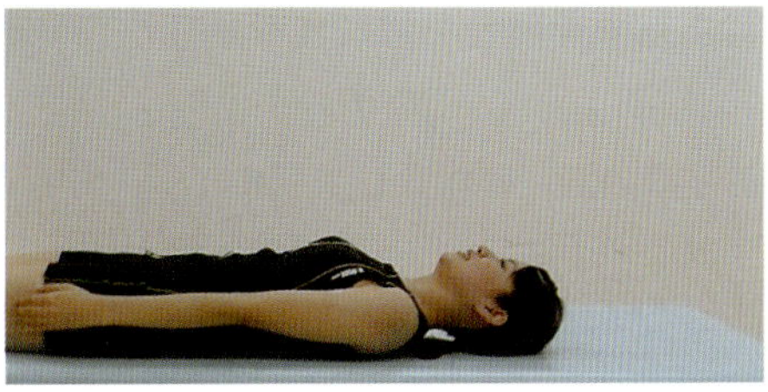
可動最終位	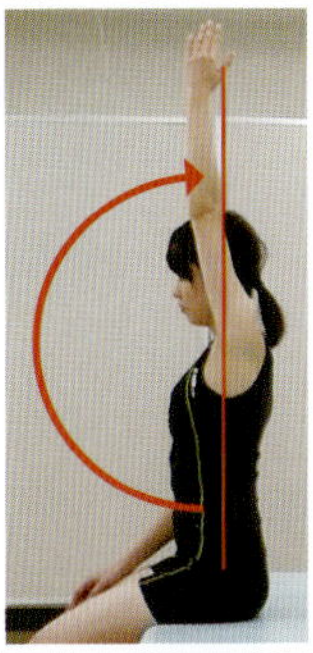	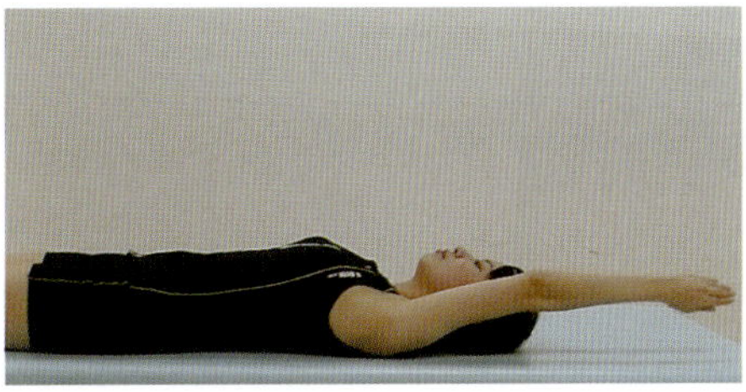
代償運動	矢状面：体幹上部の伸展（+） 肩甲帯（同側）のリトラクション（+） 水平面：体幹の同側後方への回旋（+）	体幹上部の伸展（+） 骨盤の前傾と腰椎の前弯（+）

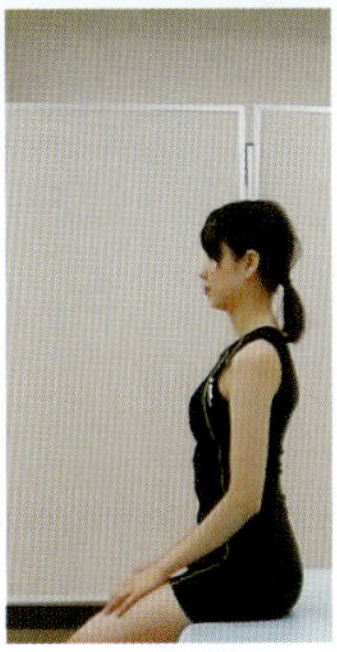

	矢状面	水平面
過剰に運動すると…	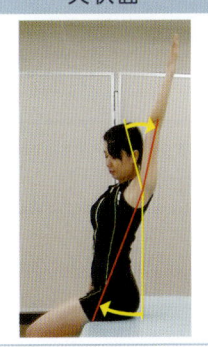	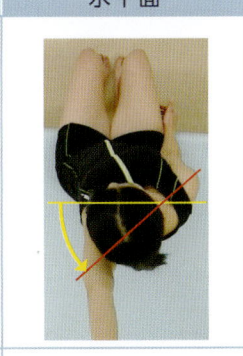
代償運動	体幹上部の伸展（++） 肩甲帯のリトラクション（++） 骨盤の前傾と腰椎の前弯（++）	体幹の同側後方への回旋（++）

MEMO
臥位での代償運動は限定的。

観察ポイント

- 原則的な測定肢位は座位または立位であるが，座位では上述のように最大可動域において代償運動が著明となる。背臥位で若干の代償運動が出現するが，限定的である。
- 確実に代償運動を抑制するため，背臥位での測定が推奨される。

基礎演習

測定においての注意点

- 背臥位での代償運動として**体幹上部の伸展運動**に注目する。
- 体幹上部の伸展とこれに伴う**腰椎前弯の増強**に注意する。
- 被測定者の既往に注意し，疼痛についても表情や声かけにより確認する。

■肩関節屈曲（前方挙上）

基本軸	肩峰を通る床への垂直線（立位または座位） 肩峰を通る床との平行線（臥位）
移動軸	上腕骨
運動面	矢状面
参考可動域	0～180°

※体幹を安定させるため背臥位にて測定。

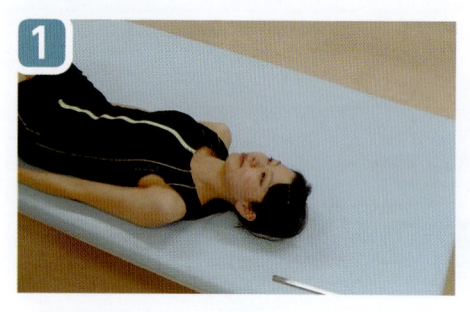

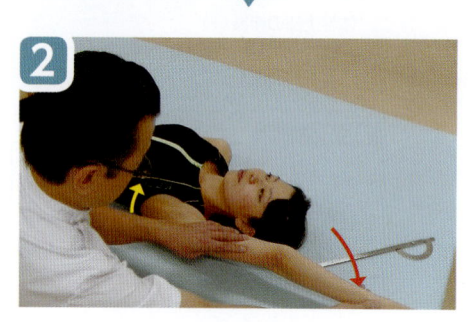

測定の流れ

1
- 開始肢位

2
- 最大他動可動域を確認する。
- 肩関節屈曲の場合，体幹上部や肩甲帯の代償運動が生じる。代償運動が生じ始める位置が最大可動域となる。
- 「誤読」が生じないように，90°を超えているかといった目安を設定して概角度を読んでおく。

- 確認した観察角度にゴニオメーターをセットしておく。
- 再び最大可動域まで稼動させる。

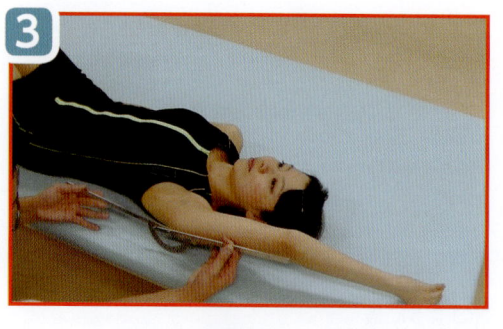

3
- ゴニオメーターを各軸にセットし，測定値は慎重に真横から「その場で」読む。
※被測定者を開始肢位へ戻してからの結果の読み取りは誤読を生じさせる。

測定後，開始肢位へ戻す

応用演習（代償運動の見極めと制動した測定法）

背臥位での測定において出現する代償運動

■代償運動なし

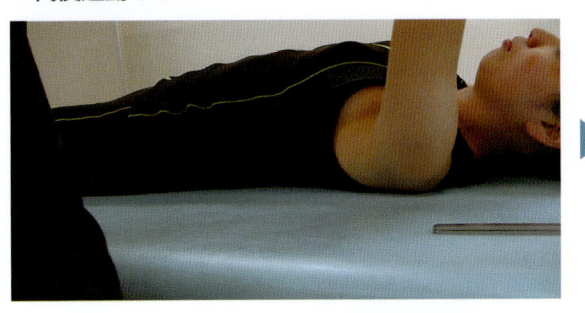

■代償運動あり

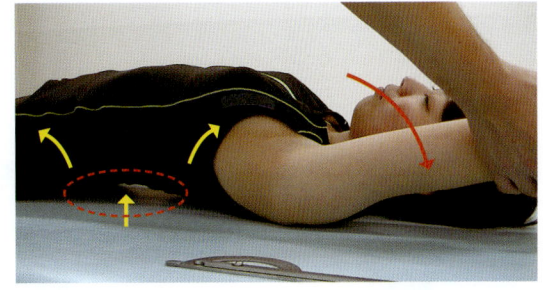

● 体幹上部の伸展に伴う著明な腰椎の前弯が出現する（ ）部）。

■背臥位にて過剰運動により出現する代償運動

矢状面	前額面・水平面
体幹上部の伸展（+） 骨盤の前傾（+） 腰椎の前弯（+）	特になし

制動方法

【徒手操作】
- 測定者の前腕部で被測定者の測定側胸郭前面を検査台方向へ荷重し，誘導する。

【被測定者への指示】
- 膝を立てさせ，股関節を屈曲させる。
- 被測定者の腹筋を収縮させ，腰部が持ち上がらないように意識させる。

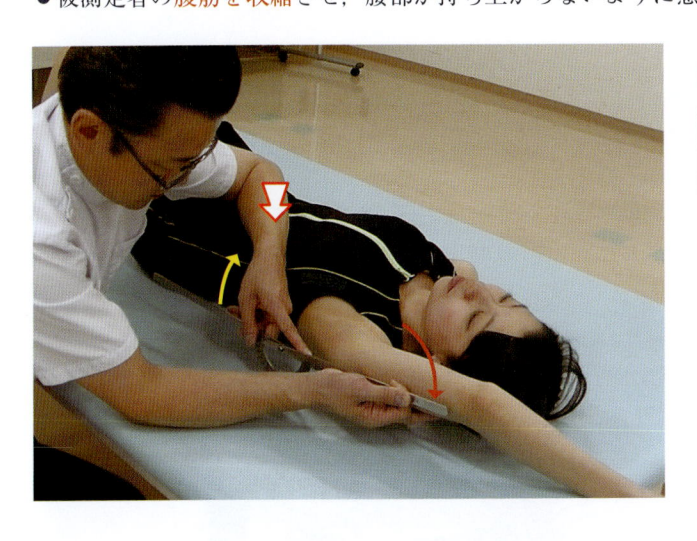

制動操作のキーポイント

- 胸郭前面への圧迫操作により，腰椎の前弯を減少させ，体幹上部の適正位を保持させる。

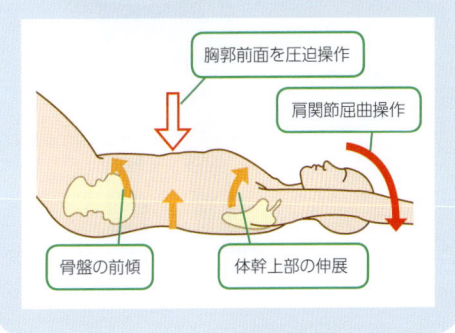

胸郭前面を圧迫操作
肩関節屈曲操作
骨盤の前傾
体幹上部の伸展

臨床応用演習（臨床を想定した座位での測定）

端座位での測定において出現する代償運動

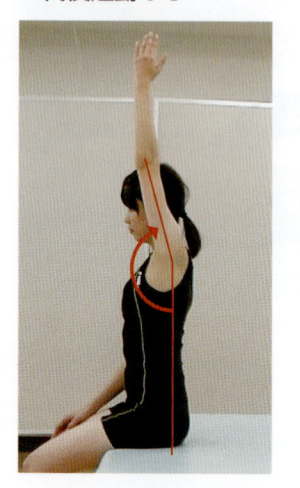

■代償運動なし　　■代償運動あり

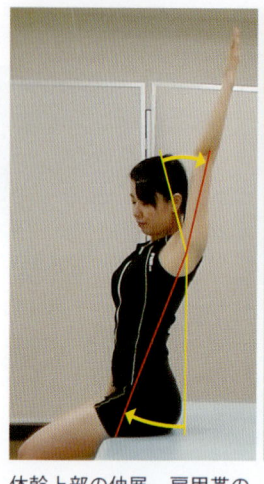

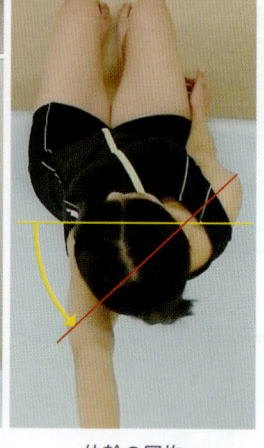

体幹上部の伸展，肩甲帯の
リトラクション

体幹の回旋

■座位で出現する代償運動

矢状面	水平面
体幹上部の伸展（++） 肩甲帯のリトラクション（++） 骨盤の前傾と腰椎の前弯（++）	体幹の同側後方への回旋（++）

MEMO
健常者による代償運動では，超過可動域として観察される。

椅座位での測定

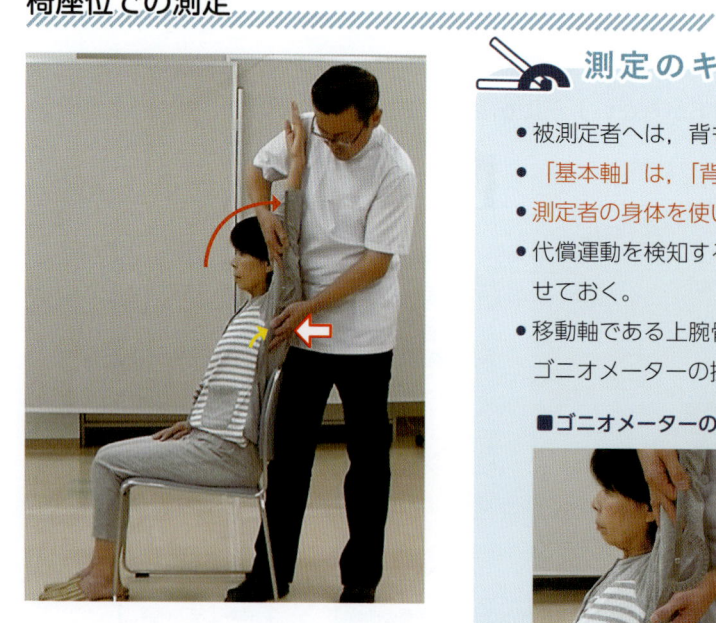

測定のキーポイント

- 被測定者へは，背もたれへの適切な接触を指示する。
- 「基本軸」は，「背もたれ」に平行に設定する。
- 測定者の身体を使い「壁」を作り，体幹上部を制動する。
- 代償運動を検知するため，測定者の身体を被測定者へ接触させておく。
- 移動軸である上腕骨は，測定者の前腕により支持し，同時にゴニオメーターの操作も行う。

■ゴニオメーターの操作

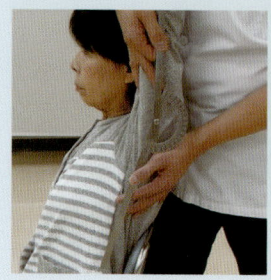

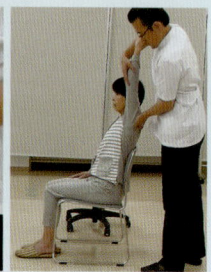

●最大可動域の確認

6 肩関節伸展（後方挙上）

2章 上肢関節に対するROM測定法

Shoulder Joint Backward Extension

Outline

運動の特徴

- 矢状面上，前額・水平軸による関節運動である。
- 身体後方へのリーチや体幹傾斜に伴う保護伸展運動において重要な運動機能である。

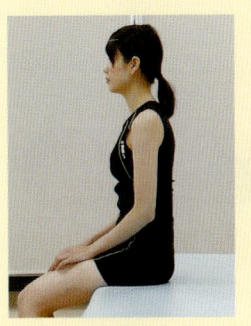

開始肢位 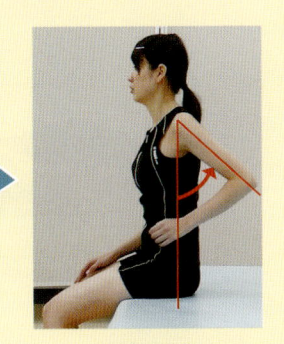 ▶ 可動最終位

■肩関節伸展（後方挙上）

基本軸	肩峰を通る床への垂直線 （立位または座位）
移動軸	上腕骨
参考可動域	0〜50°

※肘伸展位では，上腕二頭筋長頭線維により制限されるため，測定時は肘屈曲位とする。

制限因子

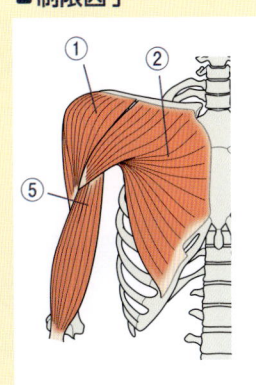

肩関節前方の軟部組織
- 三角筋前部線維（①）
- 大胸筋（②）
- 小胸筋（③）
- 烏口腕筋（④）
- 上腕二頭筋短頭線維（⑤）
- 烏口上腕靱帯（⑥）
- 関節上腕靱帯（⑦）
- 関節包前方線維，など

注意すべき代償運動（次ページ参照）

- 体幹（特に体幹上部）の前傾
- 体幹の同側後方への回旋
- 肩甲帯のリトラクション（後方運動）

■制限因子

a 前面（表層） 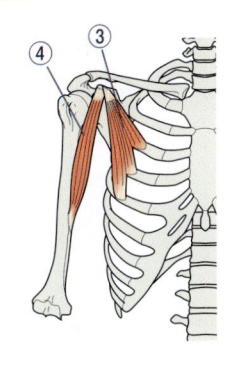　b 前面（深層）

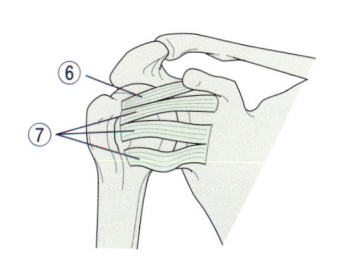

c 前面

＊写真中の矢印　➡：測定者による操作，⇨：測定者による制動，⇨：代償運動

基本測定肢位と他体位での測定条件比較（代償運動の比較）

	座　位	腹臥位
	矢状面	矢状面
開始肢位		
可動最終位		
代償運動	運動側肩甲帯のリトラクション(+) 体幹の同側後方への回旋(+)	特に変化なし

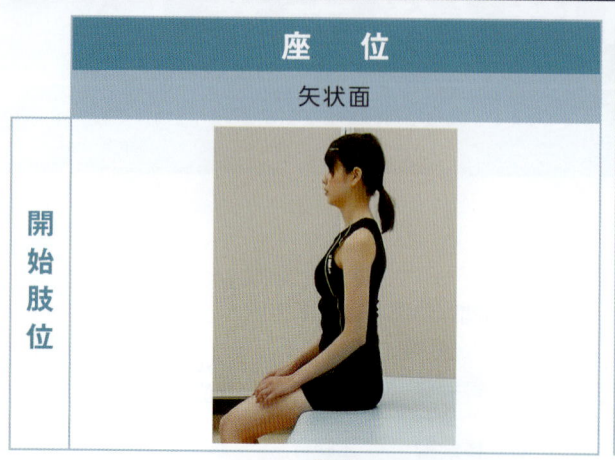

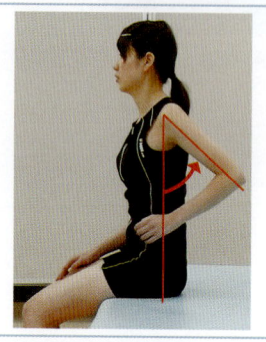

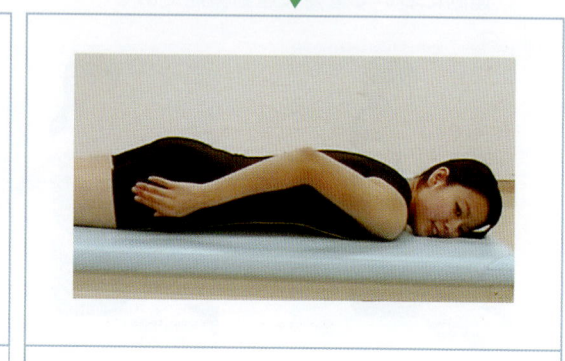

	矢状面	水平面
過剰に運動すると…	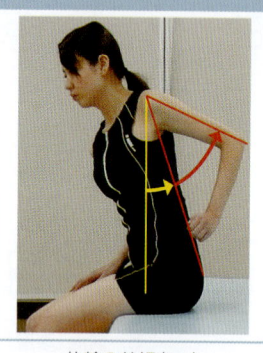	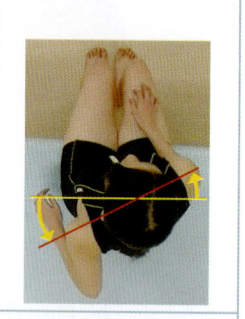
代償運動	体幹の前傾(++) 肩甲帯のリトラクション(++)	体幹の同側後方への回旋(++)

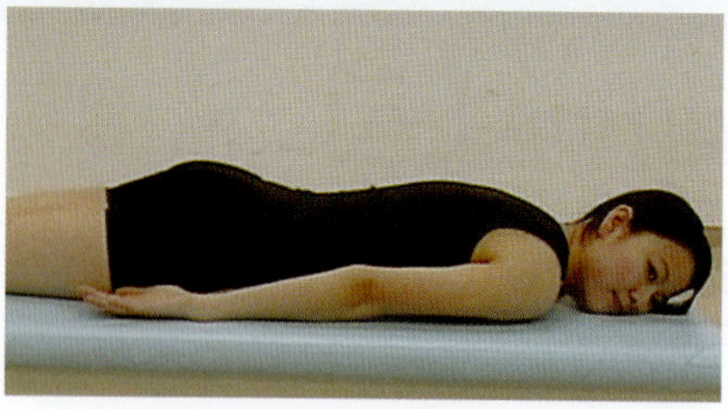

MEMO
臥位での代償運動は限定的。

🔍 観察ポイント

- 原則的な測定肢位は座位であるが，座位では上述のように最大可動域において代償運動が著明となる。腹臥位での代償運動の出現は限定的である。
- 確実に代償運動を抑制するため，腹臥位での測定が推奨される。

基礎演習

測定においての注意点

- 腹臥位測定での代償運動として**肩甲帯の挙上とリトラクション（後方運動）**に注目する。
- 被測定者の既往に注意し、疼痛についても表情や声かけにより確認する。

■肩関節伸展（後方挙上）

基本軸	肩峰を通る床への垂直線 （立位または座位） 肩峰を通る床との平行線 （臥位）
移動軸	上腕骨
運動面	矢状面
参考可動域	0～50°

※体幹を安定させるため腹臥位にて測定。

測定の流れ

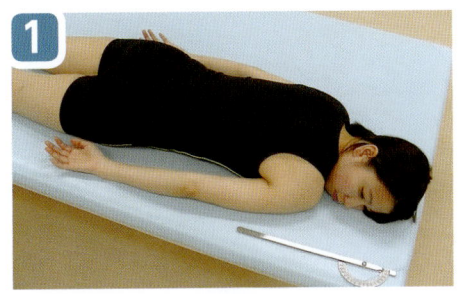

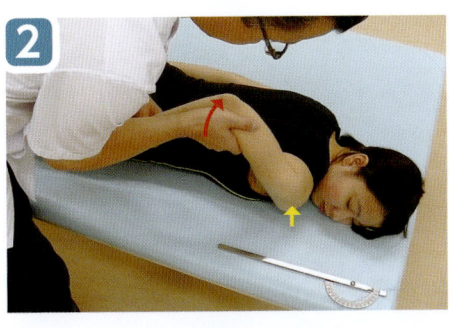

1
- 開始肢位

2
- 最大他動可動域を確認する。
- 肩関節伸展の場合、**肩甲帯の代償運動**が生じる。**代償運動が生じ始める位置が最大可動域**となる。
- 「**誤読**」が生じないように、45°を超えているかといった目安を設定して**概角度を読んでおく**。

- 確認した観察角度にゴニオメーターをセットしておく。
- 再び最大可動域まで稼動させる。

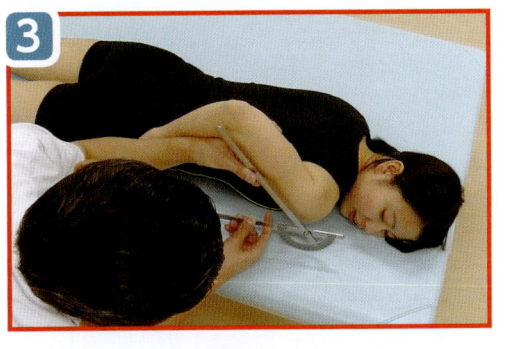

3
- ゴニオメーターを各軸にセットし、測定値は慎重に真横から「その場で」読む。
※被測定者を開始肢位へ戻してからの結果の読み取りは誤読を生じさせる。

測定後、開始肢位へ戻す

応用演習（代償運動の見極めと制動した測定法）

腹臥位での測定において出現する代償運動

■代償運動なし

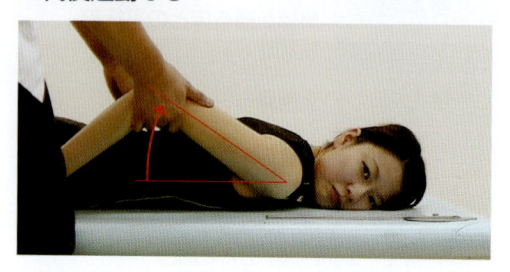

■代償運動あり

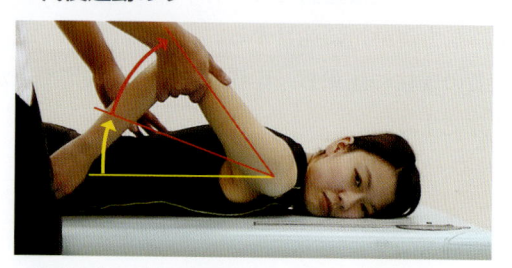

● 過剰運動に伴い，肩甲帯のリトラクションが出現する。

■腹臥位にて過剰運動により出現する代償運動

矢状面	前額面・水平面
肩甲帯のリトラクション(+)	特になし

制動方法

【徒手操作】
● 測定者の前腕部で，被測定者の測定側肩甲骨背側上部を検査台方向へ荷重し，固定する。

【被測定者への指示】
● 測定側肩部前面を検査台から離さないように指示する。
● 被測定者の表情確認が難しい場合には，疼痛や違和感について訴えてもらう。

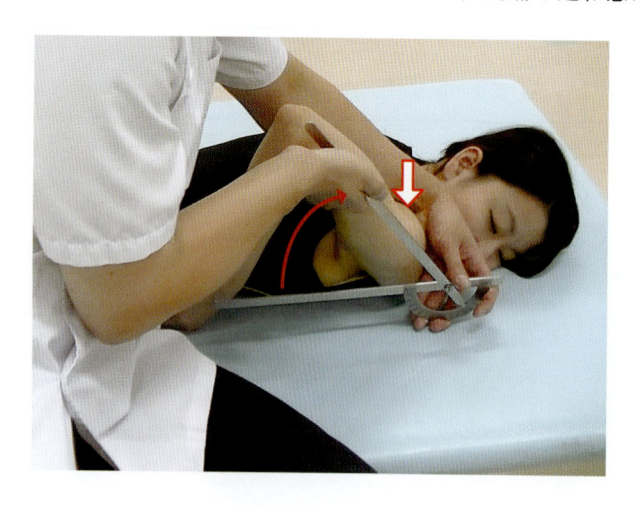

制動操作のキーポイント

● 前腕部で被測定者の測定側肩甲骨背側上部を支持し浮き上がりを制動し，体幹上部の適正位を保持させる。

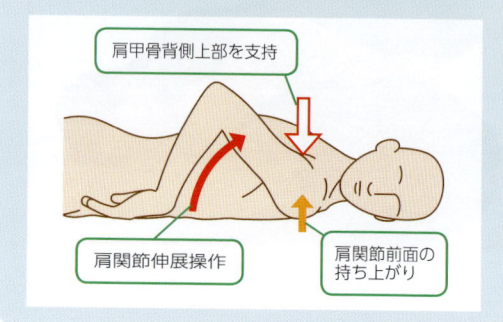

- 肩甲骨背側上部を支持
- 肩関節伸展操作
- 肩関節前面の持ち上がり

臨床応用演習（臨床を想定した座位での測定）

端座位での測定において出現する代償運動

■代償運動なし　　　　　　■代償運動あり

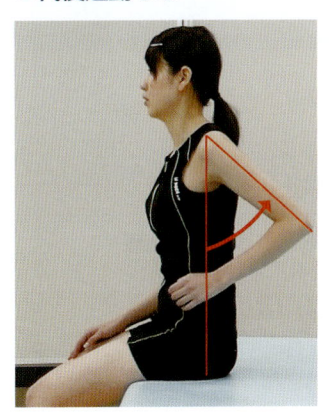

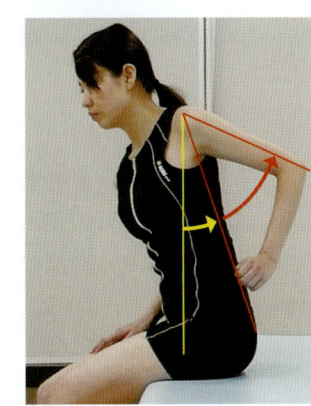

体幹の前傾

■座位で出現する代償運動

矢状面	水平面
体幹の前傾（++） 肩甲帯のリトラクション（++）	体幹の同側後方への回旋（++）

> **MEMO**
> 健常者による代償運動では，超過可動域として観察される。

椅座位での測定

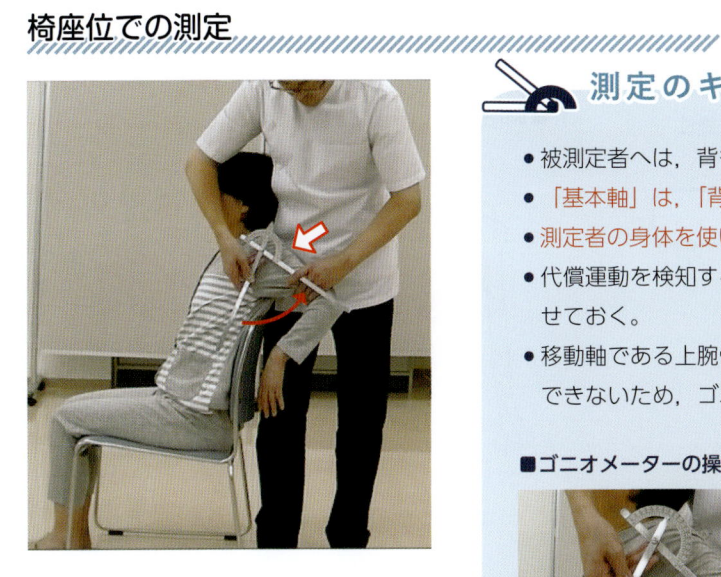

測定のキーポイント

- 被測定者へは，背もたれへの適切な接触を指示する。
- 「基本軸」は，「背もたれ」に平行に設定する。
- 測定者の身体を使い「壁」を作り，体幹上部を制動する。
- 代償運動を検知するため，測定者の身体を被測定者へ接触させておく。
- 移動軸である上腕骨は，測定者の前腕により支持することができないため，ゴニオメーターの操作の工夫が必要である。

■ゴニオメーターの操作

②上肢関節に対するROM測定法

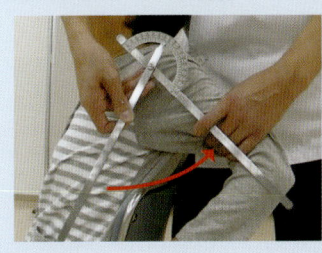

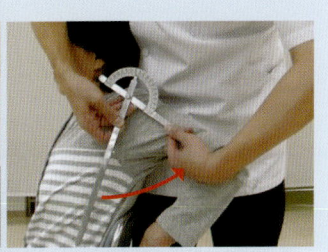

7 肩関節外転（側方挙上）

2章 上肢関節に対する ROM 測定法

Shoulder Joint Abduction

Outline

運動の特徴

- 前額面上，矢状・水平軸による関節運動である。
- 身体上・外方へのリーチや頭上での操作において重要な運動機能である。

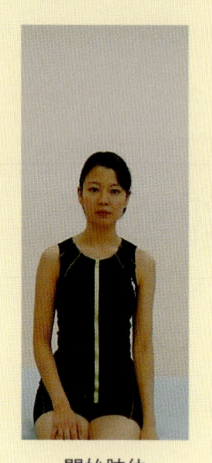

■肩関節外転（側方挙上）

基本軸	肩峰を通る床への垂直線（立位または座位）
移動軸	上腕骨
参考可動域	0〜180°

開始肢位　　可動最終位

制限因子

肩関節下方の軟部組織
- 大胸筋（①）
- 大円筋（②）
- 小円筋（③）
- 棘下筋（④）
- 関節上腕靱帯下部線維（⑤）
- 関節包下部線維，など

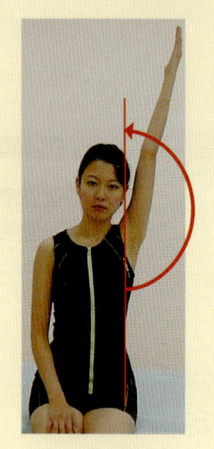

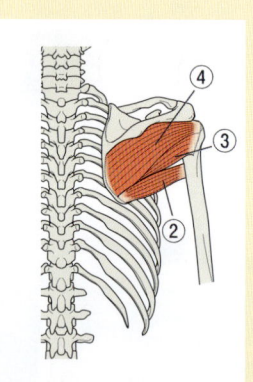

注意すべき代償運動（次ページ参照）

- 体幹（特に体幹上部）の反対側への側屈
- 体幹の同側前方への回旋

■制限因子

a 前面　　b 背面

c 前面

*写真中の矢印　⬛▶：測定者による操作，⬜▶：測定者による制動，⬛▶：代償運動

基本測定肢位と他体位での測定条件比較（代償運動の比較）

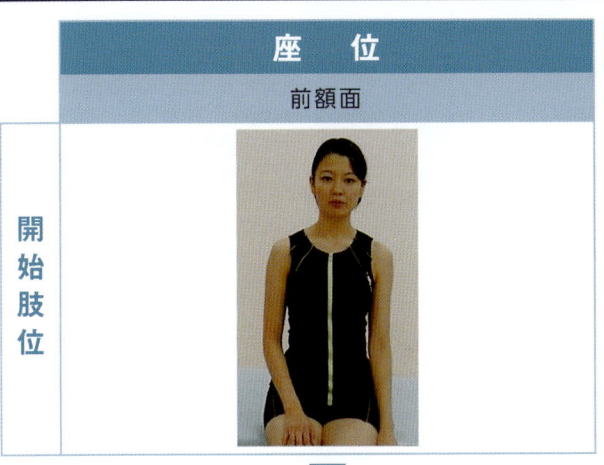

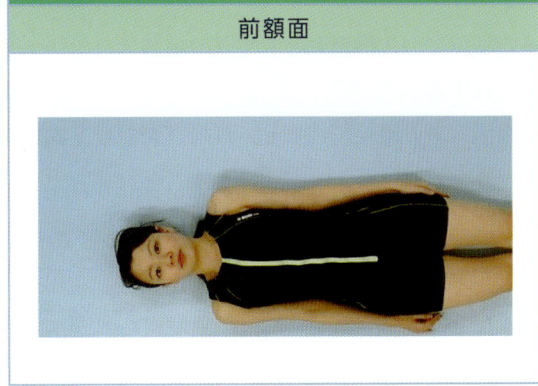

	座 位	背臥位
	前額面	前額面
開始肢位		
可動最終位		
代償運動	体幹上部の反対側への側屈(+)	特に変化なし

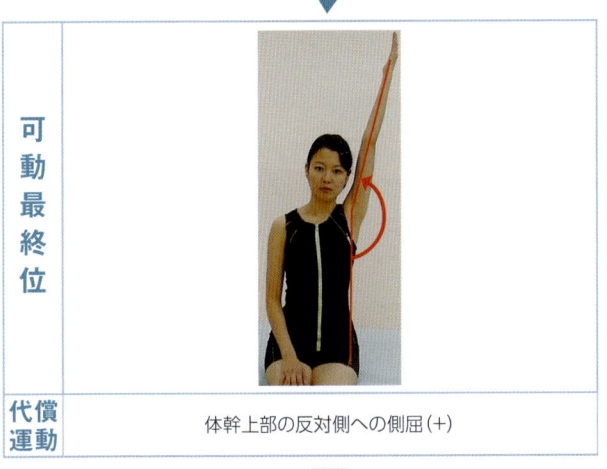

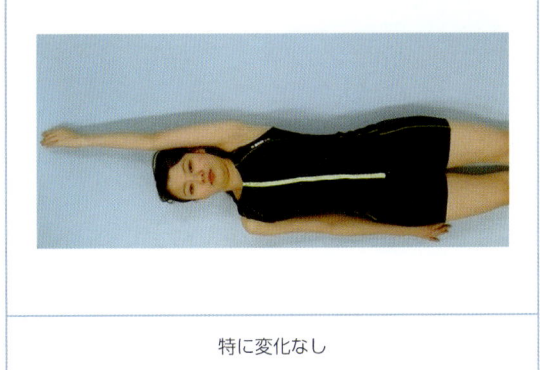

	前額面	水平面
過剰に運動すると…		
代償運動	体幹上部の反対側への側屈(++)	体幹の同側前方への回旋(++)

MEMO
- 臥位での代償運動は限定的。
- **肩関節90°外転位で肩関節外旋位**にする。

観察ポイント

- 原則的な測定肢位は座位であるが、座位では上述のように最大可動域においては代償運動が著明となる。背臥位での代償運動の出現は限定的である。
- 確実に代償運動を抑制するため、**背臥位での測定が推奨**される。

基礎演習

測定においての注意点

- 背臥位での代償運動として**体幹上部の反対側への側屈**に注目する。
- 被測定者の既往に注意し，疼痛についても表情や声かけにより確認する。

■肩関節外転（側方挙上）

基本軸	肩峰を通る床への垂直線 ~~（立位または座位）~~ 肩峰を通る床との平行線（臥位）
移動軸	上腕骨
運動面	前額面
参考可動域	0～180°

※体幹を安定させるため背臥位にて測定。

測定の流れ

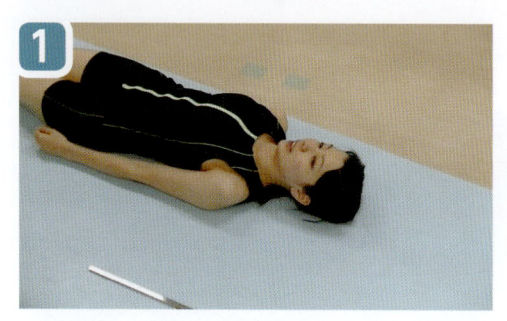

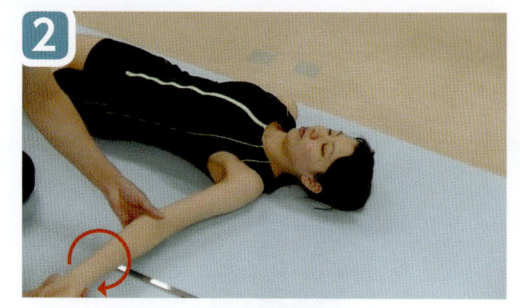

1
- 開始肢位

2
- 最大他動可動域を確認する。
- **肩関節90°外転位で肩関節外旋位**にする。

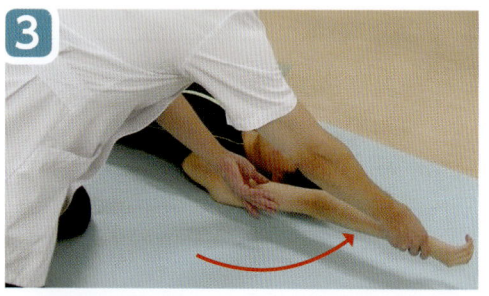

3
- 肩関節外転の場合，**体幹上部や肩甲帯の代償運動が生じる。代償運動が生じ始める位置が最大可動域**となる。
- 「**誤読**」が生じないように，90°もしくは135°を超えているかといった目安を設定して**概角度**を読んでおく。
- 確認した観察角度にゴニオメーターをセットしておく。

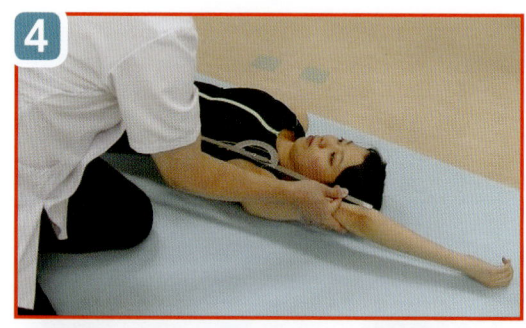

4
- 再び最大可動域まで稼動させる。
- ゴニオメーターを各軸にセットし，測定値は慎重に真上から「その場で」読む。

※被測定者を開始肢位へ戻してからの結果の読み取りは誤読を生じさせる。

測定後，開始肢位へ戻す

応用演習（代償運動の見極めと制動した測定法）

背臥位での測定において出現する代償運動

■代償運動なし

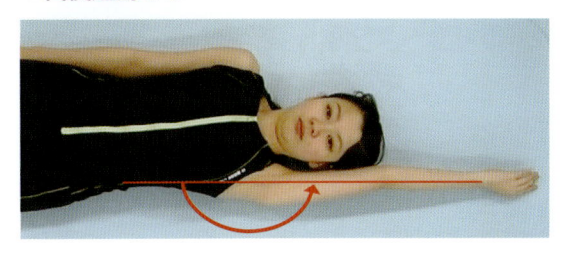

■代償運動あり

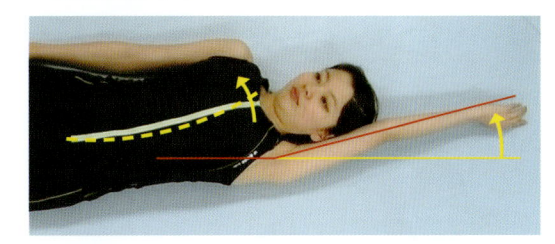

- 過剰運動に伴い，**体幹上部の反対側への側屈**が出現する。

■背臥位にて過剰運動により出現する代償運動

前額面	矢状面・水平面
体幹上部の反対側への側屈（+）	特になし

制動方法

【徒手操作】
- 反対側から牽引するように外転操作する。
- 測定者の下肢外側で，被測定者の反対側肩外側部に「壁」を作り制動する。

【被測定者への指示】
- 体幹背側部が検査台上で移動するようであれば訴えてもらう。
- 過稼動の場合，頚部の反対側への側屈位を保持してもらう。
- 肩部の疼痛があれば，速やかに訴えてもらう。

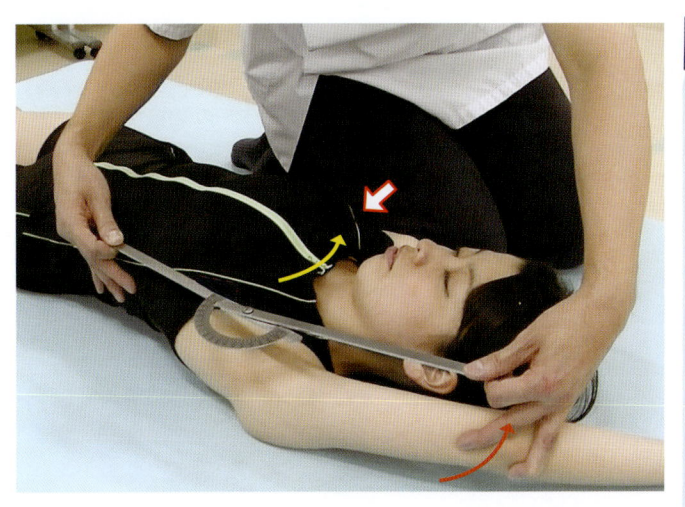

制動操作のキーポイント

- 測定者の下肢外側で代償運動を制動し，体幹上部の適正位を保持させる。

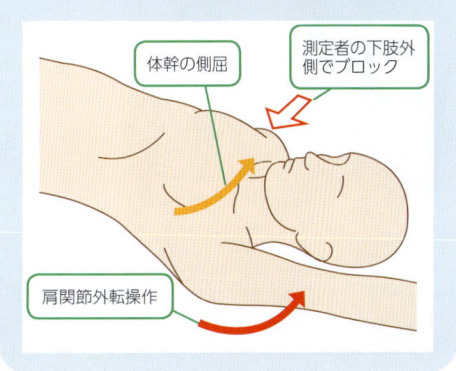

体幹の側屈
測定者の下肢外側でブロック
肩関節外転操作

② 上肢関節に対するROM測定法

臨床応用演習(臨床を想定した座位での測定)

端座位での測定において出現する代償運動

■代償運動なし

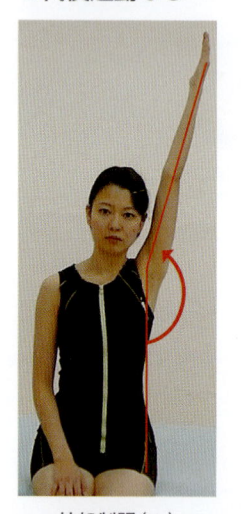

外転制限(+)

■代償運動あり

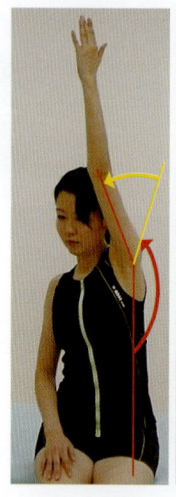

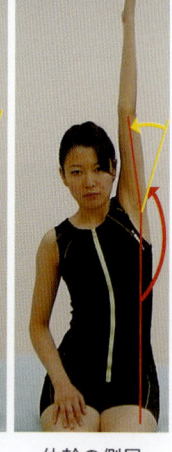

体幹の回旋　　体幹の側屈

■座位で出現する代償運動

前額面	水平面
体幹上部の反対側への側屈(++)	体幹の同側前方への回旋(++)

MEMO
健常者による代償運動では,超過可動域として観察される。

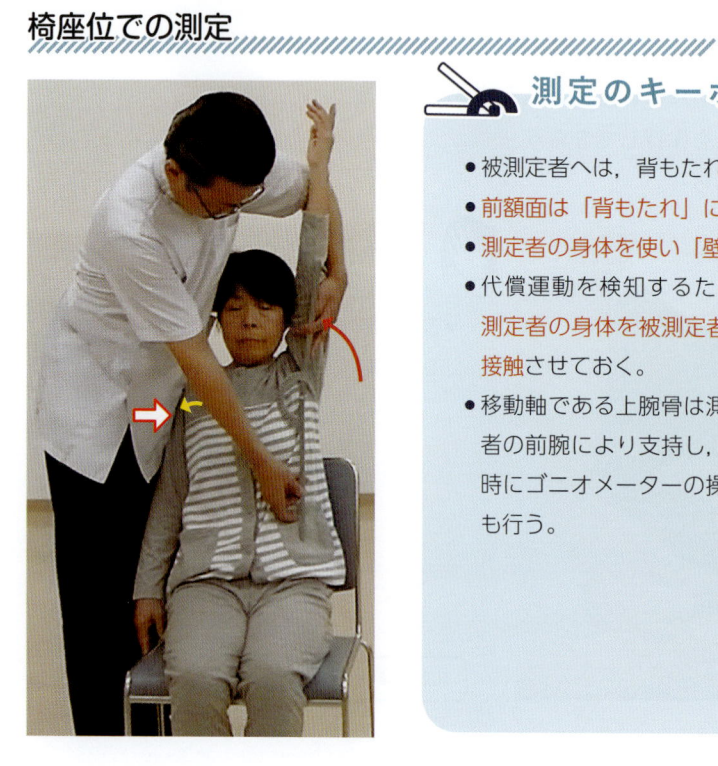

椅座位での測定

測定のキーポイント

- 被測定者へは,背もたれへの適切な接触を指示する。
- 前額面は「背もたれ」に平行に設定する。
- 測定者の身体を使い「壁」を作り,体幹上部を制動する。
- 代償運動を検知するため,測定者の身体を被測定者へ接触させておく。
- 移動軸である上腕骨は測定者の前腕により支持し,同時にゴニオメーターの操作も行う。

■ゴニオメーターの操作

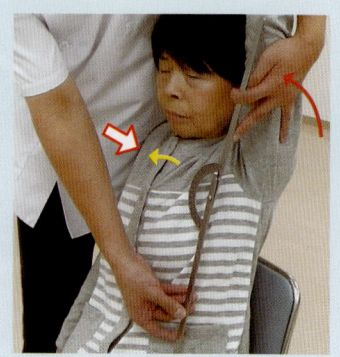

8 肩関節内転

2章 上肢関節に対するROM測定法

Shoulder Joint Adduction

Outline

運動の特徴

- 前額面上，矢状・水平軸による関節運動である。
- 身体内方および反対側へのリーチにおいて重要な運動機能である。

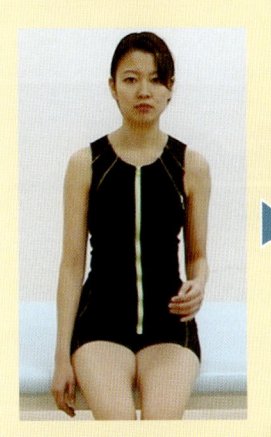

■肩関節内転

基本軸	肩峰を通る床への垂直線（立位または座位）
移動軸	上腕骨
参考可動域	0〜0°

開始肢位 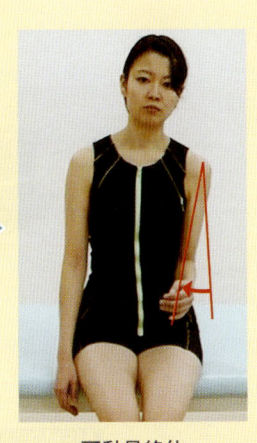　　　可動最終位

制限因子

肩関節外側の軟部組織
- 三角筋中部線維（前部・後部）①
- 棘上筋（②）
- 烏口上腕靱帯（③）
- 関節上腕靱帯上部線維（④）
- 関節包上部線維，など

※上肢の骨盤への衝突，上肢の腹部への衝突（次ページのMEMO参照）

注意すべき代償運動（次ページ参照）

- 体幹（特に体幹上部）の同側への側屈
- 体幹の同側前方への回旋
- 肩甲帯のプロトラクション（前方運動）

■制限因子

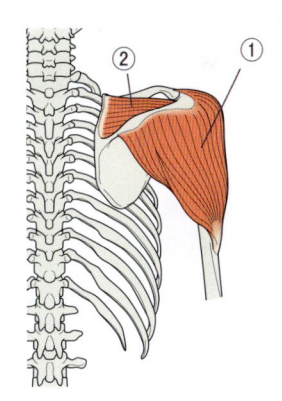

a　背面

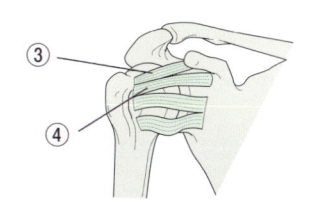

b　前面

*写真中の矢印　→：測定者による操作，⇒：測定者による制動，⇒：代償運動

基本測定肢位と他体位での測定条件比較（代償運動の比較）

	座 位　前額面	背臥位　前額面
開始肢位		
可動最終位		
代償運動		特に変化なし

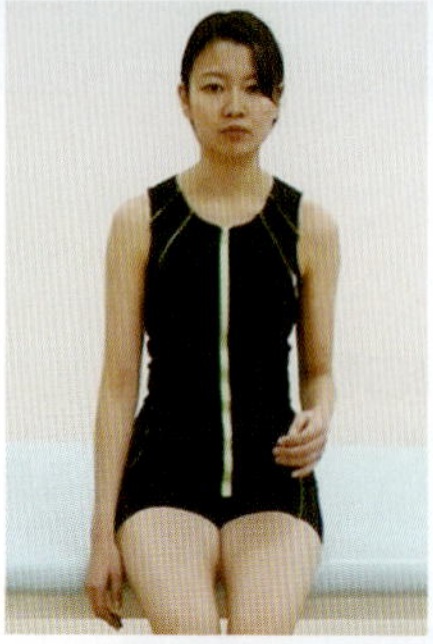

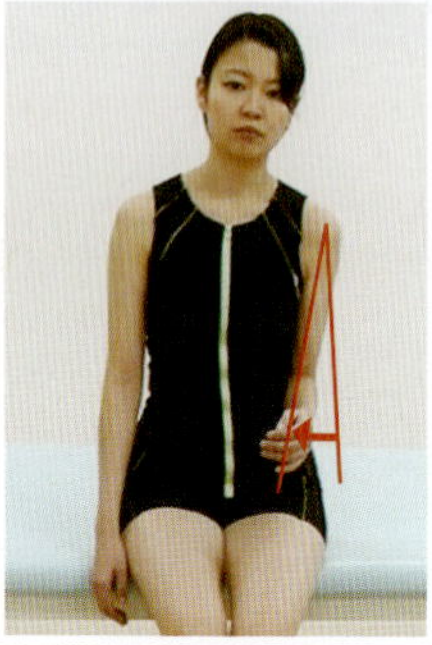

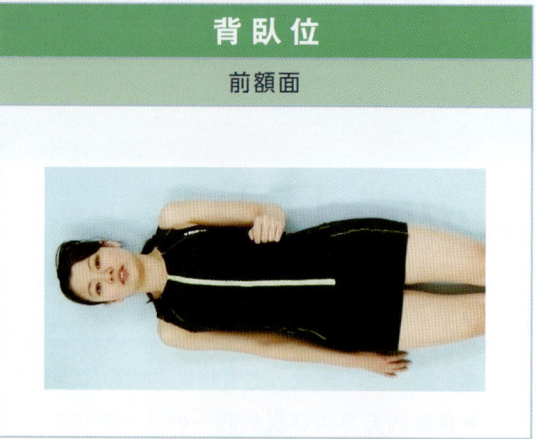

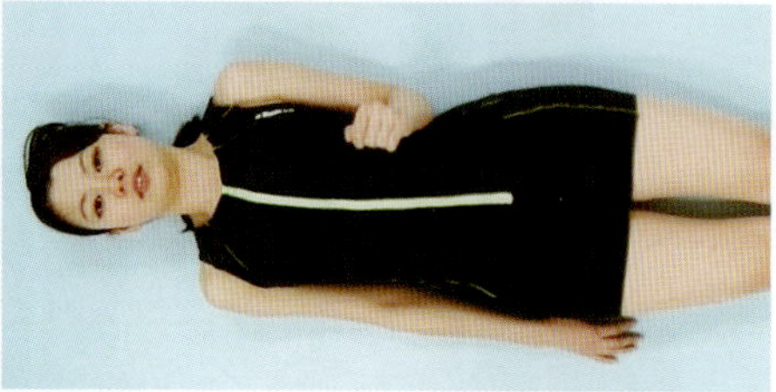

	前額面	水平面
過剰に運動すると…	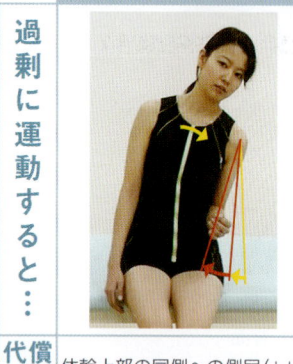	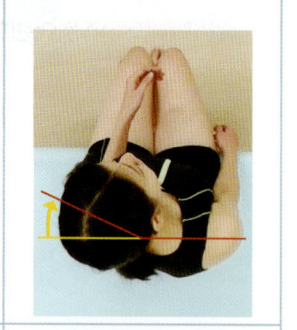
代償運動	体幹上部の同側への側屈（++）	体幹の同側前方への回旋（++） 肩甲帯のプロトラクション（++）

MEMO
臥位での代償運動は限定的。

MEMO
肘伸展位では前腕による骨盤への衝突が制限になる。測定は肘屈曲位で実施する。

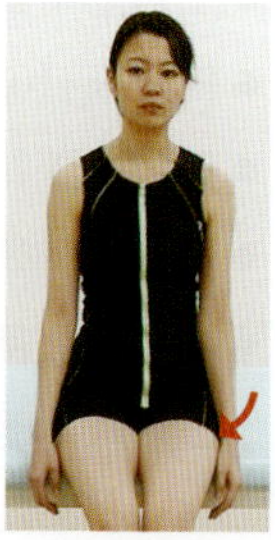

🔍 観察ポイント

- 原則的な測定肢位は座位であるが，座位では上述のように最大可動域において代償運動が著明となる。背臥位での代償運動の出現は限定的である。
- 確実に代償運動を抑制するため，背臥位での測定が推奨される。

基礎演習①

測定においての注意点

- 過剰な操作や不快感を与えてしまうと，反対側への側屈運動が出現する場合がある。
- 被測定者の既往に注意し，疼痛についても表情や声かけにより確認する。

■肩関節内転

基本軸	肩峰を通る床への垂直線 (立位または座位) 肩峰を通る床との平行線 (臥位)
移動軸	上腕骨
運動面	前額面
参考可動域	0〜0°

※体幹を安定させるため背臥位にて測定。

測定の流れ

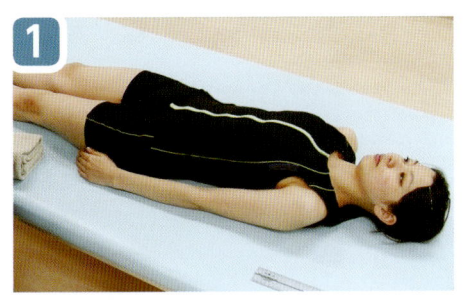

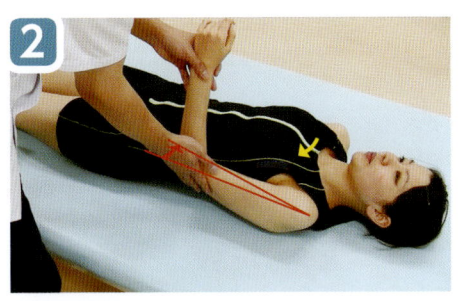

1
- 開始肢位

2
- 最大他動可動域を確認する。
- 肩関節内転の場合，体幹上部や肩甲帯の代償運動が生じる。代償運動が生じ始める位置が最大可動域となる。
- 「誤読」が生じないように，概角度を読んでおく。

- 確認した観察角度にゴニオメーターをセットしておく。
- 上腕骨を前額面に一致させるため，上腕骨遠位を補高する。
- 再び最大可動域まで稼動させる。

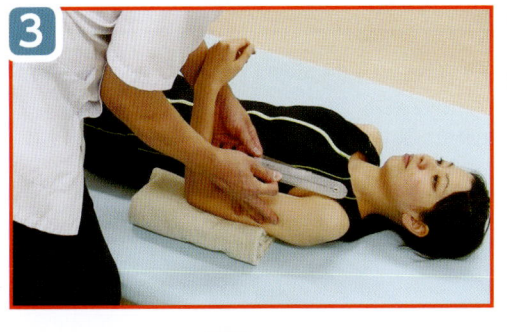

3
- ゴニオメーターを各軸にセットし，測定値は慎重に真上から「その場で」読む。
※被測定者を開始肢位へ戻してからの結果の読み取りは誤読を生じさせる。

測定後，開始肢位へ戻す

基礎演習②（別法：複合内転）

測定においての注意点

- 前ページの本法は最大関節機能ではないため，前胸部組織のボリュームに応じた肩関節屈曲角度を加えた複合内転運動を測定し，最大の可動性をとらえる。
- 結果の記載では，その肩関節屈曲角度の記載が必要となる。
- 過剰な操作や不快感を与えてしまうと，反対側への側屈運動が出現する場合がある。
- 被測定者の既往に注意し，疼痛についても表情や声かけにより確認する。

■肩関節内転

基本軸	肩峰を通る床への垂直線（立位） 肩峰を通る床との平行線（臥位）
移動軸	上腕骨
運動面	原則として前額面
参考可動域	0～75°

※体幹を安定させるため背臥位にて測定。

測定の流れ

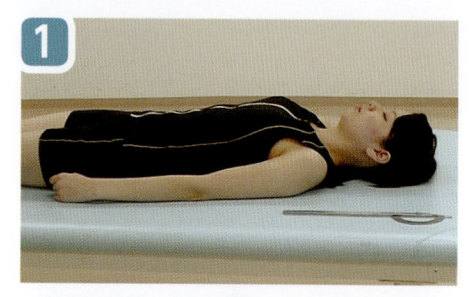

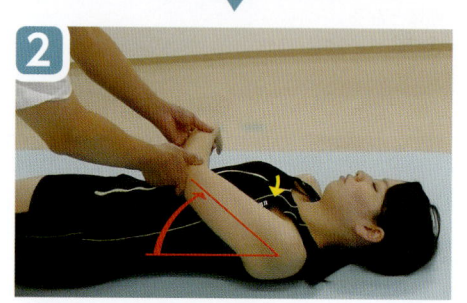

1
- 開始肢位

2
- 最大他動可動域を確認する。
- 大胸筋などの胸郭前面の軟部組織への衝突が制限となる。
- 肩関節内転の場合，体幹上部や肩甲帯の代償運動が生じる。代償運動が生じ始める位置が最大可動域となる。
- 「誤読」が生じないように，概角度を読んでおく。

- 確認した観察角度にゴニオメーターをセットしておく。
- 再び最大可動域まで稼動させる。

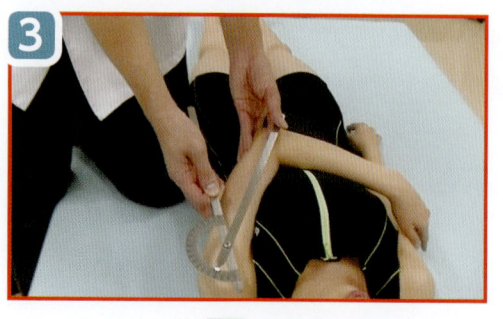

3
- ゴニオメーターを各軸にセットし，測定値は慎重に真上から「その場で」読む。
※被測定者を開始肢位へ戻してからの結果の読み取りは誤読を生じさせる。

測定値，開始肢位へ戻す

応用演習(代償運動の見極めと制動した測定法)

背臥位での測定において出現する代償運動

■代償運動なし

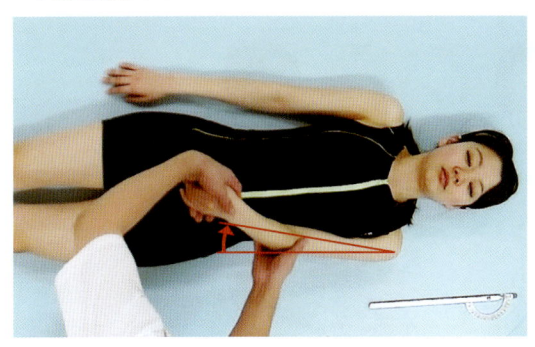

■代償運動あり

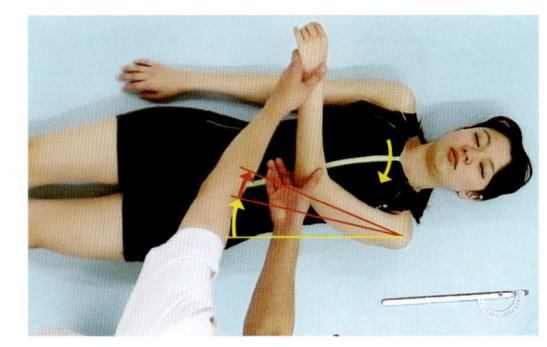

- 別法による最大内転可動域測定。
- 強い肩関節の内転では,体幹上部の同側への側屈が出現し過小値となる。

■背臥位にて過剰運動により出現する代償運動

前額面	矢状面・水平面
体幹上部の同側への側屈(+)	特になし

制動方法

【徒手操作】
- 測定者の下肢外側で被測定者の反対側肩外側部に「壁」を作り制動する。

【被測定者への指示】
- 体幹背側部が検査台上で移動するようであれば訴えてもらう。
- 疼痛があれば速やかに訴えてもらう。

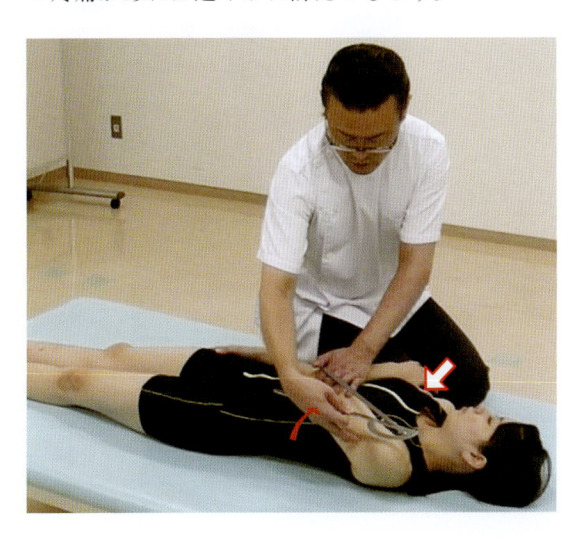

制動操作のキーポイント

- 測定者の下肢外側で代償運動を制動して,体幹上部の適正位を保持させる。

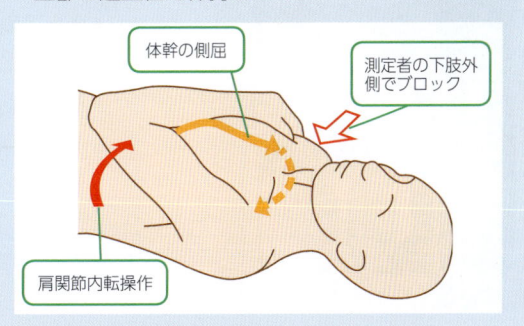

体幹の側屈
測定者の下肢外側でブロック
肩関節内転操作

②上肢関節に対するROM測定法

臨床応用演習（臨床を想定した座位での測定）

端座位での測定において出現する代償運動

■代償運動なし

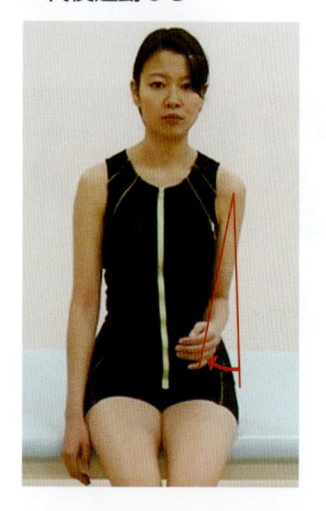

■代償運動あり

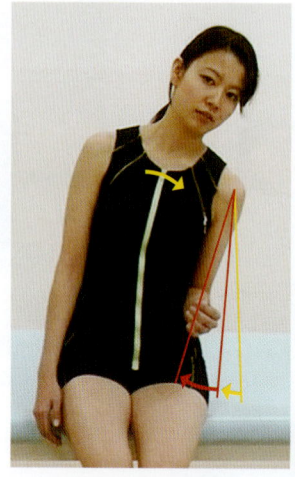

体幹上部の側屈

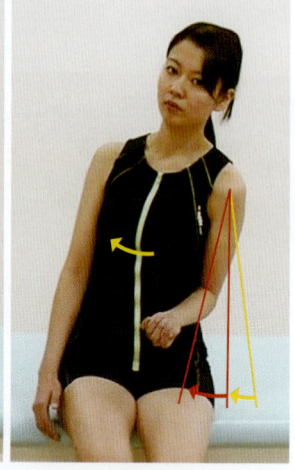

体幹の回旋

■座位で出現する代償運動

前額面	水平面
体幹上部の同側への側屈(++)	体幹の同側前方への回旋(++) 肩甲帯のプロトラクション(++)

MEMO
健常者による代償運動では，超過可動域として観察される。

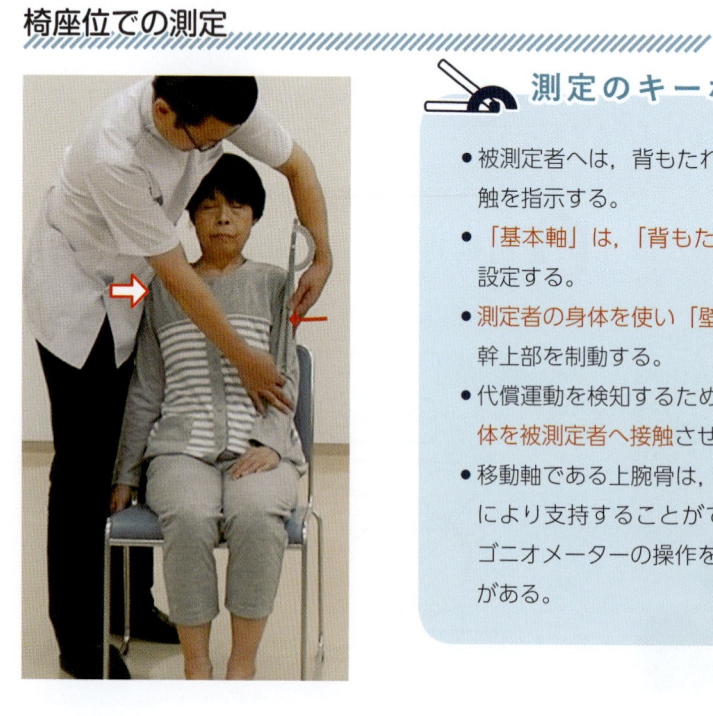

椅座位での測定

測定のキーポイント

- 被測定者へは，背もたれへの適切な接触を指示する。
- 「基本軸」は，「背もたれ」に平行に設定する。
- 測定者の身体を使い「壁」を作り，体幹上部を制動する。
- 代償運動を検知するため，測定者の身体を被測定者へ接触させておく。
- 移動軸である上腕骨は，測定者の前腕により支持することができないため，ゴニオメーターの操作を工夫する必要がある。

■ゴニオメーターの操作

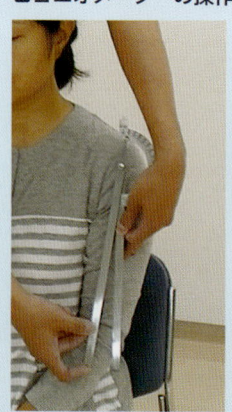

9 肩関節内旋

2章　上肢関節に対するROM測定法

Shoulder Joint Internal Rotation

Outline

運動の特徴

- 水平面上，前額・矢状軸による関節運動である。
- 身体内方へのリーチや身体前面での操作において非常に重要な運動機能である。

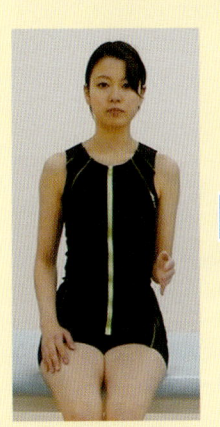

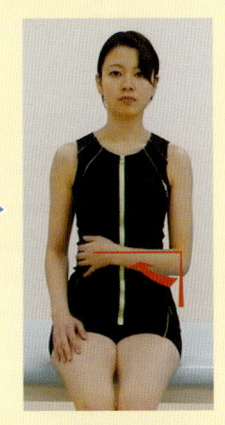

■肩関節内旋

基本軸	肘を通る前額面への垂直線
移動軸	尺骨
参考可動域	0〜80°

開始肢位　　　可動最終位

制限因子

肩関節後方の軟部組織

- 三角筋後部線維（①）
- 小円筋（②）
- 棘下筋（③）
- 関節包後・外側部線維，など

■制限因子

a　背面（表層）　　b　背面（深層）

注意すべき代償運動（次ページ参照）

- 体幹の同側前方への回旋
- 肩甲帯のプロトラクション（前方運動）
- 肩関節の屈曲

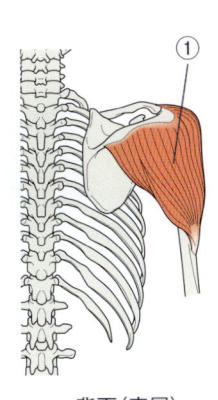

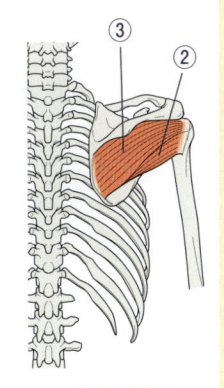

＊写真中の矢印 ➡：測定者による操作，⇨：測定者による制動，➡：代償運動

基本測定肢位と他体位での測定条件比較（代償運動の比較）

	座　位		背臥位
	前額面	水平面	水平面
開始肢位		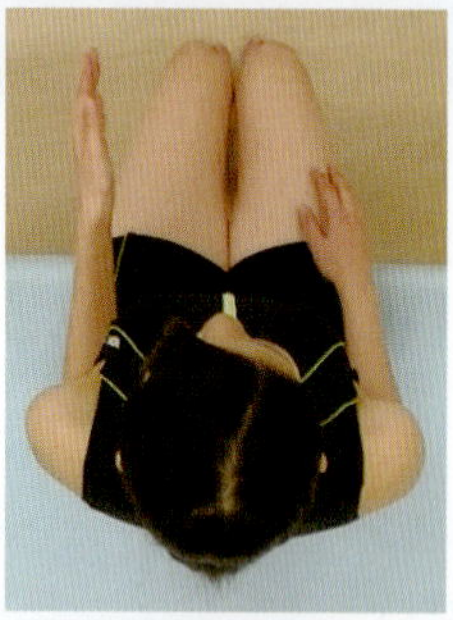	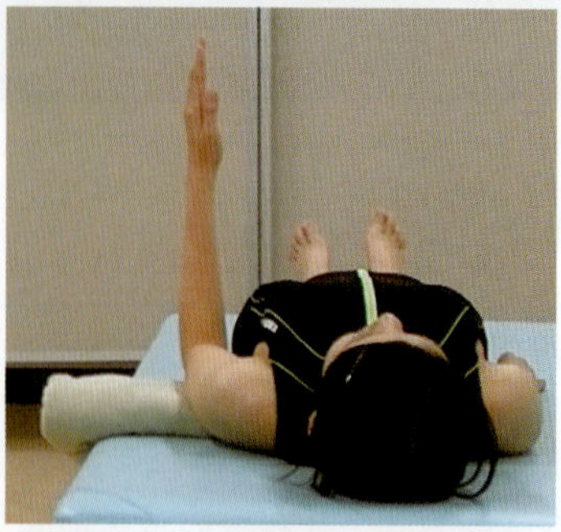
可動最終位		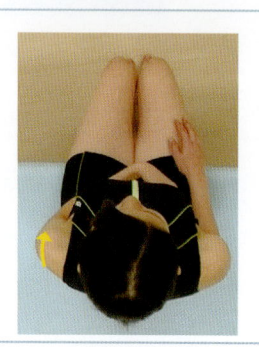	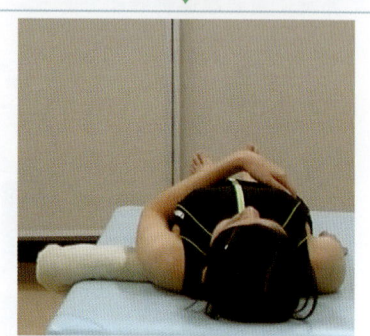
代償運動		肩甲帯のプロトラクション(+)	特に変化なし

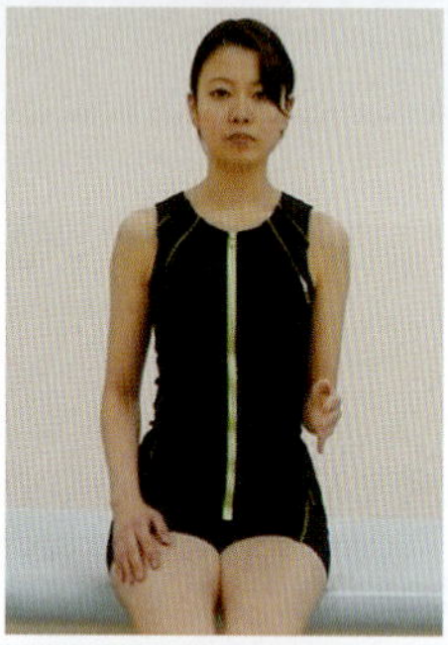

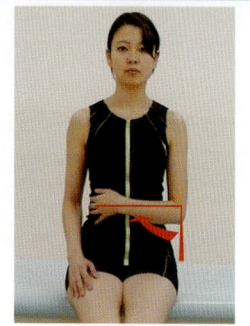

	前額面	水平面
過剰に運動すると…		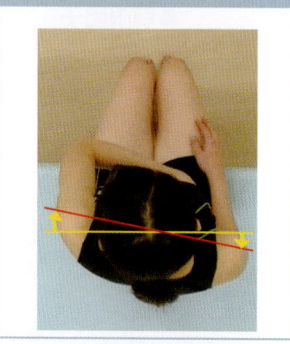
代償運動	肘部の前方移動(++) （肩関節の屈曲）	肩甲帯のプロトラクション(++) 体幹の同側前方への回旋(++)

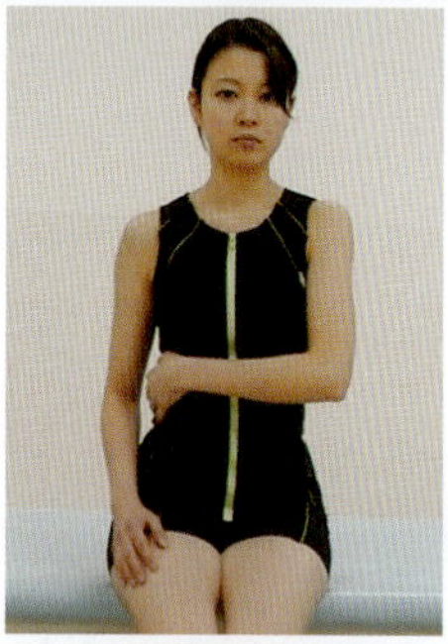

MEMO

臥位での代償運動は限定的。

観察ポイント

- 原則的な測定肢位は座位であるが，座位では上述のように最大可動域において代償運動が著明となる。背臥位での代償運動の出現は限定的である。
- 確実に代償運動を抑制するため，背臥位での測定が推奨される。

基礎演習①

測定においての注意点

- 基本軸となる上腕骨は体側につけ，検査台と平行に設定する．
- 前腕（移動軸）が腹部へ衝突するまでの運動を測定する．
- 被測定者の既往に注意し，疼痛についても表情や声かけにより確認する．

■ 肩関節内旋

基本軸	肘を通る前額面への垂直線
移動軸	尺骨
運動面	水平面
参考可動域	0〜80°

測定の流れ

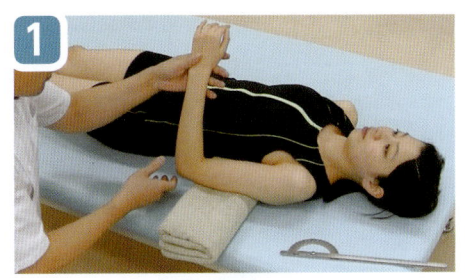

1
- 開始肢位
- 上腕骨を検査台と平行に保つために補高する．
- 補高材は前腕に接触しないように設定する．

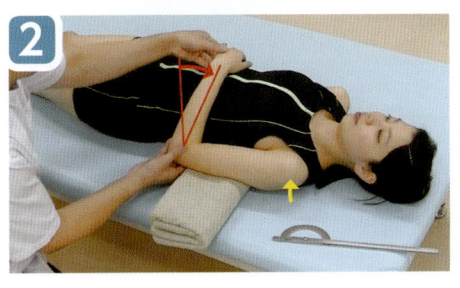

▼

2
- 最大他動可動域を確認する．
- 肩関節内旋の場合，体幹上部や肩甲帯の代償運動が生じる．代償運動が生じ始める位置が最大可動域となる．
- 「誤読」が生じないように，45°を超えているかといった目安を設定して概角度を読んでおく．

- 確認した観察角度にゴニオメーターをセットしておく．
- 再び最大可動域まで稼動させる．

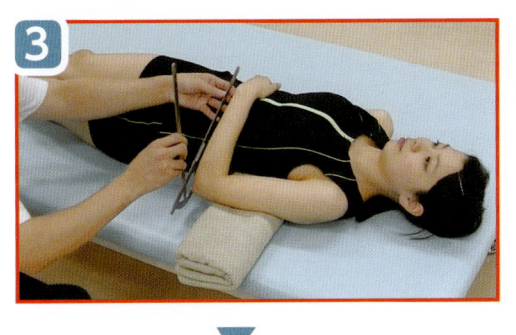

▼

3
- ゴニオメーターを各軸にセットし，測定値は慎重に真横から「その場で」読む．
- ※被測定者を開始肢位へ戻してからの結果の読み取りは誤読を生じさせる．

▼

測定後，開始肢位へ戻す

②上肢関節に対するROM測定法

基礎演習②（別法）

■肩関節内旋

基本軸	肘を通る前額面への垂直線
移動軸	尺骨
運動面	矢状面
参考可動域	0〜70°

■別法：肩関節90°外転位

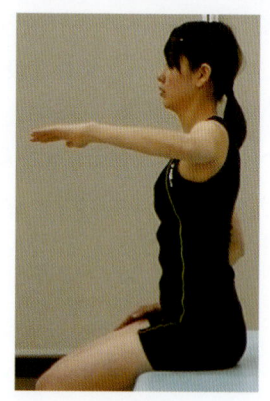

開始肢位 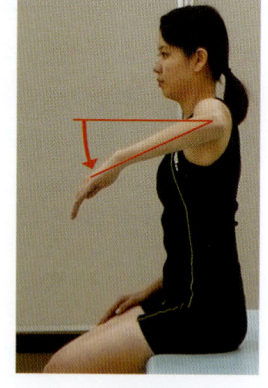　　可動最終位

上腕骨下垂位での肩関節内旋の問題点

【測定における課題】
- 前腕部が腹部へ衝突し制限を受けるため（**右図**），最大可動域の測定が不可能である。
- 特に肥満体型の被測定者では著明な制限となる。

【別法】
- 肩関節90°外転位にて前腕部の腹部への衝突を回避する（**下図**）。
- 肩関節90°外転位にて前腕を床方へ移動させる。

■別法

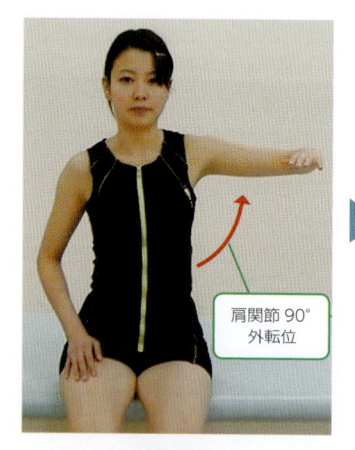

■上腕骨下垂位での測定（本法）

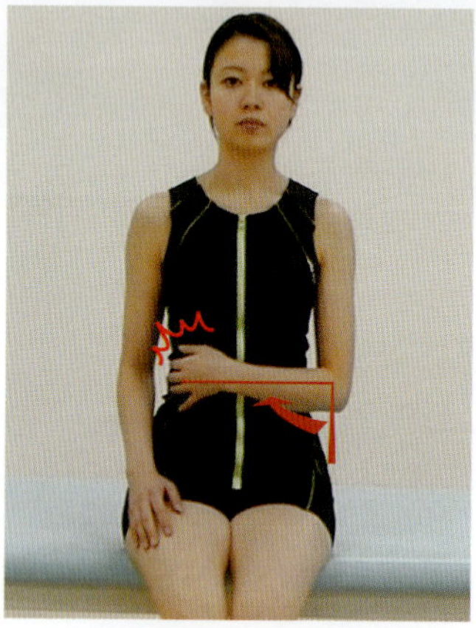

腹部への衝突

肩関節90°外転位　　可動スペースの確保

開始肢位 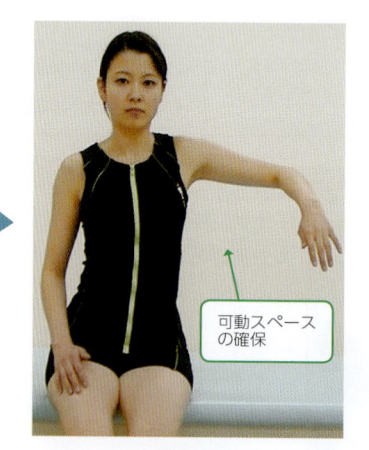　　可動最終位

測定のキーポイント

- 肩と肘を同高にする。
- 肩関節の水平屈曲と水平伸展の中間位を維持する。
- 体幹上部の屈曲や側屈を伴う姿勢の乱れに注意する。

基礎演習③（別法）

測定においての注意点

- 肩関節90°外転位にて，上腕骨が不安定にならないように注意する。
- 測定中に肩関節の外転角度が変化しないように注意する。
- 代償運動として，上腕骨の挙上に伴う肩甲帯のプロトラクションに注目する。
- 被測定者の既往に注意し，疼痛についても表情や声かけにより確認する。

■肩関節内旋

基本軸	肘を通る前額面への垂直線
移動軸	尺骨
運動面	矢状面
参考可動域	0～70°

測定の流れ

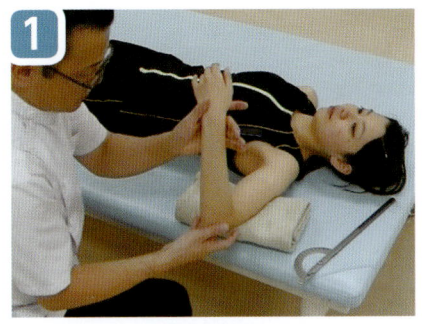

1
- 開始肢位
- 上腕骨を検査台と平行に保つために補高する。
- 補高材は前腕が検査台に接触しないように設定する。

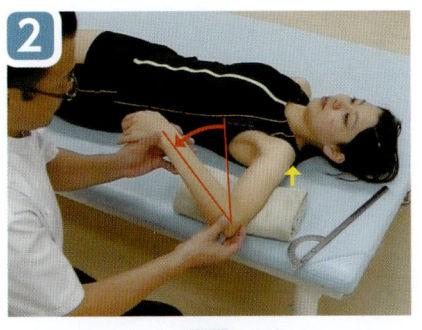

2
- 最大他動可動域を確認する。
- 肩関節内旋の場合，体幹上部や肩甲帯の代償運動が生じる。代償運動が生じ始める位置が最大可動域となる。
- 「誤読」が生じないように，45°を超えているかといった目安を設定して概角度を読んでおく。

- 確認した観察角度にゴニオメーターをセットしておく。
- 再び最大可動域まで稼動させる。

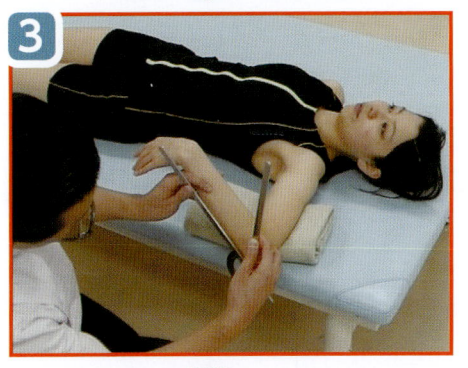

3
- ゴニオメーターを各軸にセットし，測定値は慎重に真横から「その場で」読む。
- ※被測定者を開始肢位へ戻してからの結果の読み取りは誤読を生じさせる。

測定後，開始肢位へ戻す

応用演習（代償運動の見極めと制動した測定法）

背臥位での測定において出現する代償運動

■代償運動あり

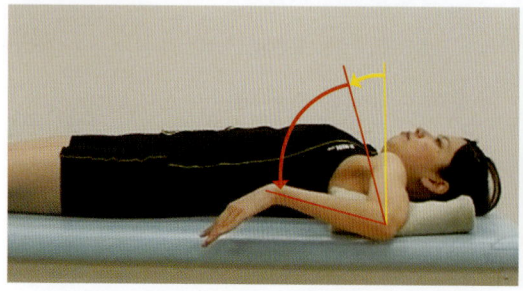

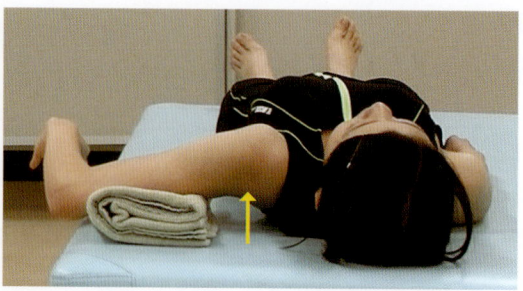

- 上腕骨頭の挙上に伴う肩甲帯のプロトラクションが出現している。
- 肩関節内旋運動の最終域付近では，肩甲帯のプロトラクションが出現する。

■背臥位にて過剰運動により出現する代償運動

水平面	前額面・矢状面
肩甲帯のプロトラクション(+)	特になし

制動方法

【徒手操作】
- 測定者の前腕部で被測定者の測定側肩関節前面を検査台方向へ荷重し，安定させる。

【被測定者への指示】
- 測定側肩甲部が持ち上がるようであれば訴えてもらう。
- 疼痛の出現があれば，すぐに訴えてもらう。

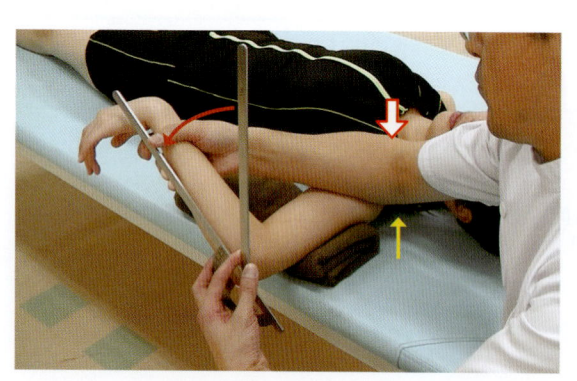

制動操作のキーポイント

- 測定者の前腕部で被測定者の測定側肩関節部を支持し，体幹上部の適正位を保持させる。

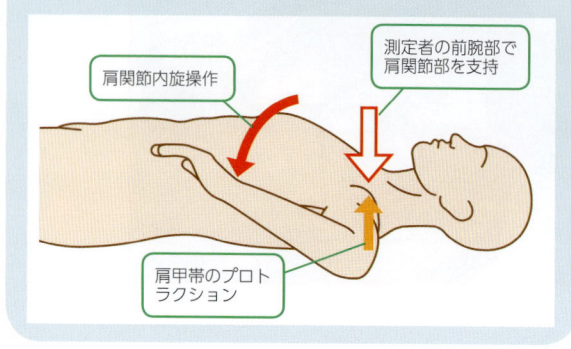

肩関節内旋操作
測定者の前腕部で肩関節部を支持
肩甲帯のプロトラクション

臨床応用演習（臨床を想定した座位での測定）

端座位での測定において出現する代償運動

■代償運動なし

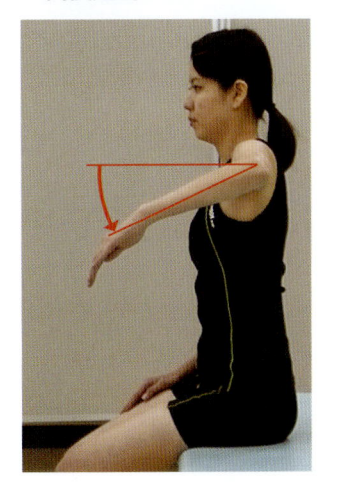

■代償運動あり

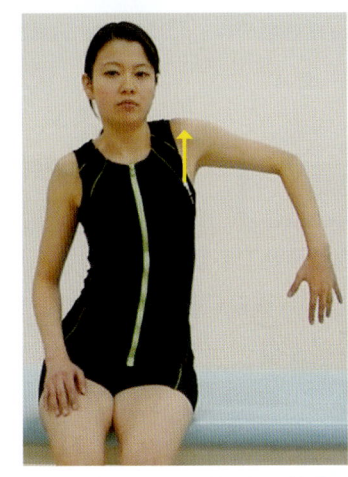

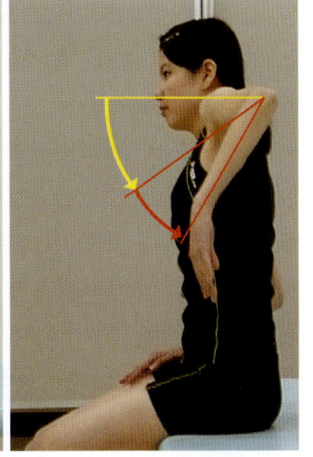

肩甲帯の挙上，体幹上部の側屈　　体幹上部の屈曲

■座位で出現する代償運動

前額面・矢状面	水平面
体幹上部の屈曲(++)	体幹の同側への著明な回旋(++)
体幹上部の側屈(++)	肩甲帯のプロトラクション(++)
肩甲帯の挙上(++)	

MEMO
健常者による代償運動では，超過可動域として観察される。

椅座位での測定

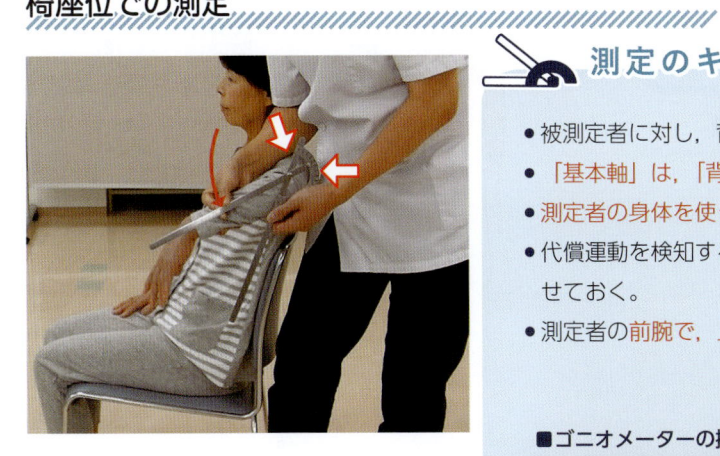

測定のキーポイント

- 被測定者に対し，背もたれへの適切な接触を指示する。
- 「基本軸」は，「背もたれ」に垂直に設定する。
- 測定者の身体を使って「壁」を作り，体幹上部を制動する。
- 代償運動を検知するため，測定者の身体を被測定者へ接触させておく。
- 測定者の前腕で，上腕骨頭部に下方へ制動力を加える。

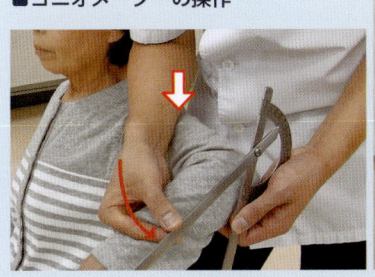

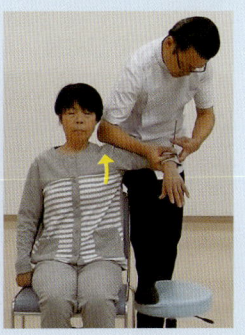

■ゴニオメーターの操作

10 肩関節外旋

2章 上肢関節に対するROM測定法

Shoulder Joint External Rotation

Outline

運動の特徴

- 水平面上，前額・矢状軸による関節運動である。
- 身体外方へのリーチや頭後方などでの操作において非常に重要な運動機能である。

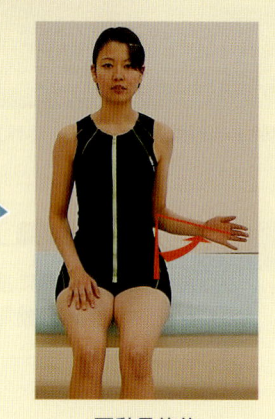

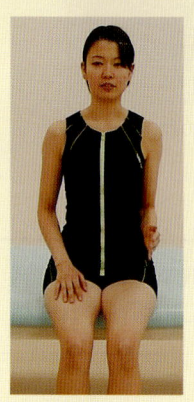

■ 肩関節外旋

基本軸	肘を通る前額面への垂直線
移動軸	尺骨
参考可動域	0〜60°

開始肢位　　可動最終位

制限因子

肩関節前方（一部側方）の軟部組織
- 大胸筋（①）
- 大円筋（②）
- 肩甲下筋（③）
- 三角筋前部線維（④）
- 関節上腕靱帯（⑤）
- 烏口関節靱帯（⑥）
- 関節包前部線維，など

■ 制限因子

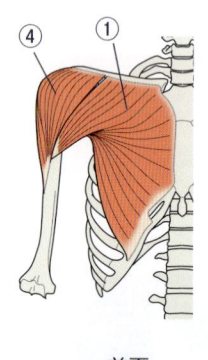

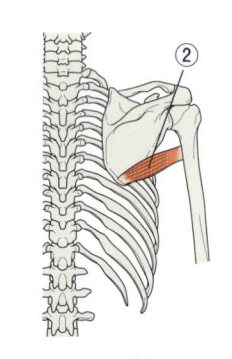

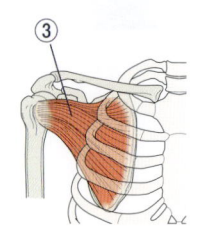

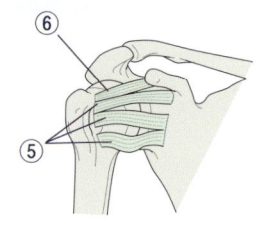

a 前面　　b 背面
c 前面　　d 前面

注意すべき代償運動（次ページ参照）

- 肩甲帯のリトラクション（後方運動）
- 体幹上部の同側後方への回旋
- 体幹上部の同側への側屈

*写真中の矢印　➡：測定者による操作，⇨：測定者による制動，➡：代償運動

基本測定肢位と他体位での測定条件比較（代償運動の比較）

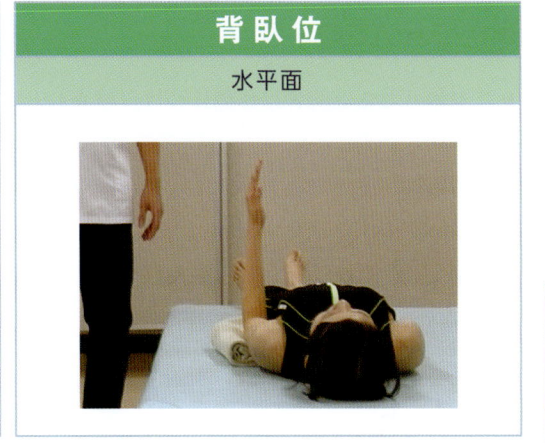

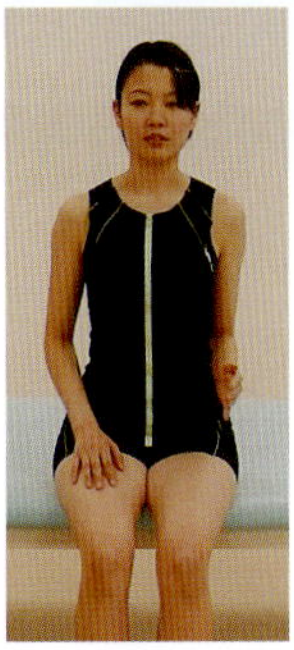

	座 位 前額面	背臥位 水平面
開始肢位		
可動最終位	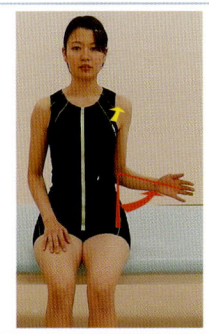	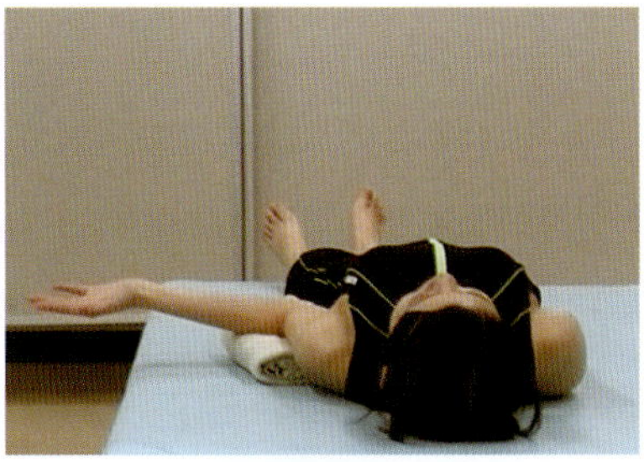
代償運動	肩甲帯のリトラクション(+) 体幹上部の同側後方への回旋(+)	特に変化なし

MEMO
臥位での代償運動は限定的。

	前額面	水平面
過剰に運動すると…		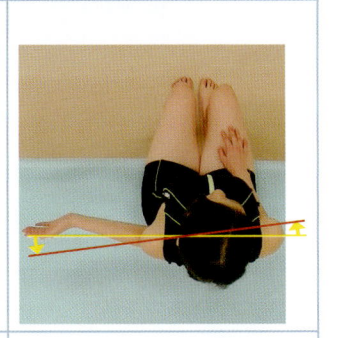
代償運動	肩甲骨の挙上(++)	体幹上部の同側後方への回旋(++) 肩甲帯のリトラクション(++)

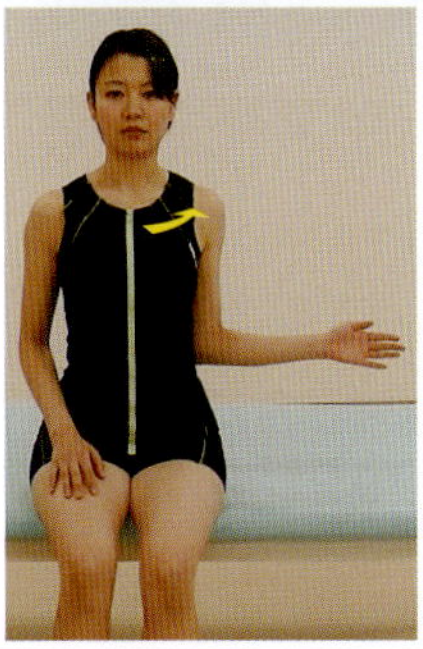

🔍 観察ポイント

- 原則的な測定肢位は座位であるが，座位では上述のように最大可動域において代償運動が著明となる．背臥位での代償運動の出現は限定的である．
- 確実に代償運動を抑制するため，背臥位での測定が推奨される．

基礎演習①

測定においての注意点

- 基本軸となる上腕骨は体側につけ，検査台と平行に設定する。
- 肩関節外転運動が加わり，基本軸が不安定になる可能性が高いため注意を要する。
- 被測定者の既往に注意し，疼痛についても表情や声かけにより確認する。

■ 肩関節外旋

基本軸	肘を通る前額面への垂直線
移動軸	尺骨
運動面	水平面
参考可動域	0〜60°

測定の流れ

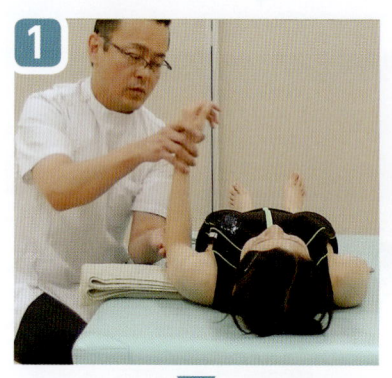

1
- 開始肢位
- 上腕骨を検査台と平行に保つために補高する。
- 補高材は前腕に接触しないように設定する。

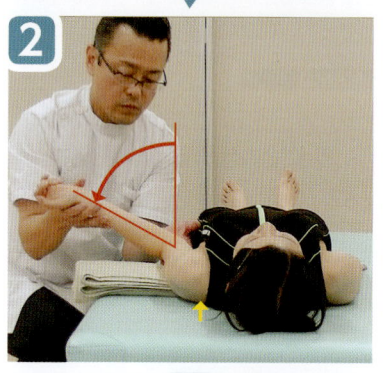

2
- 最大他動可動域を確認する。
- 肩関節外旋の場合，体幹上部や肩甲帯の代償運動が生じる。代償運動が生じ始める位置が最大可動域となる。
- 「誤読」が生じないように，45°を超えているかといった目安を設定して概角度を読んでおく。

- 確認した観察角度にゴニオメーターをセットしておく。
- 再び最大可動域まで稼動させる。

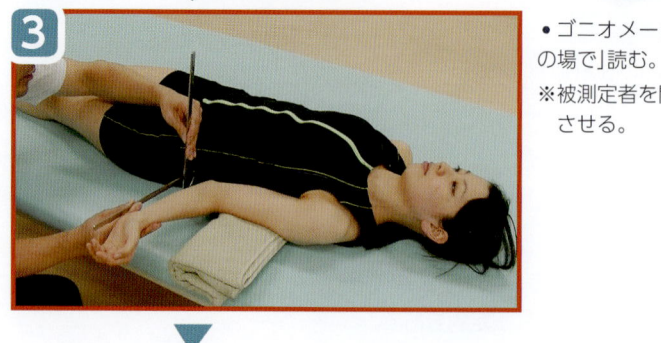

3
- ゴニオメーターを各軸にセットし，測定値は慎重に真横から「その場で」読む。
- ※被測定者を開始肢位へ戻してからの結果の読み取りは誤読を生じさせる。

測定後，開始肢位へ戻す

基礎演習②（別法）

■肩関節外旋

基本軸	肘を通る前額面への垂直線
移動軸	尺骨
運動面	矢状面
参考可動域	0～90°

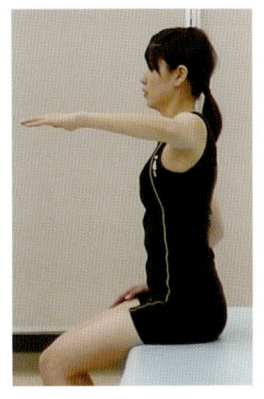

■別法：肩関節90°外転位

開始肢位 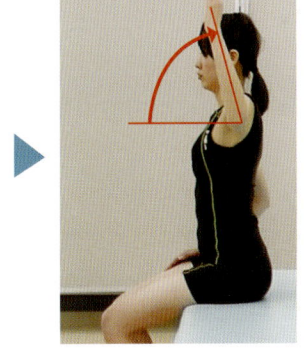　　　　可動最終位

上腕骨下垂位での肩関節外旋の問題点

【測定における課題】
- 肩関節内旋・別法の測定との整合性を図るため，肩関節外転位に設定する。

【別法】
- 肩関節90°外転位にて前腕部を頭方へ移動させる（下図）。

■別法

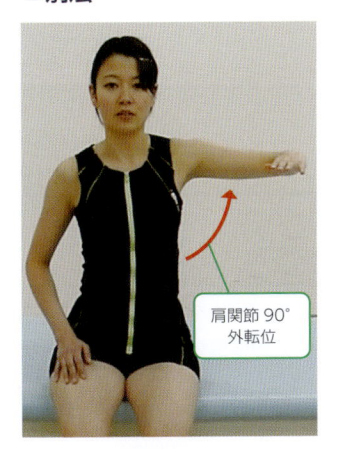

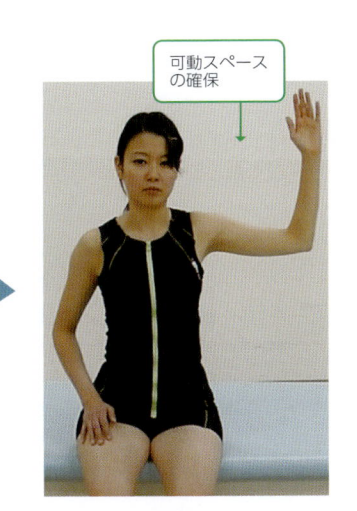

肩関節90°外転位

開始肢位　　　　可動最終位

可動スペースの確保

■上腕骨下垂位での測定（本法）

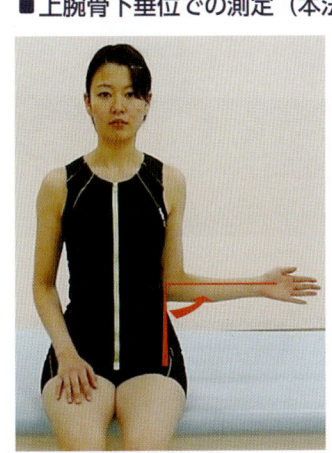

測定のキーポイント

- 肩と肘を同高にする。
- 肩関節の水平屈曲と水平伸展の中間位を維持する。
- 体幹上部の伸展や側屈を伴う姿勢の乱れに注意する。

基礎演習③（別法）

測定においての注意点

- **肩関節90°外転位**にて，上腕骨が不安定にならないように注意する。
- 測定中に肩関節の外転角度が変化しないように注意する。
- **体幹上部の伸展とこれに伴う腰椎の前弯による代償運動**が出現するため，膝を立て**股関節を屈曲**させておく。
- 被測定者の既往に注意し，疼痛についても表情や声かけにより確認する。

■ 肩関節外旋

基本軸	肘を通る前額面への垂直線
移動軸	尺骨
運動面	矢状面
参考可動域	0～90°

測定の流れ

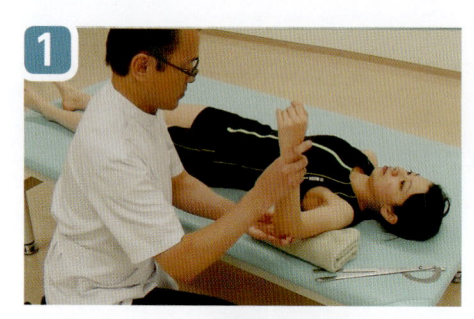

1
- 開始肢位
- **上腕骨を検査台と平行に保つために補高**する。
- 補高材は前腕が検査台に接触しないように設定する。

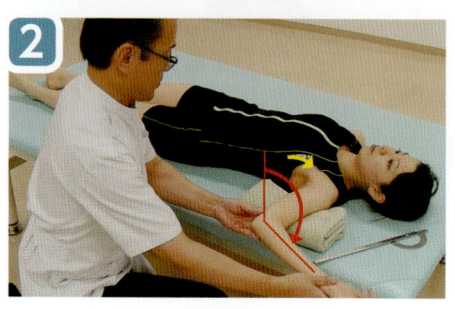

2
- 最大他動可動域を確認する。
- 肩関節外旋の場合，**体幹上部や肩甲帯の代償運動**が生じる。代償運動が生じ始める位置が最大可動域となる。
- 「誤読」が生じないように，45°を超えているかといった目安を設定して**概角度を読んでおく**。

- 確認した観察角度にゴニオメーターをセットしておく。
- 再び最大可動域まで稼動させる。

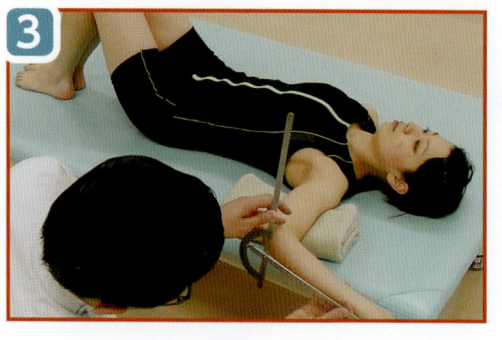

3
- ゴニオメーターを各軸にセットし，測定値は慎重に真横から「その場で」読む。
- ※被測定者を開始肢位へ戻してからの結果の読み取りは誤読を生じさせる。

測定後，開始肢位へ戻す

応用演習（代償運動の見極めと制動した測定法）

背臥位での測定において出現する代償運動

■膝伸展位

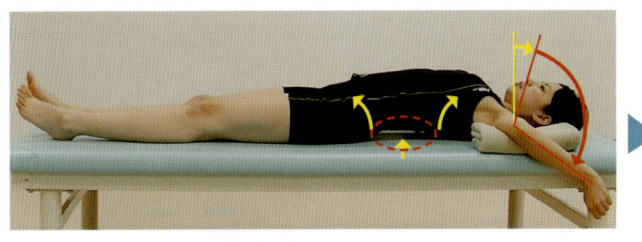

■膝屈曲位

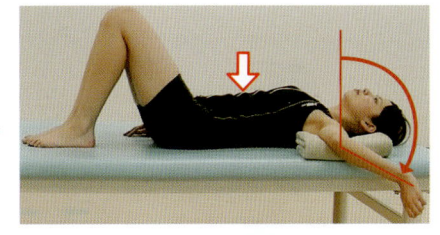

- 体幹上部の伸展に伴う著明な腰椎の前弯が出現している（○部）。
- 腰椎部の安定により，代償運動が解消する。

■膝伸展位の際に出現する代償運動

矢状面	前額面・水平面
体幹上部の伸展（+） 骨盤の前傾（+） 腰椎の前弯（+）	特になし

制動方法

【徒手操作】
- 測定者の身体接触による制動は行わない。

【被測定者への指示】
- 膝を立てさせ，股関節を屈曲させる。
- 被測定者の腹筋を収縮させ，腰部が持ち上がらないように意識させる。

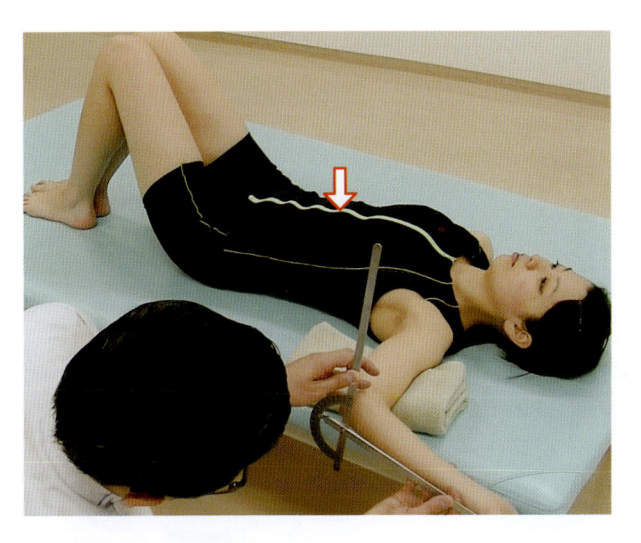

制動操作のキーポイント

- 股関節屈曲と腹筋の随意収縮により，体幹上部の適正位を保持させることが可能である。

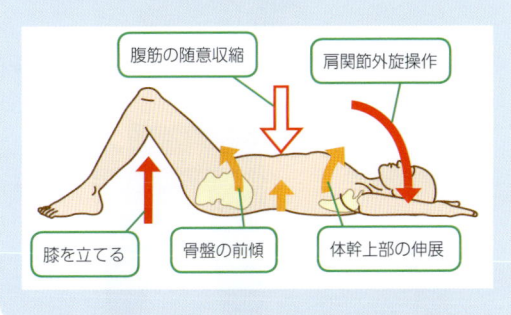

腹筋の随意収縮　　肩関節外旋操作

膝を立てる　　骨盤の前傾　　体幹上部の伸展

臨床応用演習（臨床を想定した座位での測定）

端座位での測定において出現する代償運動

■代償運動なし

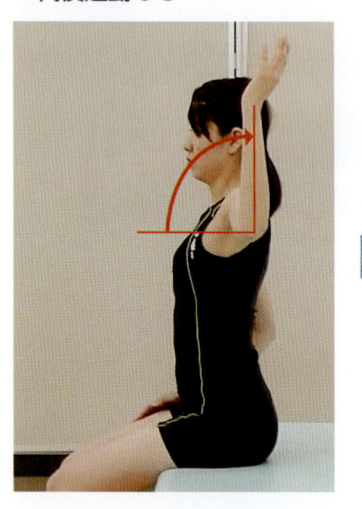

■代償運動あり

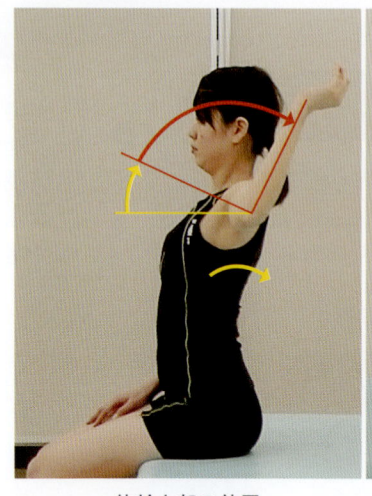

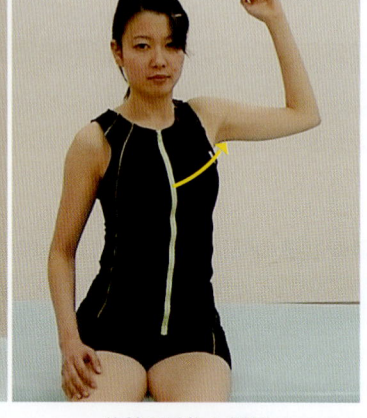

体幹上部の伸展

体幹の回旋と側屈

■座位で出現する代償運動

矢状面	水平面
体幹上部の伸展・側屈(++) 肩甲帯のリトラクション(++) 骨盤の前傾と腰椎の前弯(++)	体幹の同側後方への著明な回旋(++)

MEMO
健常者による代償運動では，超過可動域として観察される。

椅座位での測定

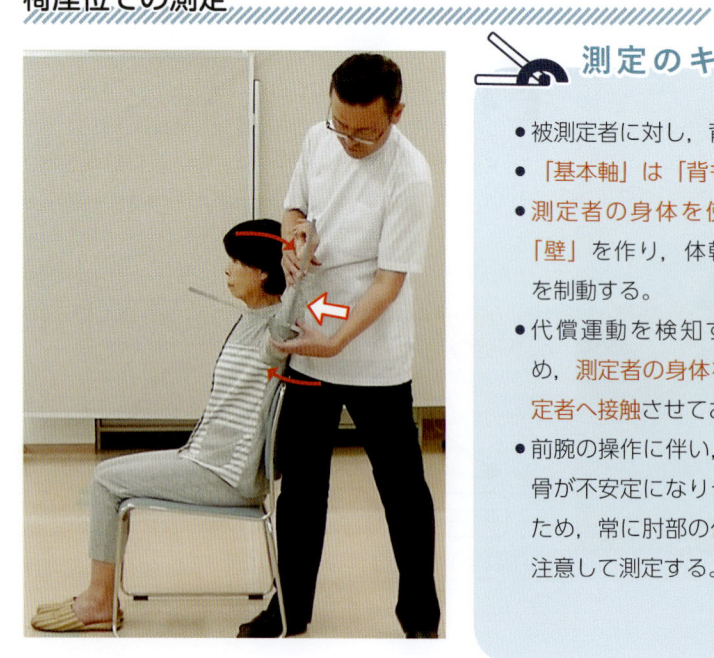

測定のキーポイント

- 被測定者に対し，背もたれへの適切な接触を指示する。
- 「基本軸」は「背もたれ」に垂直に設定する。
- 測定者の身体を使って「壁」を作り，体幹上部を制動する。
- 代償運動を検知するため，測定者の身体を被測定者へ接触させておく。
- 前腕の操作に伴い，上腕骨が不安定になりやすいため，常に肘部の位置に注意して測定する。

■ゴニオメーターの操作

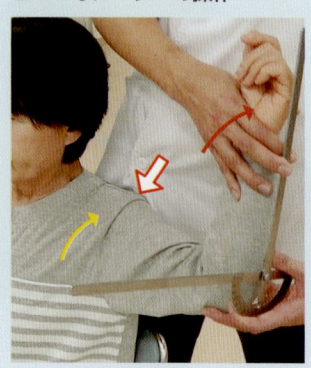

11 肩関節水平屈曲

2章　上肢関節に対するROM測定法

Shoulder Joint Horizontal Flexion (Horizontal Adduction)

Outline

運動の特徴

- 水平面上，前額・矢状軸による関節運動である。
- 身体前方，特に体表前面へのリーチにおいて重要な運動機能である。

■肩関節水平屈曲

基本軸	肩峰を通る矢状面への垂直線
移動軸	上腕骨
参考可動域	0～135°

※肘屈曲位では上腕三頭筋長頭線維により制限されるため測定時は肘伸展位とする。

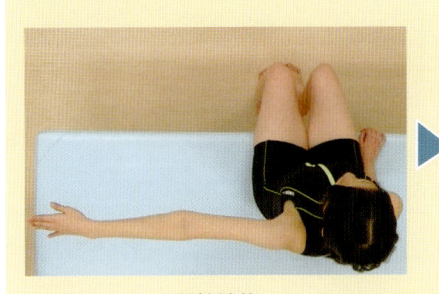

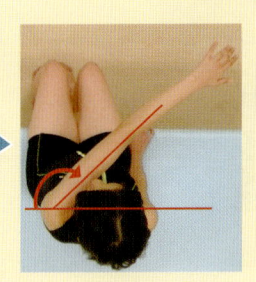

開始肢位　　可動最終位

制限因子

肩関節後方（一部側方）の軟部組織
- 三角筋後部線維（①）
- 上腕三頭筋長頭線維（②）
- 広背筋（③）
- 小円筋（④）
- 棘下筋（⑤）
- 関節包後・外側部線維，など

■制限因子

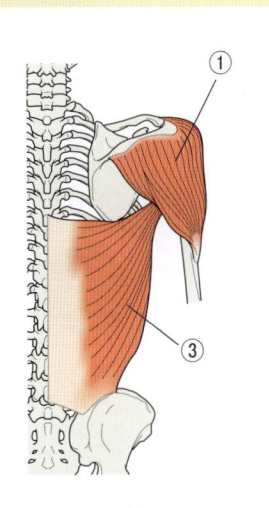

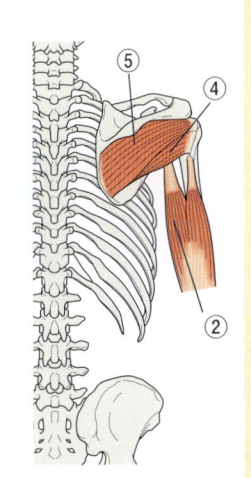

a　背面（表層）　　b　背面（深層）

注意すべき代償運動（次ページ参照）

- 体幹上部の同側前方への回旋
- 肩甲帯のプロトラクション（前方運動）
- 体幹上部の反対側への側屈

＊写真中の矢印　➡：測定者による操作，⇨：測定者による制動，⇨：代償運動

基本測定肢位と他体位での測定条件比較（代償運動の比較）

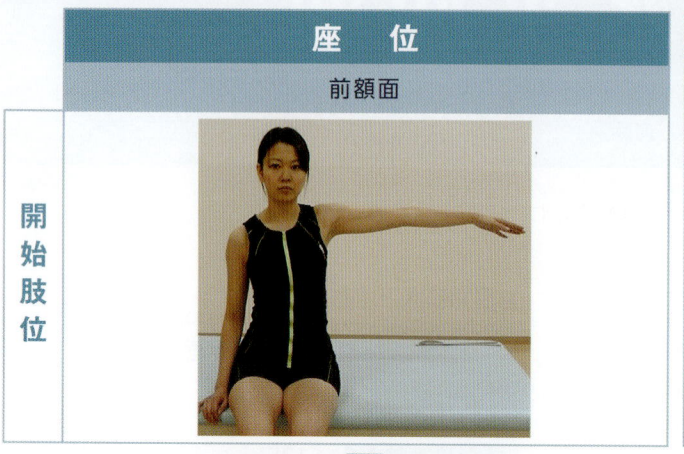

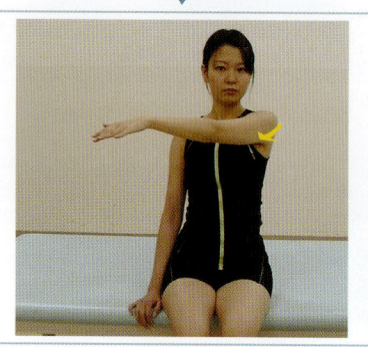

	座位　前額面	背臥位　水平面
開始肢位		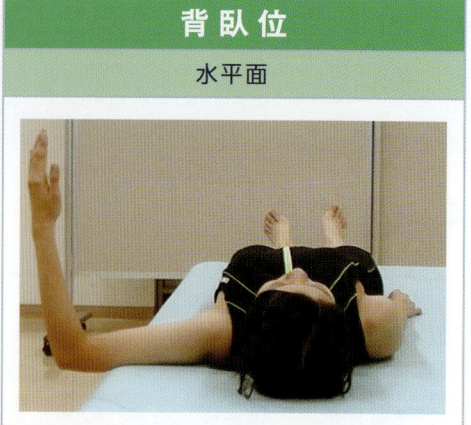
可動最終位		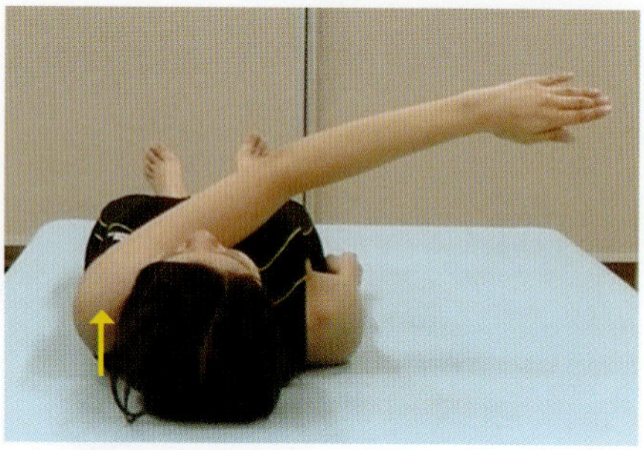
代償運動	肩甲帯のプロトラクション(+) 体幹上部の同側前方への回旋(+)	肩甲帯のプロトラクション(+)

	前額面	水平面
過剰に運動すると…	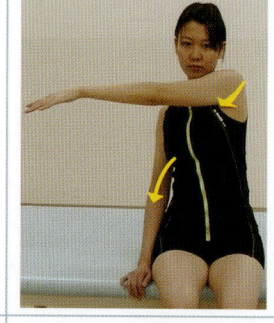	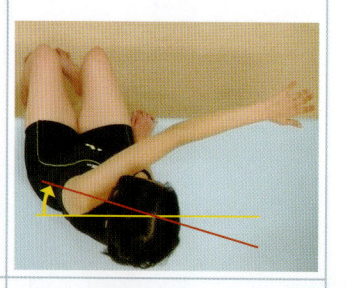
代償運動	体幹上部の反対側への側屈(++)	体幹上部の同側前方への回旋(++) 肩甲帯のプロトラクション(++)

MEMO

臥位での代償運動は限定的。

🔍 観察ポイント

- 原則的な測定肢位は座位であるが，座位では上述のように最大可動域において代償運動が著明となる．背臥位での代償運動の出現は限定的である．
- 確実に代償運動を抑制するため，背臥位での測定が推奨される．

基礎演習

測定においての注意点

- 背臥位での代償運動として肩甲帯のプロトラクションに注目する。
- 被測定者の既往に注意し，疼痛についても表情や声かけにより確認する。

■肩関節水平屈曲

基本軸	肩峰を通る矢状面への垂直線
移動軸	上腕骨
運動面	水平面
参考可動域	0〜135°

測定の流れ

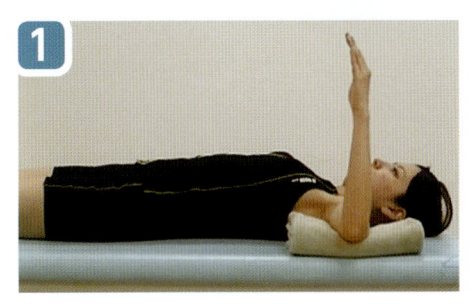

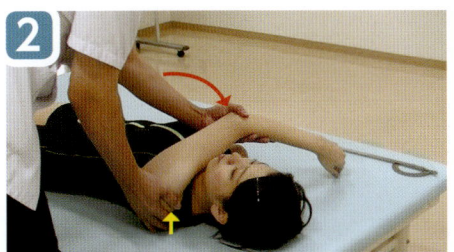

1
- 開始肢位

2
- 最大他動可動域を確認する。
- 肩関節屈曲の場合，体幹上部や肩甲帯の代償運動が生じる。代償運動が生じ始める位置が最大可動域となる。
- 「誤読」が生じないように，45°や90°を超えているかといった目安を設定して概角度を読んでおく。

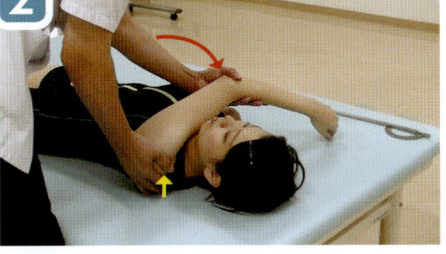

- 確認した観察角度にゴニオメーターをセットしておく。
- 再び最大可動域まで稼動させる。

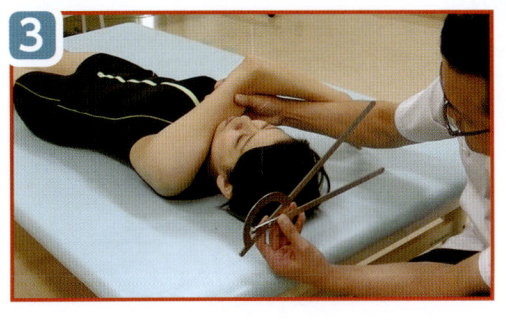

3
- ゴニオメーターを各軸にセットし，測定値は慎重に真横から「その場で」読む。
- ※被測定者を開始肢位へ戻してからの結果の読み取りは誤読を生じさせる。

測定後，開始肢位へ戻す

応用演習（代償運動の見極めと制動した測定法）

背臥位での測定において出現する代償運動

■代償運動なし

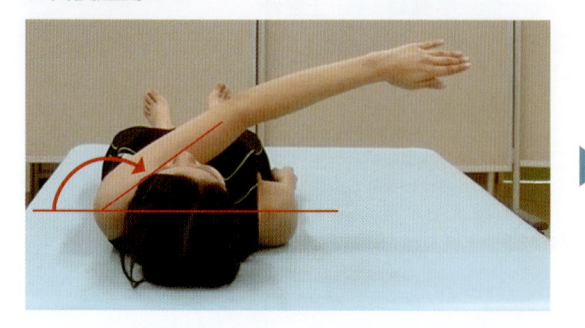

■代償運動あり

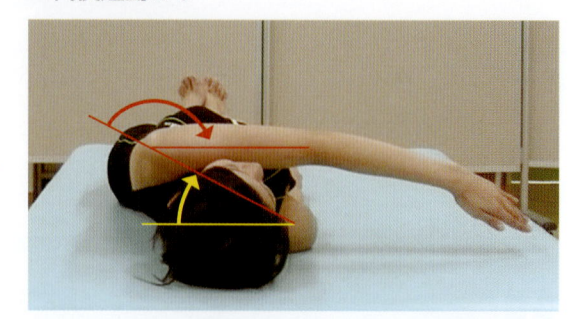

●肩甲帯のプロトラクションに続き，体幹上部の回旋が出現している。

■背臥位にて過剰運動により出現する代償運動

水平面	前額面・矢状面
肩甲帯のプロトラクション(++) 体幹上部の同側前方への回旋(++)	特になし

制動方法

【徒手操作】
●測定者が測定操作に加えて，上腕骨近位に向けた長軸方向への「押し込み操作」を行う。
※ゴニオメーターは頭上から片手での操作となる。

【被測定者への指示】
●測定側の肩甲骨部が浮き上がるようであれば訴えてもらう。

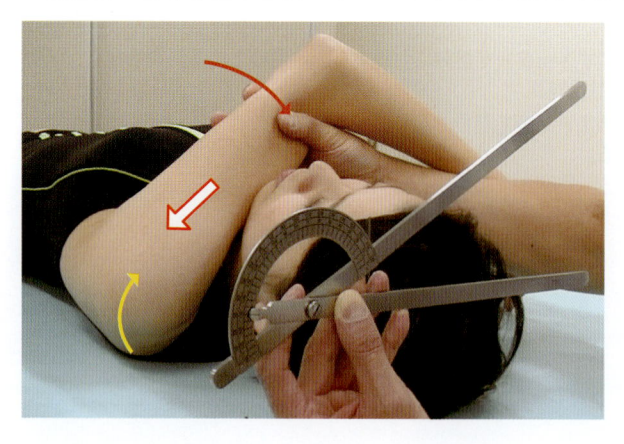

制動操作のキーポイント

●上腕骨近位に向けた「押し込み操作」により，肩甲部の適正位を保持させる。

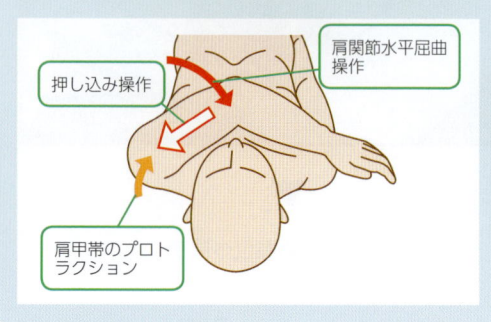

押し込み操作　肩関節水平屈曲操作　肩甲帯のプロトラクション

臨床応用演習(臨床を想定した座位での測定)

端座位での測定において出現する代償運動

■代償運動なし　　■代償運動あり

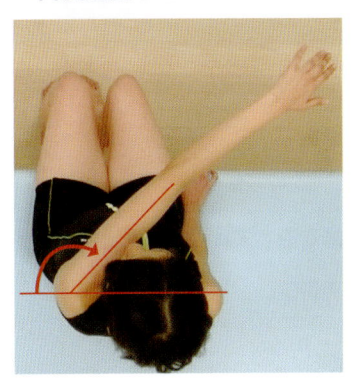

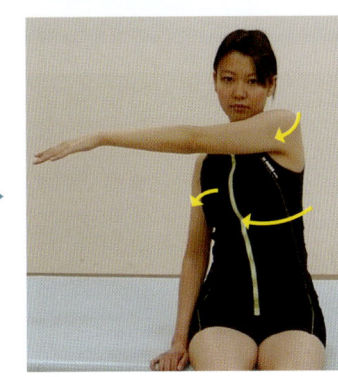

体幹上部の側屈 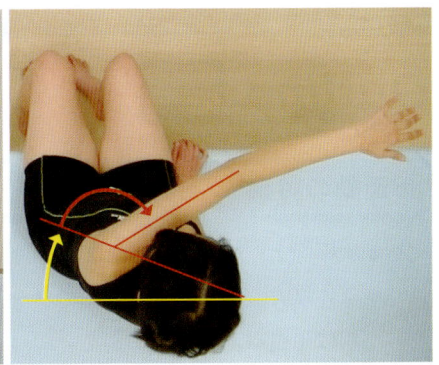　　　　　体幹上部の回旋

■座位で出現する代償運動

前額面	水平面
体幹上部の反対側への側屈(++)	体幹上部の同側前方への回旋(++) 肩甲帯のプロトラクション(++)

MEMO
健常者による代償運動では,超過可動域として観察される。

椅座位での測定

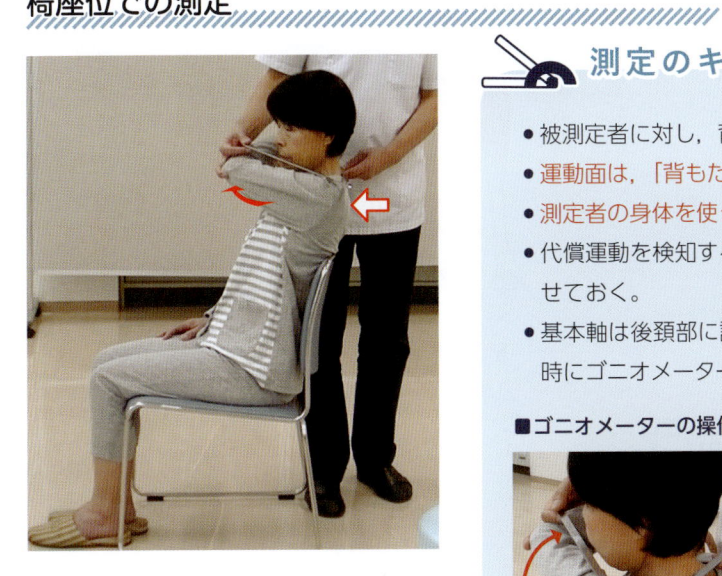

測定のキーポイント

- 被測定者に対し,背もたれへの適切な接触を指示する。
- 運動面は,「背もたれ」に垂直に設定する。
- 測定者の身体を使って「壁」を作り,体幹上部を制動する。
- 代償運動を検知するため,測定者の身体を被測定者へ接触させておく。
- 基本軸は後頚部に設定する。移動軸である上腕骨の操作と同時にゴニオメーターの操作も行う。

■ゴニオメーターの操作

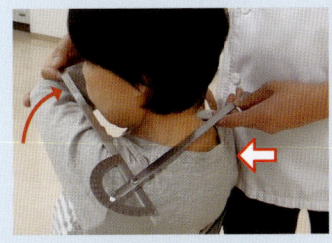

②上肢関節に対するROM測定法

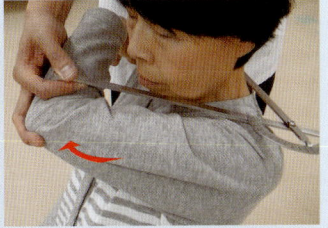

12 肩関節水平伸展

2章 上肢関節に対するROM測定法

Shoulder Joint Horizontal Extension (Horizontal Abduction)

Outline

運動の特徴

- 水平面上，前額・矢状軸による関節運動である。
- 身体後方，特に体表後面へのリーチにおいて非常に重要な運動機能である。

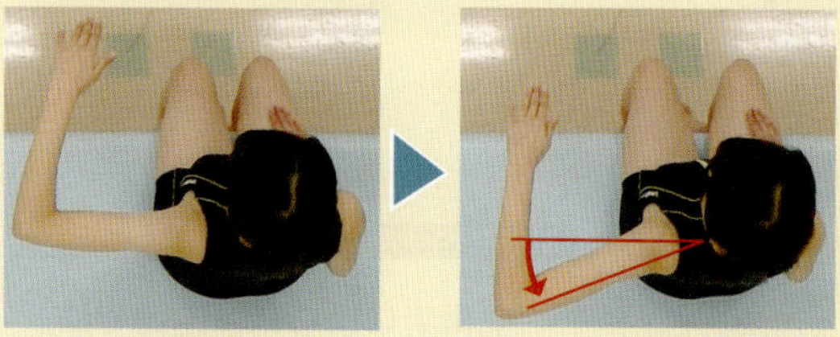

開始肢位　　可動最終位

■肩関節水平伸展

基本軸	肩峰を通る矢状面への垂直線
移動軸	上腕骨
参考可動域	0〜30°

※肘伸展位では，上腕二頭筋長頭線維により制限されるため，測定時は肘屈曲位とする。

制限因子

肩関節前方（一部側方）の軟部組織
- 三角筋前部線維（①）
- 大胸筋（②）
- 烏口腕筋（③）
- 上腕二頭筋短頭線維（④）
- 烏口上腕靱帯（⑤）
- 関節上腕靱帯（⑥）
- 関節包前方部，など

■制限因子

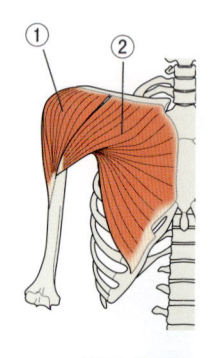

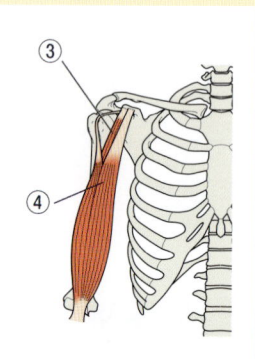

a　前面（表層）　　b　前面（深層）

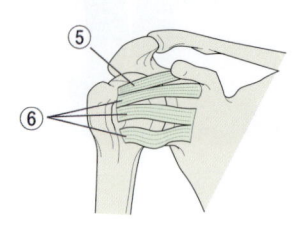

c　前面

注意すべき代償運動（次ページ参照）

- 体幹上部の同側後方への回旋
- 肩甲帯のリトラクション（後方運動）
- 体幹上部の反対側への側屈

*写真中の矢印　➡：測定者による操作，⇨：測定者による制動，⇨：代償運動

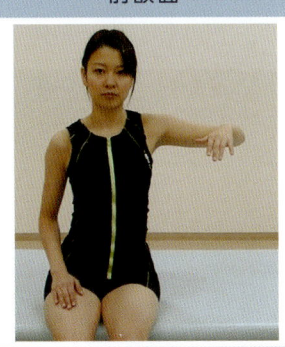

基本測定肢位と他体位での測定条件比較（代償運動の比較）

	座　位 前額面	腹臥位 水平面
開始肢位		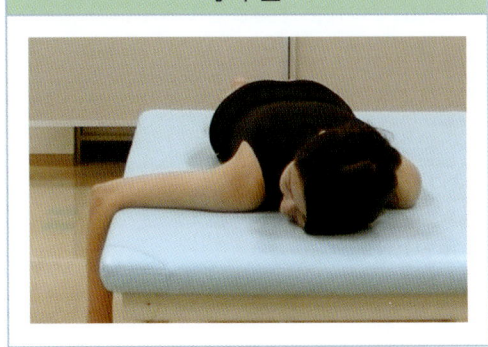
可動最終位	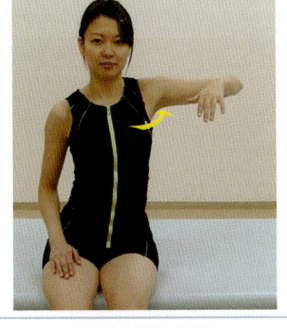	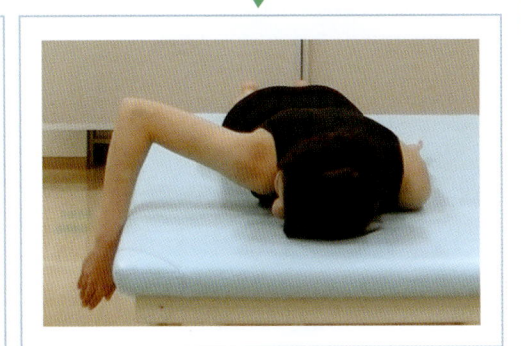
代償運動	体幹上部の伸展 肩甲帯のリトラクション（+）	特に変化なし

	前額面	水平面
過剰に運動すると…	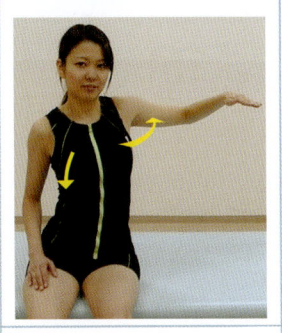	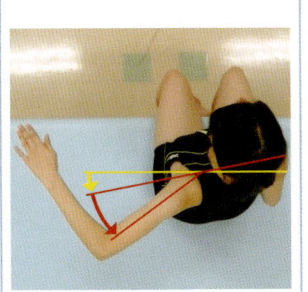
代償運動	体幹上部の反対側への側屈（++）	体幹上部の同側後方への回旋（++） 肩甲帯のリトラクション（++）

MEMO
臥位での代償運動は限定的。

🔍 観察ポイント

- 原則的な測定肢位は座位であるが，座位では上述のように最大可動域において代償運動が著明となる．腹臥位での代償運動の出現は限定的である．
- 確実に代償運動を抑制するため，腹臥位での測定が推奨される．

基礎演習

測定においての注意点

- 腹臥位での代償運動として肩甲帯のリトラクションに注意する。
- 被測定者の既往に注意し，疼痛についても表情や声かけにより確認する。

■ 肩関節水平伸展

基本軸	肩峰を通る矢状面への垂直線
移動軸	上腕骨
運動面	水平面
参考可動域	0～30°

測定の流れ

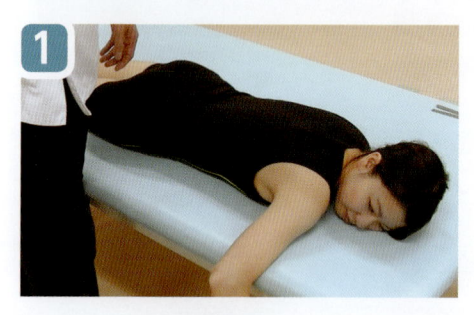

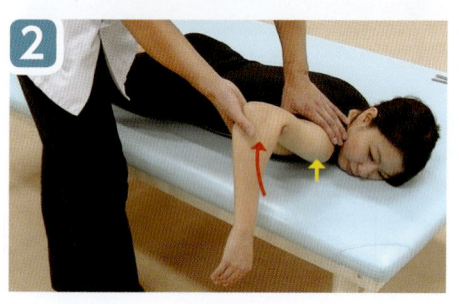

1
- 開始肢位

2
- 最大他動可動域を確認する。
- 肩関節屈曲の場合，体幹上部や肩甲帯の代償運動が生じる。代償運動が生じ始める位置が最大可動域となる。
- 「誤読」が生じないように，目安を設定して概角度を読んでおく。

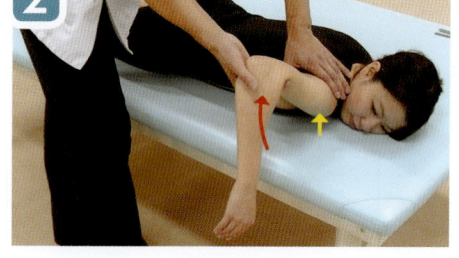

- 確認した観察角度にゴニオメーターをセットしておく。
- 再び最大可動域まで稼動させる。

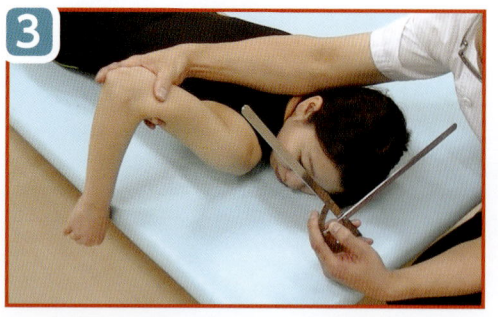

3
- ゴニオメーターを各軸にセットし，測定値は慎重に真横から「その場で」読む。
- ※被測定者を開始肢位へ戻してからの結果の読み取りは誤読を生じさせる。

測定後，開始肢位へ戻す

応用演習（代償運動の見極めと制動した測定法）

腹臥位での測定において出現する代償運動

■代償運動なし

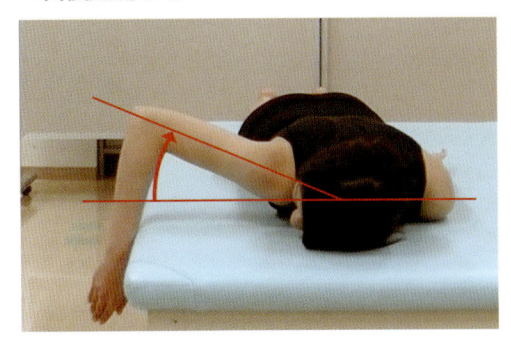

■代償運動あり

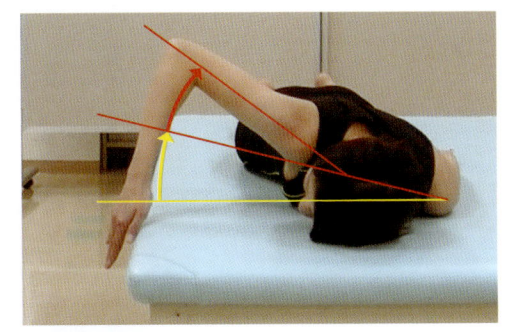

- 肩甲帯のリトラクションに続き，体幹上部の回旋が出現している。

■腹臥位にて過剰運動により出現する代償運動

水平面	前額面・矢状面
肩甲帯のリトラクション（++） 体幹上部の同側後方への回旋（++）	特になし

制動方法

【徒手操作】
- 測定者が測定操作に加えて，上腕骨近位に向けた長軸方向への「押し込み操作」を行う。
- 体幹による代償運動は測定者の前腕にて制動する。

※ゴニオメーターは頭上から片手での操作となる。

【被測定者への指示】
- 測定側の前胸部が浮き上がるようであれば訴えてもらう。

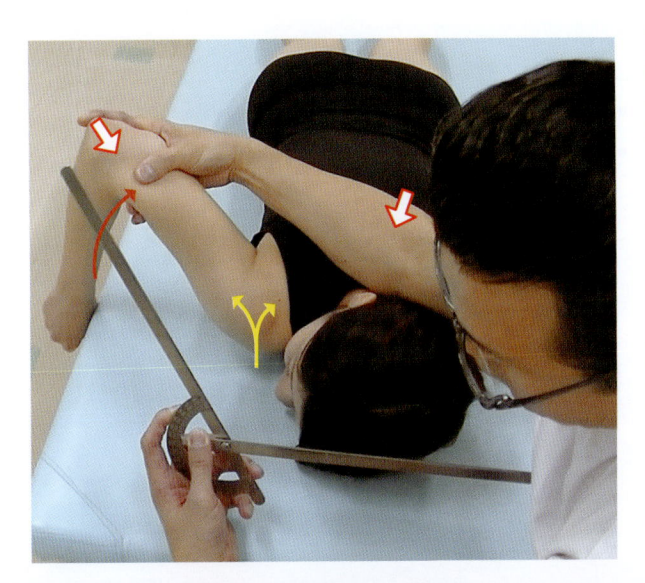

制動操作のキーポイント

- 上腕骨近位に向けた「押し込み操作」により，肩甲部の適正位を保持させる。

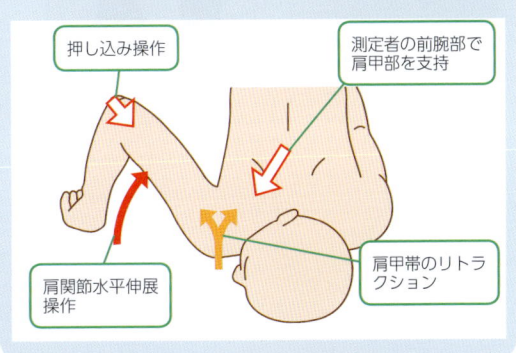

押し込み操作
測定者の前腕部で肩甲部を支持
肩関節水平伸展操作
肩甲帯のリトラクション

臨床応用演習（臨床を想定した座位での測定）

端座位での測定において出現する代償運動

■代償運動なし　　■代償運動あり

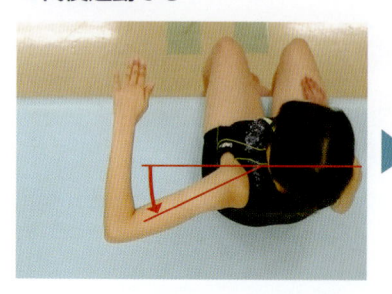

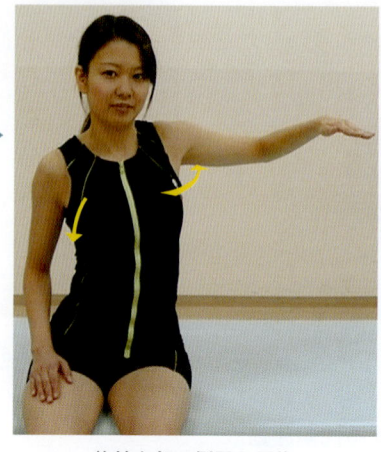

体幹上部の側屈と回旋

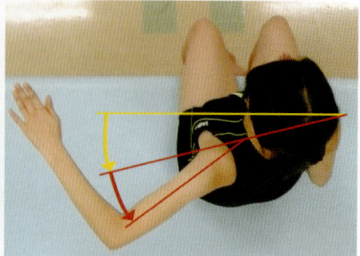

体幹上部の回旋と肩甲帯のリトラクション

■座位で出現する代償運動

前額面	水平面
体幹上部の反対側への側屈(++)	体幹上部の同側後方への回旋(++) 肩甲帯のリトラクション(++)

MEMO
健常者による代償運動では，超過可動域として観察される。

椅座位での測定

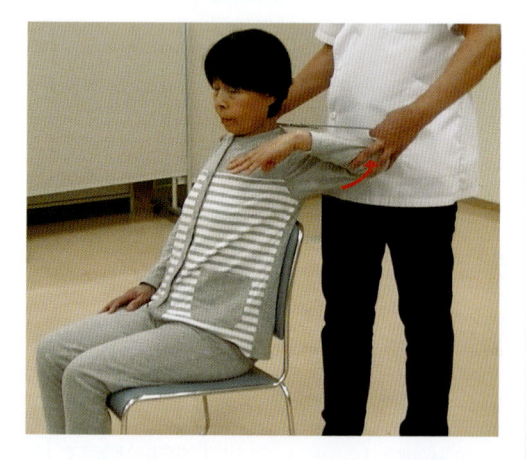

測定のキーポイント

- 被測定者に対し，背もたれへの適切な接触を指示する。
- 運動面は，「背もたれ」に平行に設定する。
- 測定者の身体を使って「壁」を作り，体幹上部を制動する。
- 代償運動を検知するため，測定者の身体を被測定者へ接触させておく。
- 基本軸は後頚部に設定する。
- 移動軸である上腕骨の操作と同時にゴニオメーターの操作も行う。

■ゴニオメーターの操作

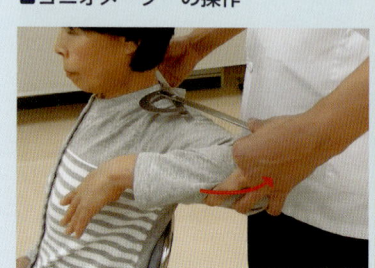

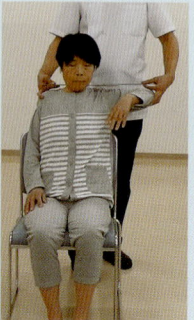

13 肘関節屈曲

2章 上肢関節に対するROM測定法

Elbow Joint Flexion

Outline

運動の特徴

- 矢状面上，前額・水平軸による関節運動である。
- 上肢の中間関節であり，身体表面へのリーチや身体近位での操作において重要である。

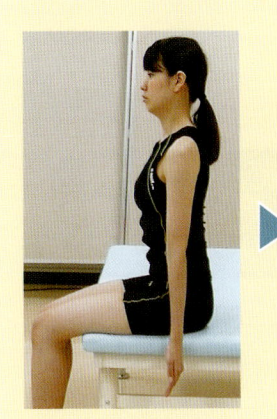

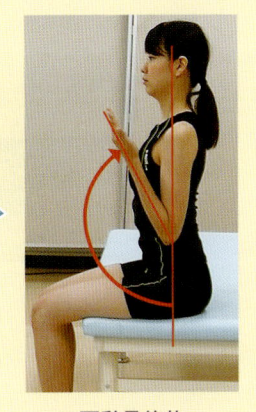

■肘関節屈曲

基本軸	上腕骨
移動軸	橈骨
参考可動域	0～145°

開始肢位　　　可動最終位

制限因子

肘関節後方の軟部組織
- 上腕三頭筋（①）
- 肘筋（②）
- 関節包後方線維，など

■制限因子

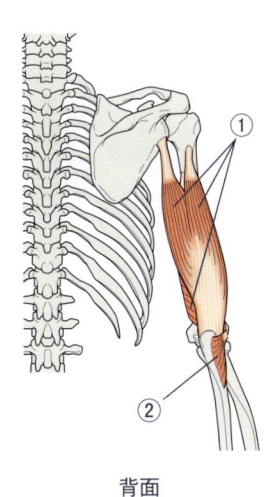

背面

注意すべき代償運動（次ページ参照）

- 肩関節の屈曲
- 体幹上部の伸展
- 骨盤の前傾と腰椎の前弯
- 体幹の同側前方への回旋

＊写真中の矢印　⇒：測定者による操作，⇨：測定者による制動，⇨：代償運動

基本測定肢位と他体位での測定条件比較（代償運動の比較）

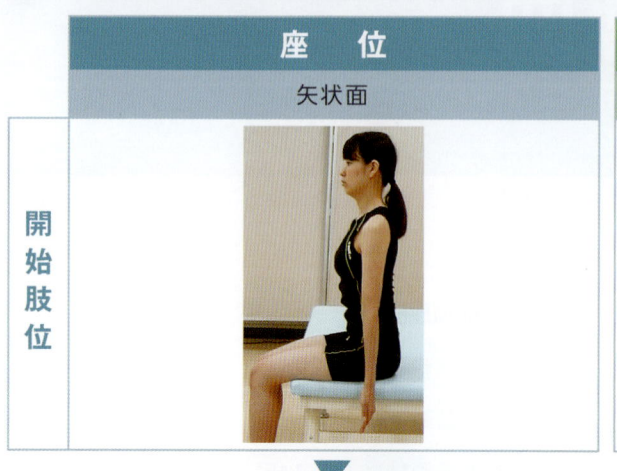

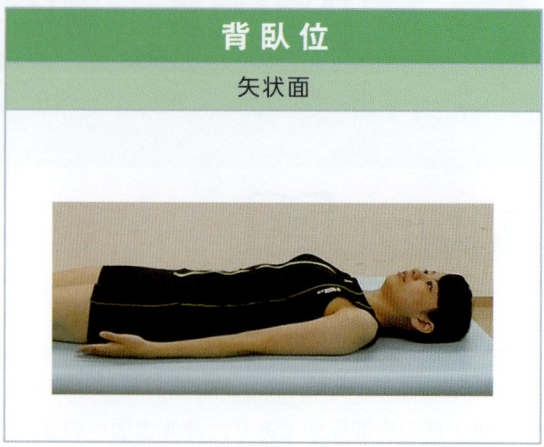

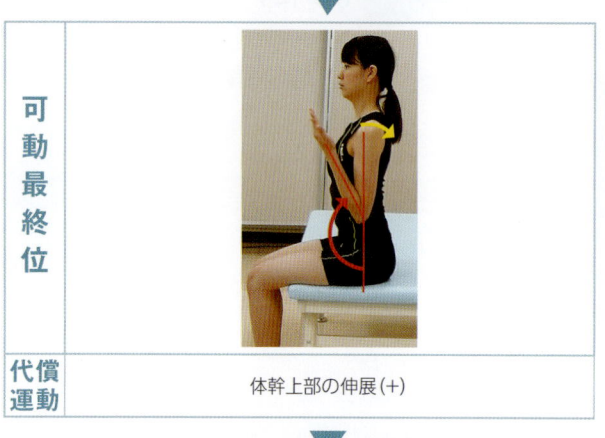

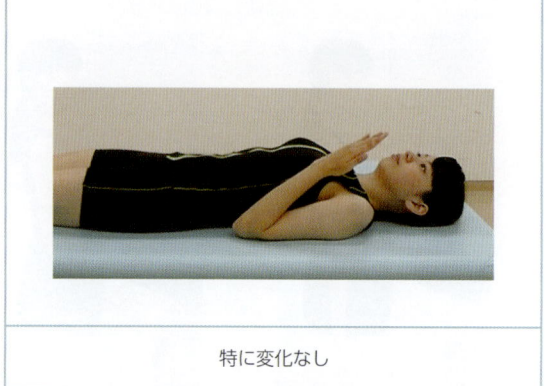

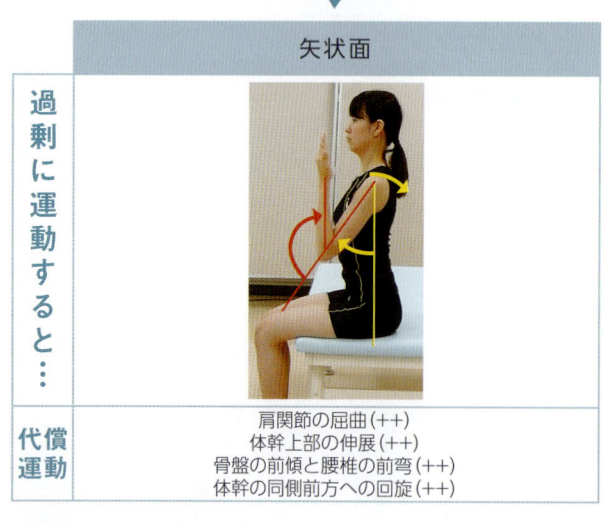

	座位 矢状面	背臥位 矢状面
開始肢位		
可動最終位		
代償運動	体幹上部の伸展(+)	特に変化なし

	矢状面
過剰に運動すると…	
代償運動	肩関節の屈曲(++) 体幹上部の伸展(++) 骨盤の前傾と腰椎の前弯(++) 体幹の同側前方への回旋(++)

MEMO
臥位での代償運動は限定的。

観察ポイント

- 原則的な測定肢位は座位であるが，座位では上述のように最大可動域において代償運動が著明となる．背臥位での代償運動の出現は限定的である．
- 確実に代償運動を抑制するため，背臥位での測定が推奨される．

基礎演習

測定においての注意点

- 背臥位での代償運動として肩関節屈曲運動に伴う上腕骨の移動に注目する。
- 上腕骨を支持して，安定させておく。
- 被測定者の既往に注意し，疼痛についても表情や声かけにより確認する。

■肘関節屈曲

基本軸	上腕骨
移動軸	橈骨
運動面	矢状面
参考可動域	0～145°

測定の流れ

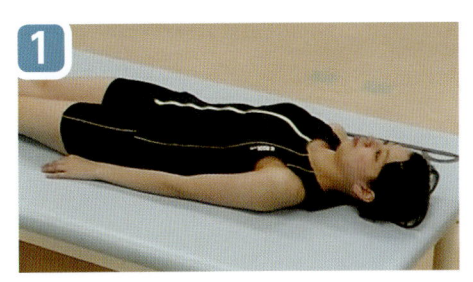

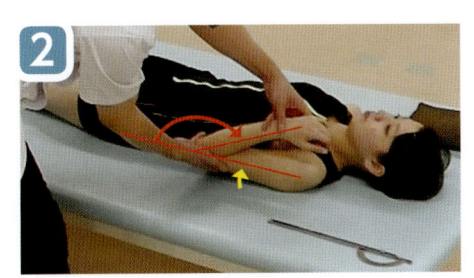

1
- 開始肢位

2
- 最大他動可動域を確認する。
- 肘関節屈曲の場合，肩関節屈曲により代償される可能性があるため，上腕骨を安定させる。
- 「誤読」が生じないように，90°を超えているかといった目安を設定して概角度を読んでおく。

- 確認した観察角度にゴニオメーターをセットしておく。
- 再び最大可動域まで稼動させる。

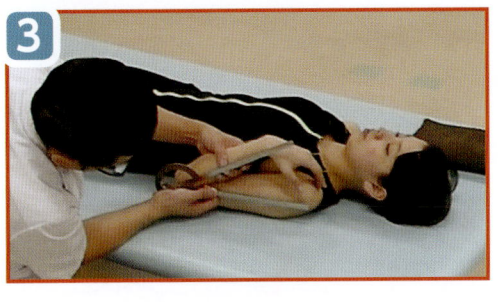

3
- ゴニオメーターを各軸にセットし，測定値は慎重に真横から「その場で」読む。
- ※被測定者を開始肢位へ戻してからの結果の読み取りは誤読を生じさせる。

測定後，開始肢位へ戻す

応用演習（代償運動の見極めと制動した測定法）

背臥位での測定において出現する代償運動

■代償運動なし

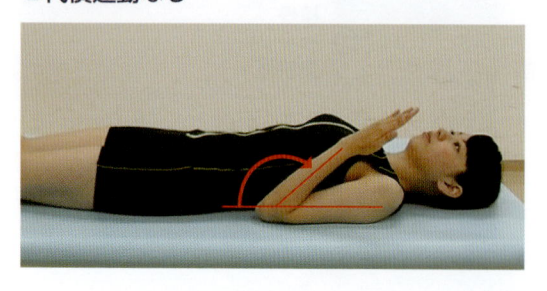

■代償運動あり

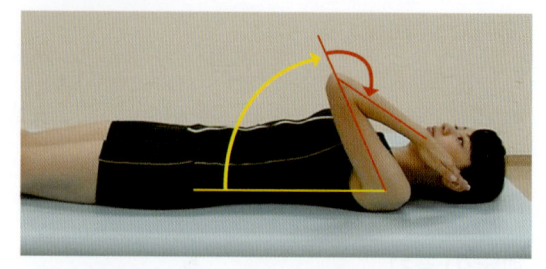

- 上腕骨の変位により，移動軸（橈骨）が移動したと錯覚してしまう。

■背臥位にて過剰運動により出現する代償運動

矢状面	前額面・水平面
肩関節の屈曲（+） ※上腕骨の天井方向への移動	特になし

制動方法

【徒手操作】
- 上腕骨を徒手もしくはタオルなどを用いて安定させる。
- 上腕骨は体幹にも接触させ，安定させる。
- 検査台へ押しつけるように操作する。

【被測定者への指示】
- 完全に脱力させ，疼痛の有無について確認する。

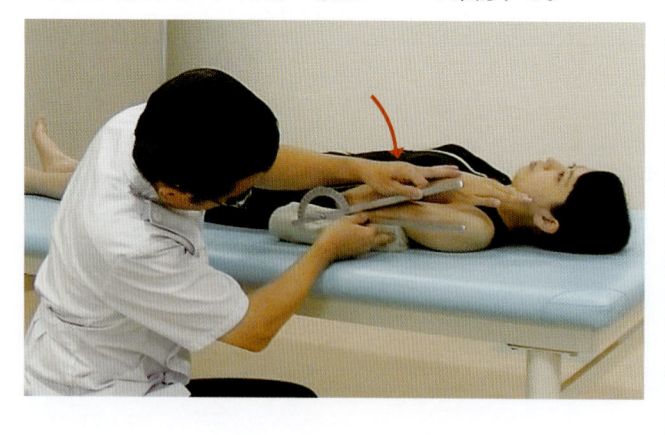

制動操作のキーポイント

- 上腕骨を徒手やタオルなどを用いて安定させ，検査台へ押しつけるように稼動させる。

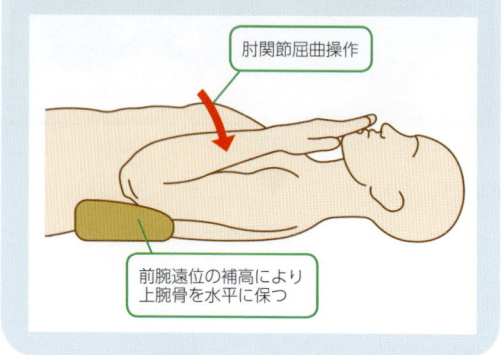

肘関節屈曲操作

前腕遠位の補高により上腕骨を水平に保つ

臨床応用演習（臨床を想定した座位での測定）

端座位での測定において出現する代償運動

■代償運動なし

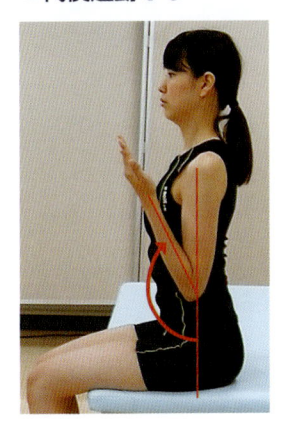

■代償運動あり

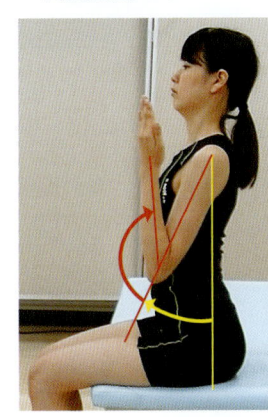

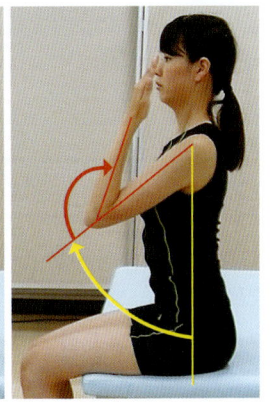

体幹上部の伸展　　　肩関節の屈曲

■座位で出現する代償運動

矢状面	水平面
体幹上部の伸展(++) 骨盤の前傾と腰椎の前弯(++) 肩関節の屈曲(++)	体幹の同側前方への回旋(++)

椅座位での測定

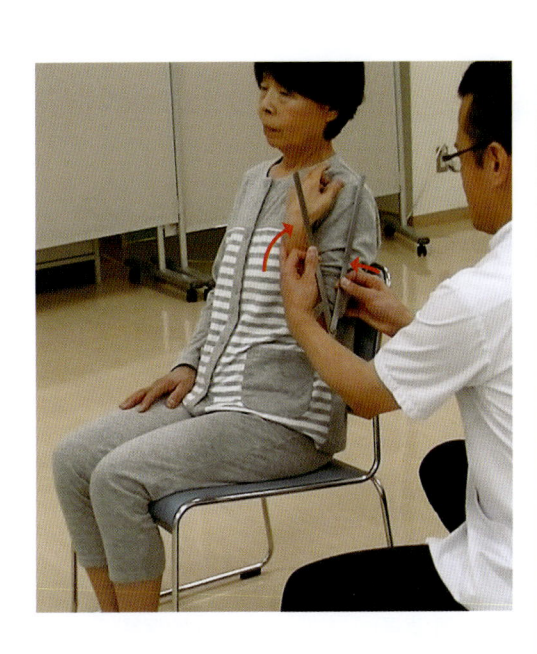

測定のキーポイント

- 被測定者に対し，背もたれへの適切な接触を指示する。
- 上腕骨後方からと前腕骨前方から圧迫するように関節を稼動させる。
- ゴニオメーターを身体に接触させないように，指1本分のスペースを確保する。
- 上腕骨および前腕の支持・操作と同時にゴニオメーターの操作も行う。

■ゴニオメーターの操作

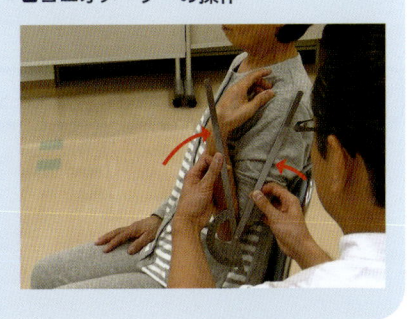

14 肘関節伸展

2章 上肢関節に対するROM測定法

Shoulder Joint Extension

Outline

運動の特徴

- 矢状面上，前額・水平軸による関節運動である。
- 上肢の中間関節であり，身体外側方へのリーチや身体遠位での操作において重要である。

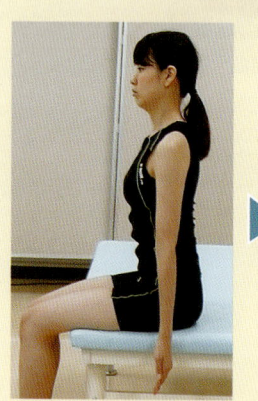

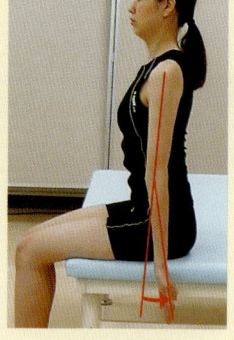

■肘関節伸展

基本軸	上腕骨
移動軸	橈骨
参考可動域	0〜5°

開始肢位　　可動最終位

制限因子

肘関節前方の軟部組織
- 上腕二頭筋（①）
- 上腕筋（②）
- 腕橈骨筋（③）
- 関節包前方線維，など

■制限因子

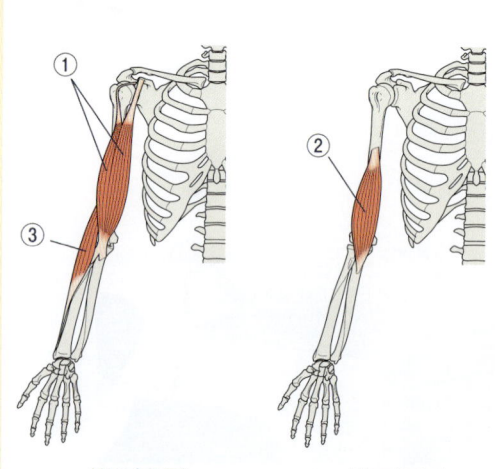

a　前面（表層）　　b　前面（深層）

注意すべき代償運動（次ページ参照）

- 肩関節の伸展
- 体幹上部の屈曲
- 体幹の同側後方への回旋

*写真中の矢印　➡：測定者による操作，⇨：測定者による制動，⇨：代償運動

基本測定肢位と他体位での測定条件比較（代償運動の比較）

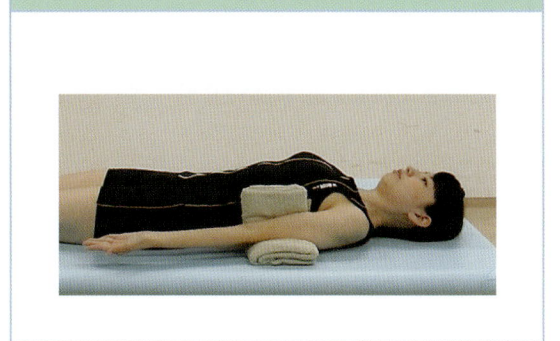

	座位 矢状面	背臥位 矢状面
開始肢位	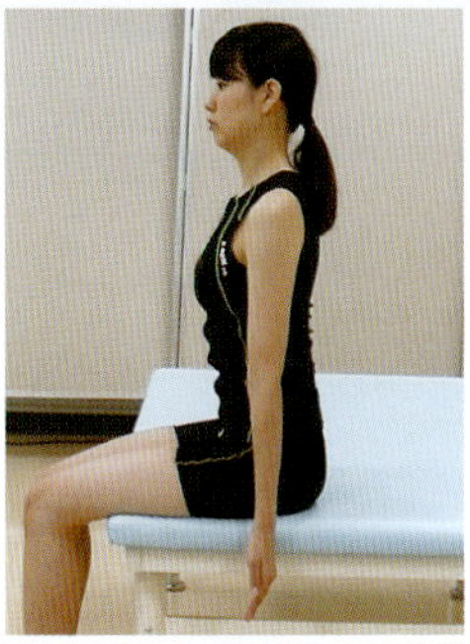	
可動最終位		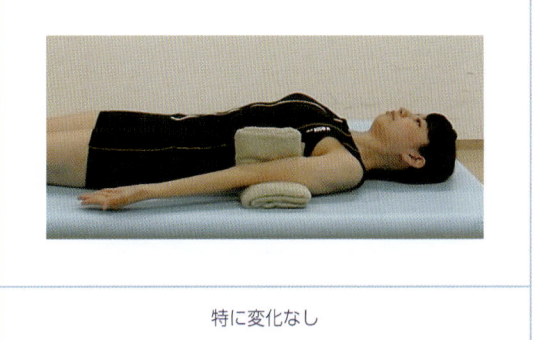
代償運動	体幹上部の屈曲（+）	特に変化なし

	矢状面	水平面
過剰に運動すると…		
代償運動	体幹上部の屈曲（++） 肩関節の伸展（++）	体幹の同側後方への回旋（++）

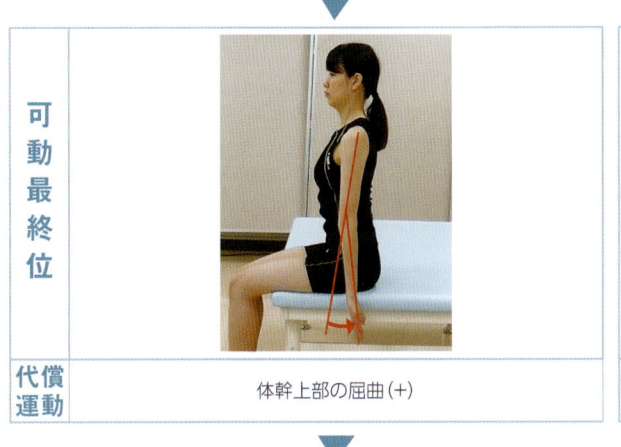

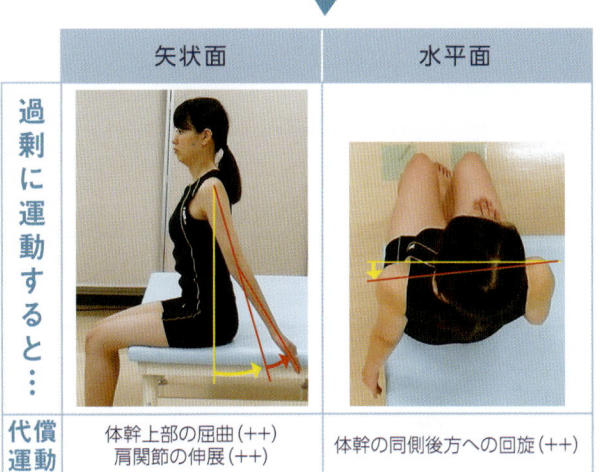

MEMO
臥位での代償運動は限定的。

観察ポイント

- 原則的な測定肢位は座位であるが，座位では上述のように最大可動域において代償運動が著明となる。背臥位での代償運動の出現は限定的である。
- 確実に代償運動を抑制するため，背臥位での測定が推奨される。

②上肢関節に対するROM測定法

基礎演習

測定においての注意点

- 背臥位での制限因子として，手部や前腕部の検査台への接触に注意が必要である。
- 上腕部を補高し，前腕部の移動スペースを確保しておく。
- 上腕部の補高を支点として代償的に肩甲帯の前方運動（プロトラクション）が生じるため，測定ミスとならないように肩部の動きに注目する。
- 被測定者の既往に注意し，疼痛についても表情や声かけにより確認する。

■ 肘関節伸展

基本軸	上腕骨
移動軸	橈骨
運動面	矢状面
参考可動域	0〜5°

測定の流れ

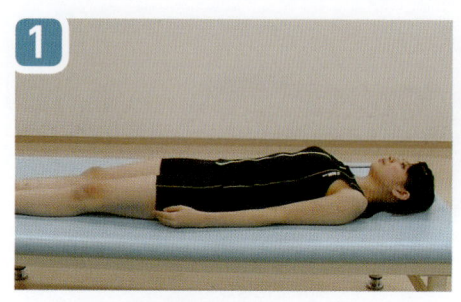

1

- 開始肢位

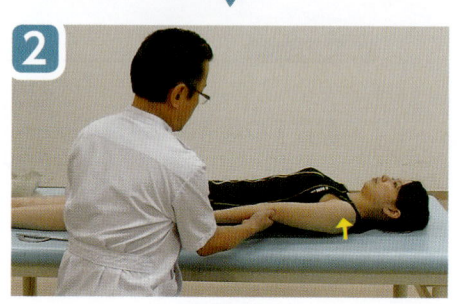

2

- 最大他動可動域を確認する。
- 肩甲帯のプロトラクションにより代償されるため，肩関節部の天井方向への盛り上がりに注意する。
- 「誤読」が生じないように目安を設定して概角度を読んでおく。

- 確認した観察角度にゴニオメーターをセットしておく。
- 再び最大可動域まで稼動させる。

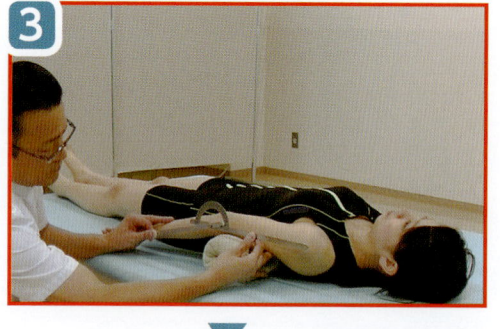

3

- ゴニオメーターを各軸にセットし，測定値は慎重に真横から「その場で」読む。
- ※被測定者を開始肢位へ戻してからの結果の読み取りは誤読を生じさせる。

測定後，開始肢位へ戻す

応用演習（代償運動の見極めと制動した測定法）

背臥位での測定において出現する代償運動

■代償運動なし

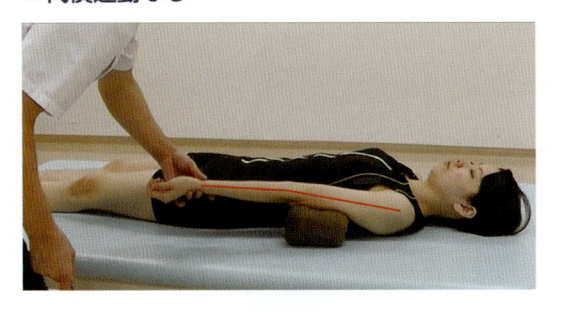

■代償運動あり

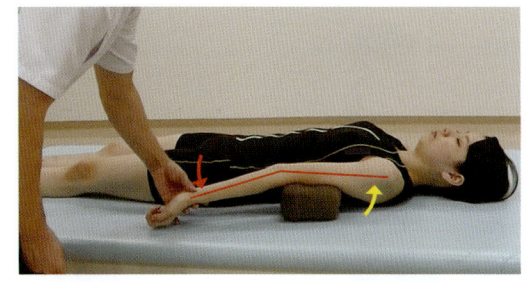

- 肩甲帯のプロトラクションに伴う上腕骨の変位により，移動軸（橈骨）が移動したと錯覚してしまう。

■背臥位にて過剰運動により出現する代償運動

矢状面	前額面・水平面
肩甲帯のプロトラクション（+）	特になし

制動方法

【徒手操作】
- 上腕骨を徒手もしくはタオルなどを用いて補高する。
- 肩甲帯のプロトラクションを制動するために上腕骨近位前面もしくは肩関節部を検査台方向へ圧迫，支持する。

【被測定者への指示】
- 完全に脱力させ，疼痛の有無について確認する。

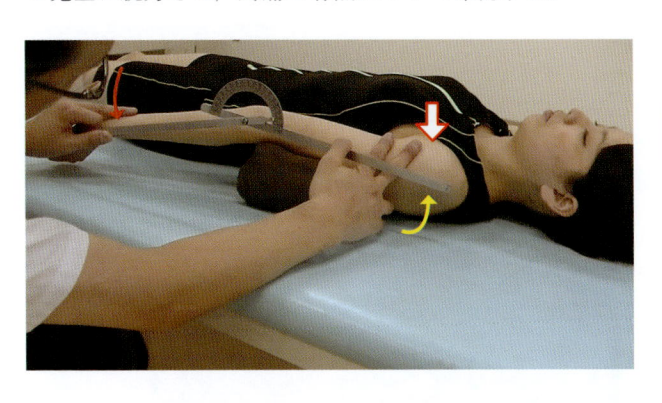

制動操作のキーポイント

- 上腕骨近位前面へ圧迫を加え，肩甲帯による代償を制動支持し，前腕を検査台方向へ稼動させる。

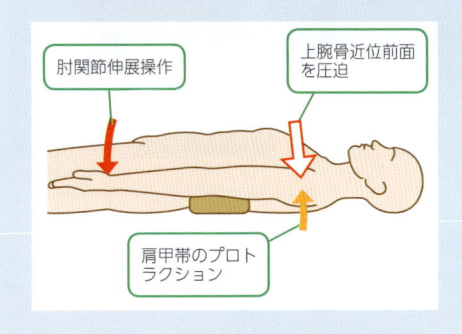

肘関節伸展操作

上腕骨近位前面を圧迫

肩甲帯のプロトラクション

臨床応用演習（臨床を想定した座位での測定）

端座位での測定において出現する代償運動

■代償運動なし　　　　　■代償運動あり

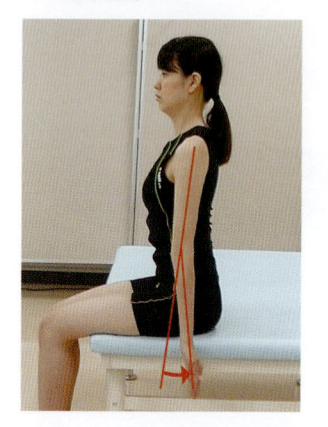

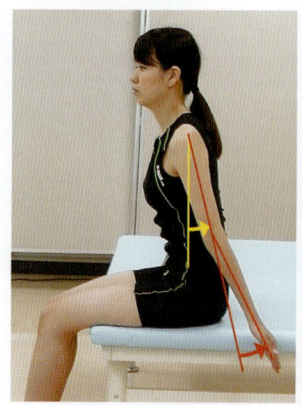

体幹上部の屈曲 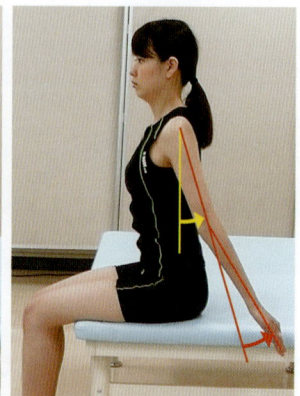　　肩関節の伸展

■座位で出現する代償運動

矢状面	水平面
体幹上部の屈曲（++） 肩関節の伸展（++）	体幹の同側後方への回旋（++）

椅座位での測定

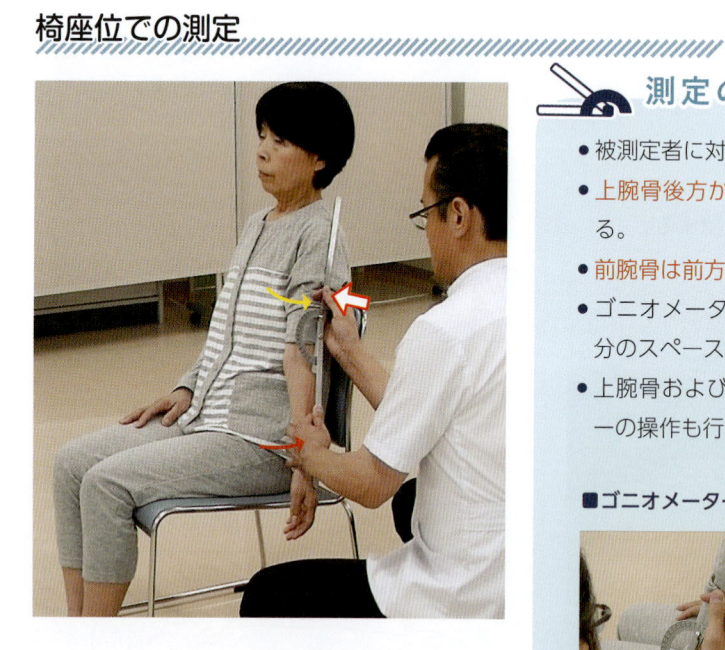

測定のキーポイント

- 被測定者に対し、背もたれへの適切な接触を指示する。
- 上腕骨後方からしっかりと支持し、基本軸を安定させる。
- 前腕骨は前方から圧迫するように関節を稼動させる。
- ゴニオメーターを身体に接触させないように、指1本分のスペースを確保する。
- 上腕骨および前腕の支持・操作と同時にゴニオメーターの操作も行う。

■ゴニオメーターの操作

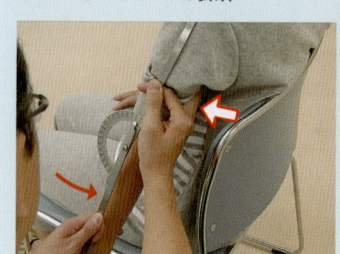

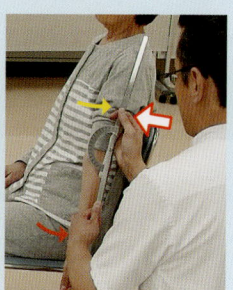

15 前腕回内

2章 上肢関節に対するROM測定法

Forearm Pronation

Outline

運動の特徴

- 前額面上，矢状・水平軸による関節運動である。
- 手部動作において手の方向調整機能を担う関節運動であり，身体外側方へのリーチ時や道具の操作において重要である。

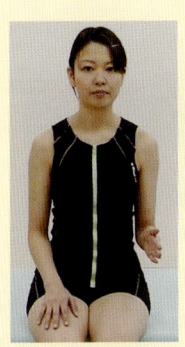

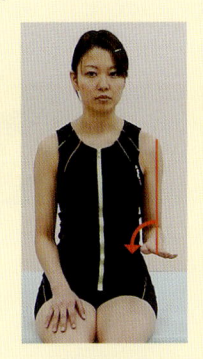

■前腕回内

基本軸	上腕骨
移動軸	手指を伸展した手掌面
参考可動域	0～90°

開始肢位 ▶ 可動最終位

制限因子

肘関節後方の軟部組織

- 上腕二頭筋（p.92参照）
- 上腕筋（p.92参照）
- 手関節背屈筋群（①）
- 手指伸筋群（②）
- 前腕骨間膜（③）
- 掌側橈尺靱帯（④）・背側橈尺靱帯（⑤），方形靱帯（肘部：尺骨の橈骨切痕〜橈骨頸）
- 関節包後方線維，など

■制限因子

① 尺側手根伸筋／長橈側手根伸筋／短橈側手根伸筋
② 総指伸筋／小指伸筋
③

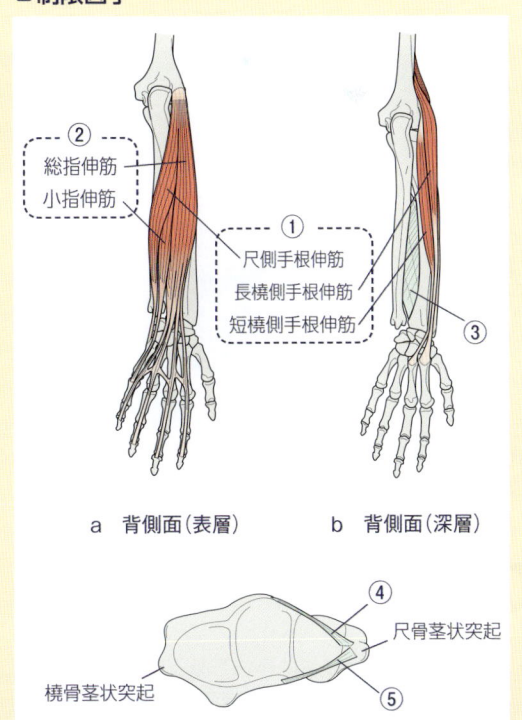

a 背側面（表層）　b 背側面（深層）

④ 尺骨茎状突起
⑤ 橈骨茎状突起

c 橈骨・尺骨の遠位端

注意すべき代償運動（次ページ参照）

- 肩関節の外転
- 体幹上部の反対側への側屈
- 体幹の同側後方への回旋

＊写真中の矢印　➡：測定者による操作，⇨：測定者による制動，➡：代償運動

基本測定肢位と他体位での測定条件比較（代償運動の比較）

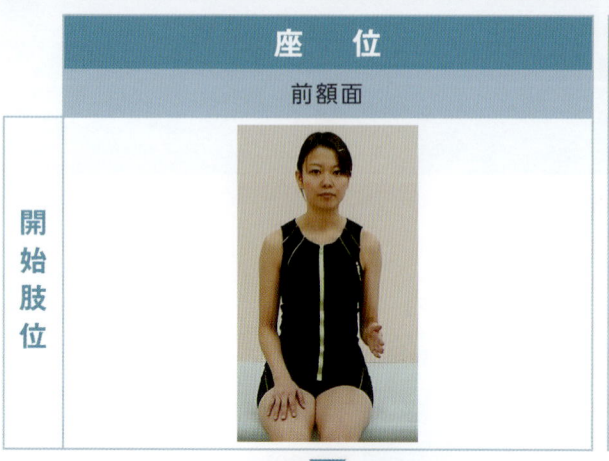

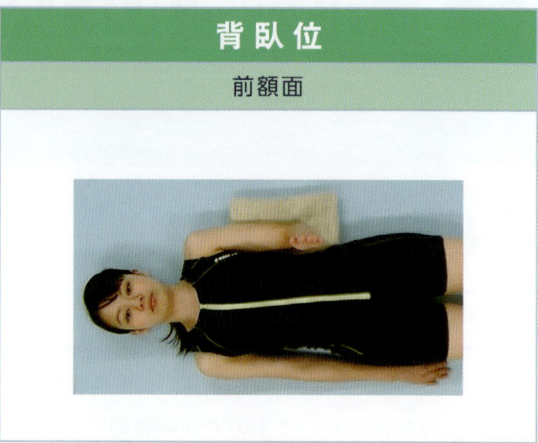

	座　位	背臥位
	前額面	前額面
開始肢位		
可動最終位		
代償運動	特に変化なし	特に変化なし

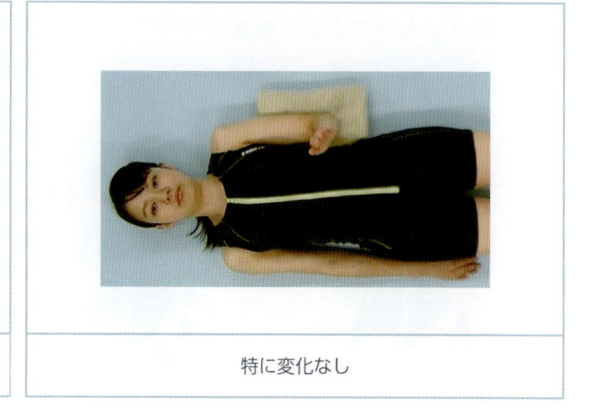

	前額面
過剰に運動すると…	
代償運動	前額面：肩関節の外転（++） 体幹上部の反対側への側屈（++） 水平面：〔体幹の同側後方への回旋（+）〕

MEMO

臥位での代償運動は限定的。

観察ポイント

- 原則的な測定肢位は座位であるが，座位では上述のように最大可動域において代償運動が著明となる。背臥位での代償運動の出現は限定的である。
- 確実に代償運動を抑制するため，背臥位での測定が推奨される。

本法と別法

本　法

- 原則として前腕の回旋測定は，移動軸を「手指を伸展した手掌面」で測定する。
- 被測定者には，手掌面の「平面化」を意識させる。
- 前腕遠位部にて回旋操作を加える。

※手部に回旋操作を加えた場合，大きな誤差が混入する。

> **MEMO**
> 手掌面での測定の注意点：手掌面での測定は，手関節の緩みが測定結果に混入してしまう可能性が高い。

■手指を伸展した手掌面

別　法

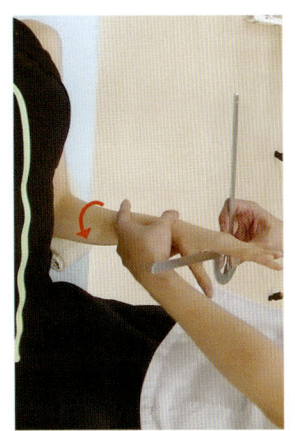

- 前腕遠位背側部を移動軸として測定する。
- 前腕遠位部にて回旋操作を加える。
- 前腕遠位部に回旋操作を加え，尺骨頭を避けた前腕遠位背側部にて測定する。

▼

> 純粋な前腕の回旋機能を測定するには，別法が適当である

■前腕遠位背側部

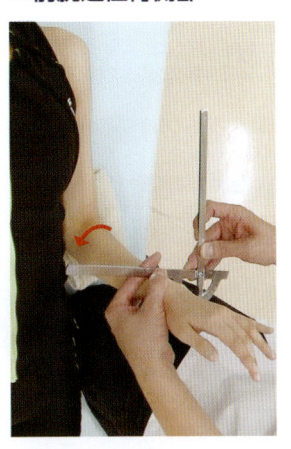

測定のキーポイント

前腕遠位の形態にも注目！

- 掌側は屈筋腱の膨隆により「ドーム型」となる。
- 「橈骨茎状突起と尺骨茎状突起を結んだ線」と平行に設定する。
- 明確に骨触知できる遠位背側で測定することが推奨される。

■前腕遠位・断面

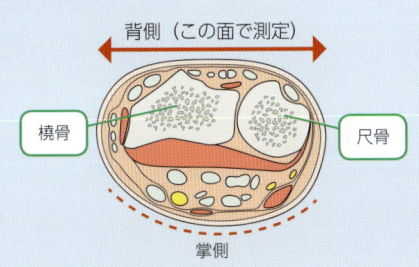

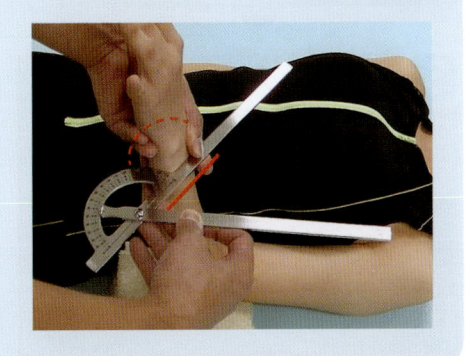

背側（この面で測定）　橈骨　尺骨　掌側

基礎演習

- 前ページで解説した通り，純粋な前腕の回旋機能を測定するには，別法が適当であるため，移動軸を前腕遠位背側面で「橈骨茎状突起と尺骨茎状突起を結んだ線」と平行な線で設定する。別法計測の様子を提示する。
※本法についても別法と同様の操作にて測定するため，重ねて練習しておくとよい。

■ 前腕回内

基本軸	上腕骨
移動軸	手指を伸展した手掌面 → 別法：橈骨茎状突起と尺骨茎状突起を結んだ線
運動面	前額面
参考可動域	0 〜 90°

測定においての注意点

- 背臥位での代償運動として肩関節外転による基本軸（上腕骨）の移動に注意する。
- 測定ミスとならないように肘部を支持し，安定させておく。
- 被測定者の既往に注意し，疼痛についても表情や声かけにより確認する。

測定の流れ

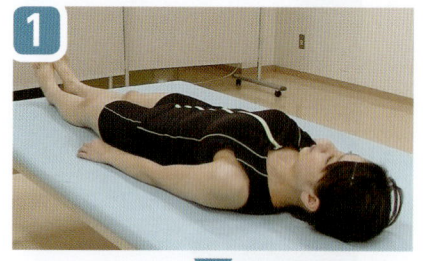

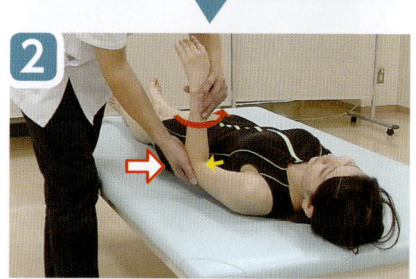

1
- 開始肢位

2
- 最大他動可動域を確認する。
- 前腕回内の場合，肩関節外転により代償される可能性があるため，上腕骨を安定させる。
- 「誤読」が生じないように，45°や90°を超えているかといった目安を設定して概角度を読んでおく。

  - 確認した観察角度にゴニオメーターをセットしておく。
  - 再び最大可動域まで稼動させる。

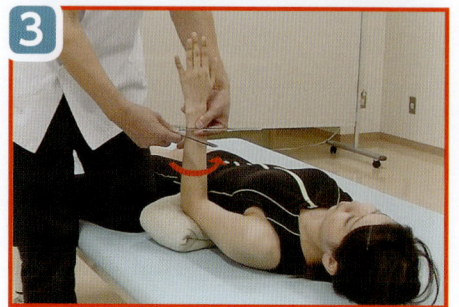

3
- ゴニオメーターを各軸にセットし，測定値は慎重に真上から「その場で」読む。
※被測定者を開始肢位へ戻してからの結果の読み取りは誤読を生じさせる。

▶ 測定後，開始肢位へ戻す

応用演習（代償運動の見極めと制動した測定法）

- 代償運動を確実に制動する。
- 制限因子である関節周囲軟部組織に対して伸張を加え，最大関節機能としての他動関節角度を測定する。

背臥位での測定において出現する代償運動

■代償運動なし　　■代償運動あり

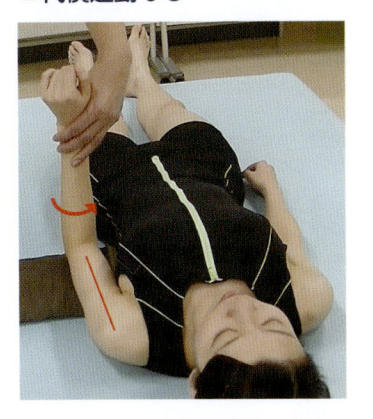

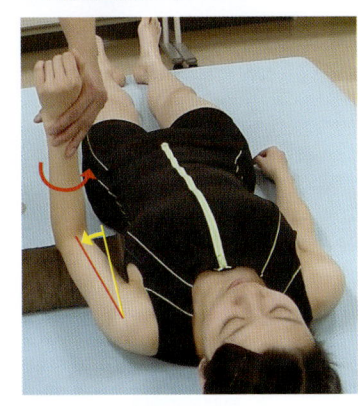

- 上腕骨の変位により，移動軸（橈骨茎状突起と尺骨茎状突起を結んだ線）が過剰に回旋したと錯覚してしまう。

■背臥位にて過剰運動により出現する代償運動

前額面	矢状面・水平面
肩関節の外転（＋） ※上腕骨の外側方への移動	特になし

制動方法

【徒手操作】
- 上腕骨を徒手もしくはタオルなどを用いて安定させる。
- 上腕骨外側から測定者の下肢で代償運動を制動する。

【被測定者への指示】
- 完全に脱力させ，疼痛の有無について確認する。

※前腕遠位の操作軸が短いため，支持部皮膚の疼痛には特に注意が必要である。

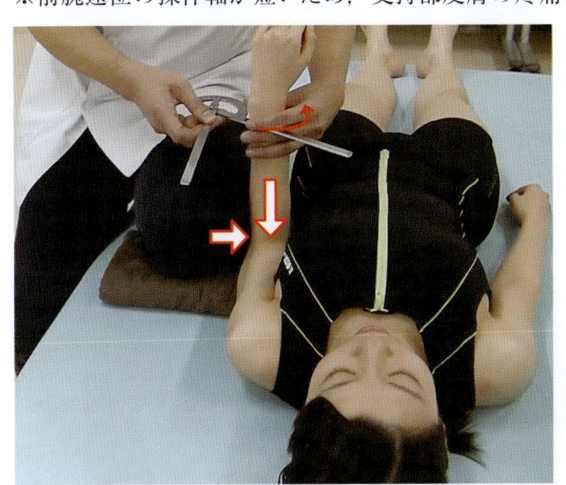

制動操作のキーポイント

- 肩関節外転代償運動は測定者の下肢外側で制動する。前腕に床方向へ軽度の軸性圧迫を加えると肘部が安定する。

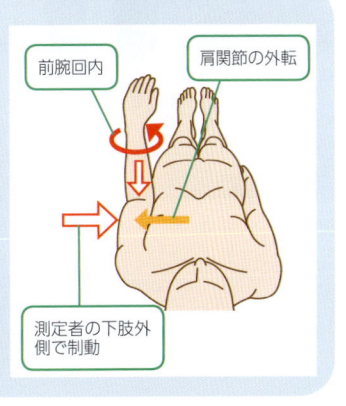

臨床応用演習（臨床を想定した座位での測定）

端座位での測定において出現する代償運動

■代償運動なし　　■代償運動あり

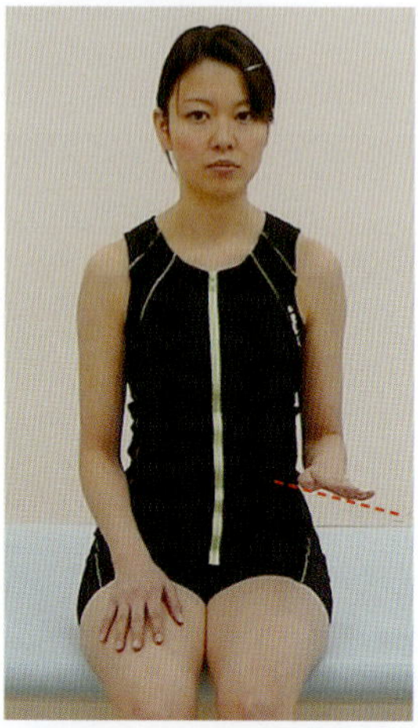

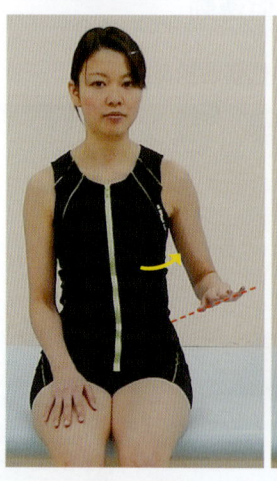

肩関節の外転 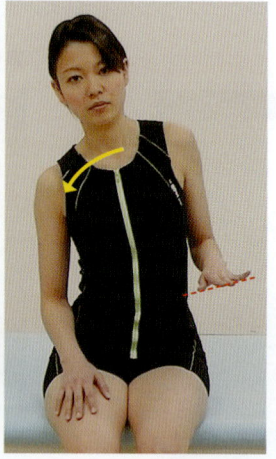　　体幹上部の側屈

■座位で出現する代償運動

前額面	水平面
肩関節の外転（++） 体幹上部の反対側への側屈（++）	体幹の同側後方への回旋（+）

椅座位での測定

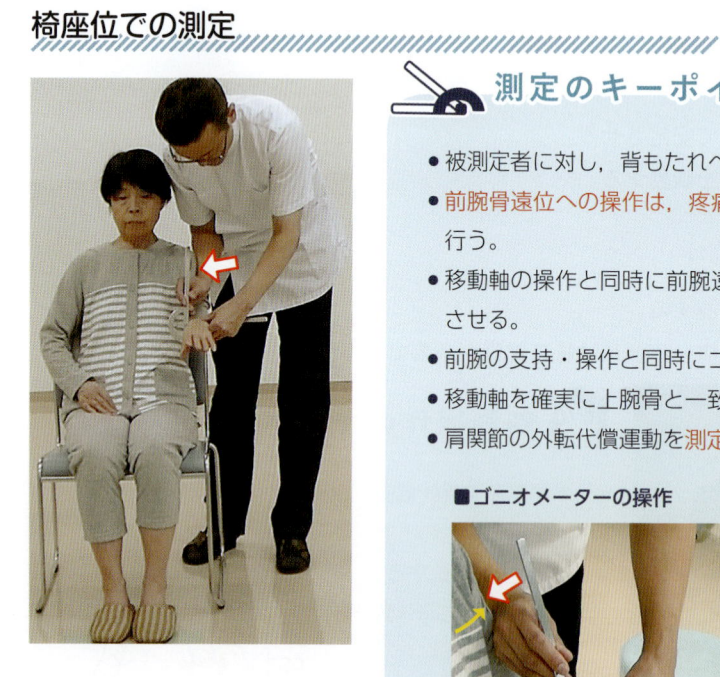

測定のキーポイント

- 被測定者に対し，背もたれへの適切な接触を指示する。
- 前腕骨遠位への操作は，疼痛を生じないように十分な注意と声かけを行う。
- 移動軸の操作と同時に前腕遠位背側の平面部にゴニオメーターを接触させる。
- 前腕の支持・操作と同時にゴニオメーターの操作も行う。
- 移動軸を確実に上腕骨と一致させる。
- 肩関節の外転代償運動を測定者の前腕にて上腕骨外側から制動する。

■ゴニオメーターの操作

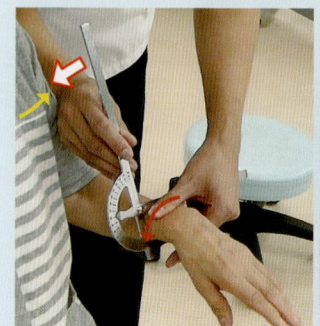

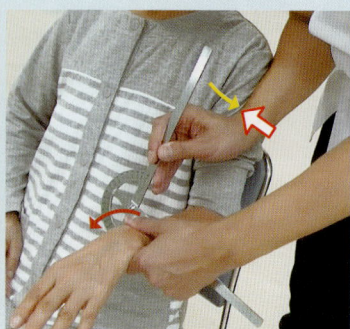

16 前腕回外

2章 上肢関節に対するROM測定法

Forearm Supination

Outline

運動の特徴

- 前額面上，矢状・水平軸による関節運動である。
- 手部動作において手の方向調整機能を担う運動関節であり，身体表面への手掌の接触や道具の操作において重要である。

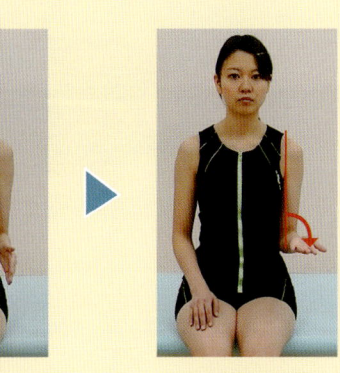

■ 前腕回外

基本軸	上腕骨
移動軸	手指を伸展した手掌面
参考可動域	0～90°

開始肢位　　　　可動最終位

制限因子

肘関節後方の軟部組織
- 円回内筋（①）
- 方形回内筋（②）
- 手関節掌屈筋群（③）
- 手指屈筋群（④）
- 掌側橈尺靱帯・背側橈尺靱帯（p.97参照）や方形靱帯，など

注意すべき代償運動（次ページ参照）

- 肩関節の内転
- 体幹上部の同側への側屈
- 体幹の同側前方への回旋

■ 制限因子

③ 橈側手根屈筋／長掌筋／尺側手根屈筋
④ 長母指屈筋／浅指屈筋

a 腹側面（表層）　　b 腹側面（深層）

*写真中の矢印　➡：測定者による操作，⇨：測定者による制動，➡：代償運動

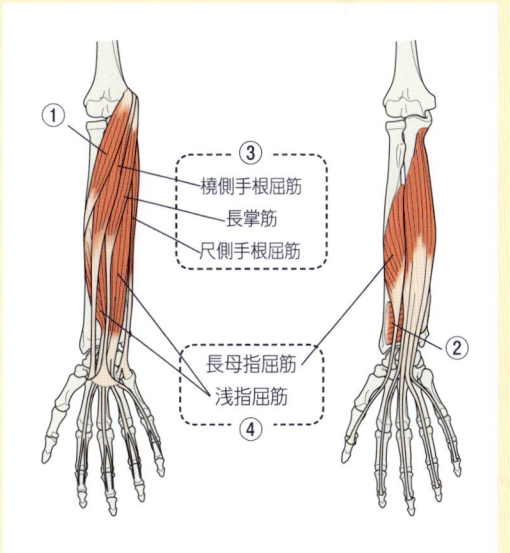

基本測定肢位と他体位での測定条件比較（代償運動の比較）

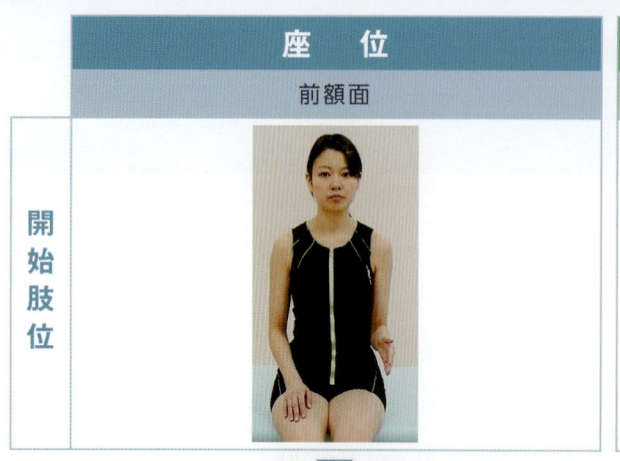

	座 位 前額面	背臥位 前額面
開始肢位		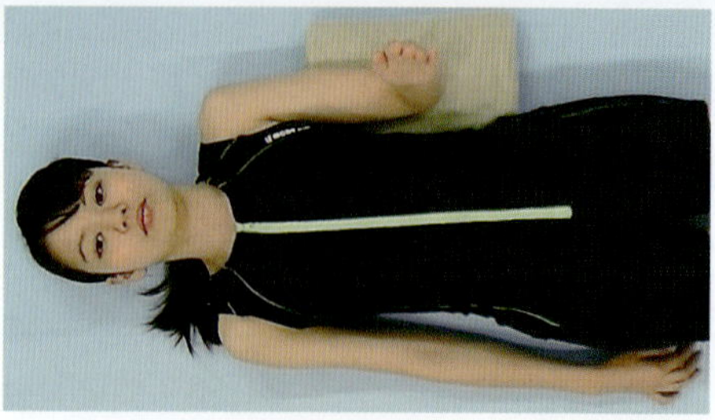
可動最終位	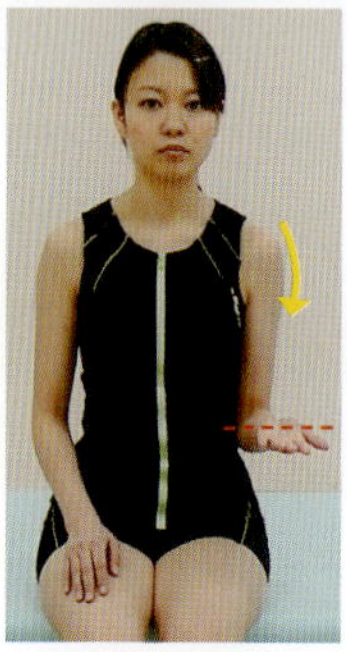	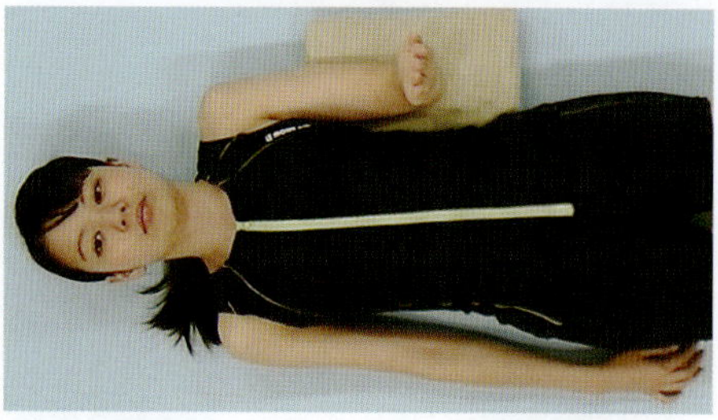
代償運動	肩関節の内転(+)	特に変化なし

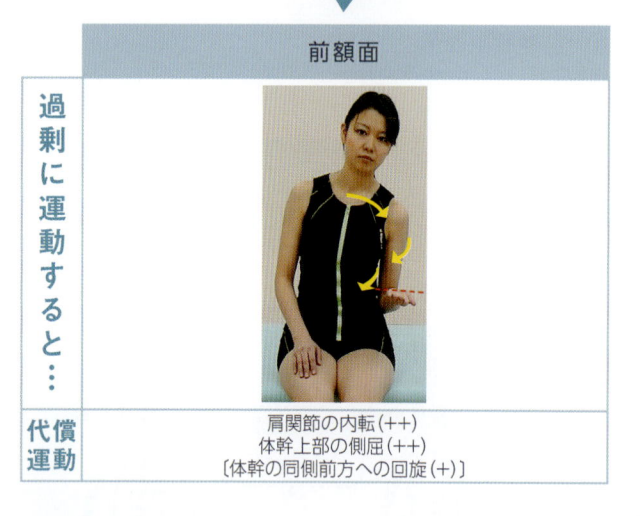

	前額面
過剰に運動すると…	
代償運動	肩関節の内転(++) 体幹上部の側屈(++) 〔体幹の同側前方への回旋(+)〕

MEMO

臥位での代償運動は限定的。

観察ポイント

- 原則的な測定肢位は座位であるが，座位では上述のように最大可動域において代償運動が著明となる．背臥位での代償運動の出現は限定的である．
- 確実に代償運動を抑制するため，背臥位での測定が推奨される．

本法と別法

本　法

- 原則として前腕の回旋測定は，移動軸を「手指を伸展した手掌面」で測定する。
- 被測定者には，手掌面の「平面化」を意識させる。
- 前腕遠位部にて回旋操作を加える。

※手部に回旋操作を加えた場合，大きな誤差が混入する。

■手指を伸展した手掌面

> **MEMO**
> 手掌面での測定の注意点：手掌面での測定は，手関節の緩みが測定結果に混入してしまう可能性が高い。

別　法

- 前腕遠位背側部を移動軸として測定する。
- 前腕遠位部にて回旋操作を加える。
- 前腕遠位部に回旋操作を加え，尺骨頭を避けた前腕遠位背側部にて測定する。

▼

> 純粋な前腕の回旋機能を測定するには，別法が適当である

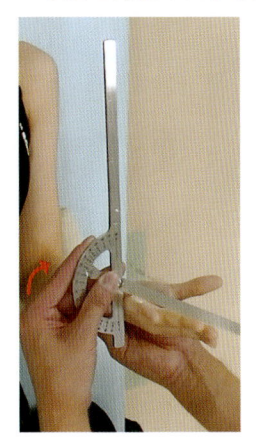

■前腕遠位背側部

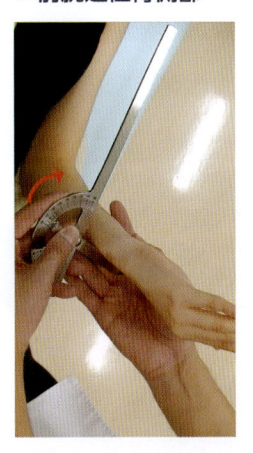

測定のキーポイント

前腕遠位の形態にも注目！
- 掌側は屈筋腱の膨隆により「ドーム型」となる。
- 「橈骨茎状突起と尺骨茎状突起を結んだ線」と平行に設定する。
- 明確に骨触知が可能である遠位背側で測定することが推奨される。

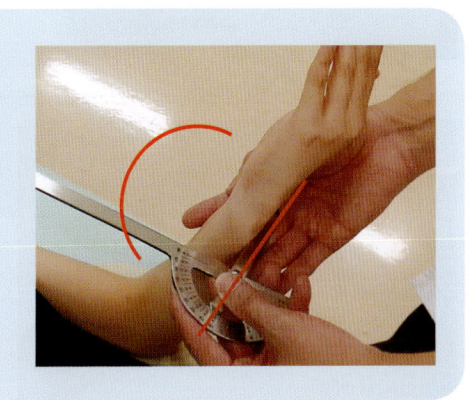

基礎演習

- 前ページで解説した通り、純粋な前腕の回旋機能を測定するには別法が適当であるため、移動軸を前腕遠位背側面で「橈骨茎状突起と尺骨茎状突起を結んだ線」と平行な線で設定する。別法計測の様子を提示する。
※本法についても別法と同様の操作にて測定するため、重ねて練習しておくとよい。

■ 前腕回外

基本軸	上腕骨
移動軸	手指を伸展した手掌面 → 別法：橈骨茎状突起と尺骨茎状突起を結んだ線
運動面	前額面
参考可動域	0〜90°

測定においての注意点

- 背臥位での代償運動として肩関節内転による基本軸（上腕骨）の移動に注意する。
- 測定ミスとならないように肘部を支持し、安定させておく。
- 被測定者の既往に注意し、疼痛についても表情や声かけにより確認する。

測定の流れ

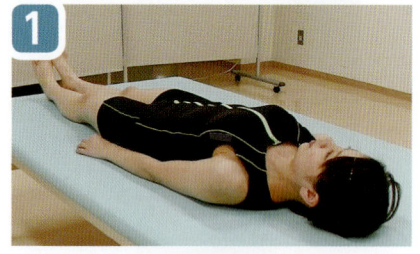

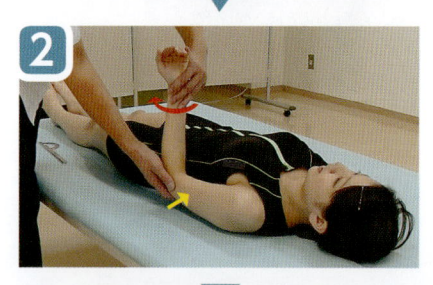

1
- 開始肢位

2
- 最大他動可動域を確認する。
- 前腕回外の場合、肩関節内転により代償される可能性があるため、上腕骨を安定させる。
- 「誤読」が生じないように、45°や90°を超えているかといった目安を設定して概角度を読んでおく。

- 確認した観察角度にゴニオメーターをセットしておく。
- 再び最大可動域まで稼動させる。

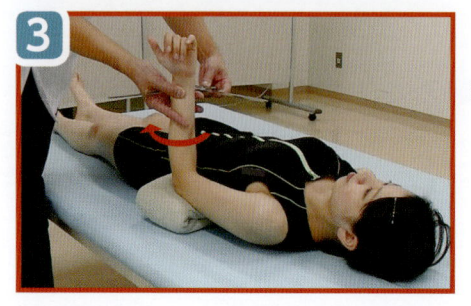

3
- ゴニオメーターを各軸にセットし、測定値は慎重に真上から「その場で」読む。
※被測定者を開始肢位へ戻してからの結果の読み取りは誤読を生じさせる。

▶ 測定後、開始肢位へ戻す

応用演習（代償運動の見極めと制動した測定法）

背臥位での測定において出現する代償運動

■代償運動なし　　　　　　　　　　　　■代償運動あり

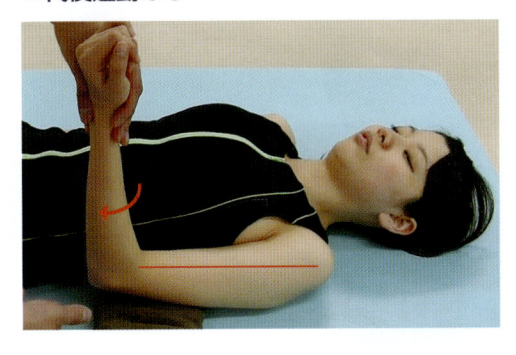

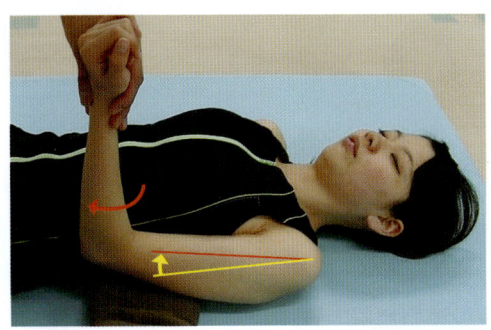

- 上腕骨の変位により，移動軸（橈骨茎状突起と尺骨茎状突起を結んだ線）が過剰に回旋したと錯覚してしまう。

■背臥位にて過剰運動により出現する代償運動

前額面	矢状面・水平面
肩関節の内転（＋） ※上腕骨の体幹方への移動	特になし

MEMO
- 代償運動を確実に制動する。
- 制限因子である関節周囲軟部組織に対して伸張を加え，最大関節機能としての他動関節角度を測定する。

制動方法

【徒手操作】
- 上腕骨を徒手もしくはタオルなどを用いて安定させる。
- 上腕骨と体幹の間にもタオルを挟み，代償運動を制動する。

【被測定者への指示】
- 完全に脱力させ，疼痛の有無について確認する。

※前腕遠位の操作軸が短いため，支持部皮膚の疼痛には特に注意が必要である。

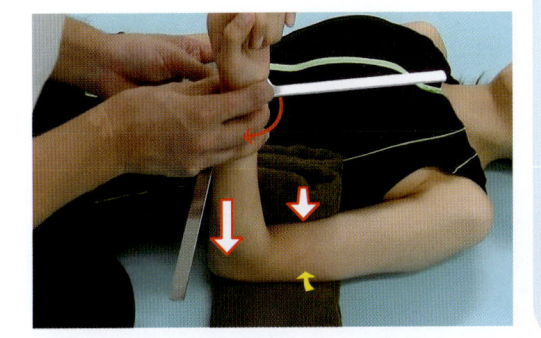

制動操作のキーポイント

- 肩関節内転の制動にはタオルなどを用いて安定させる。前腕に床方向へ軽度の軸性圧迫を加えると肘部が安定する。

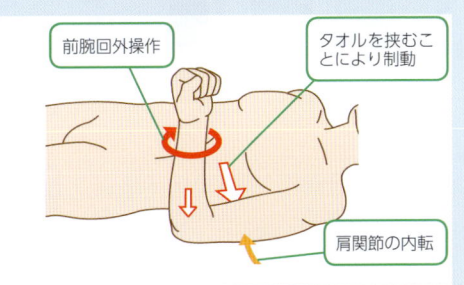

（前腕回外操作／タオルを挟むことにより制動／肩関節の内転）

臨床応用演習①（臨床を想定した座位での測定）

端座位での測定において出現する代償運動

■代償運動なし　　■代償運動あり

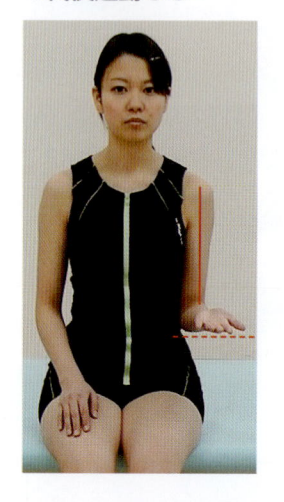

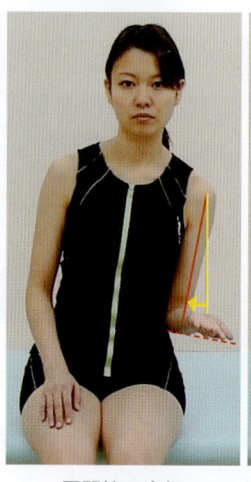

肩関節の内転 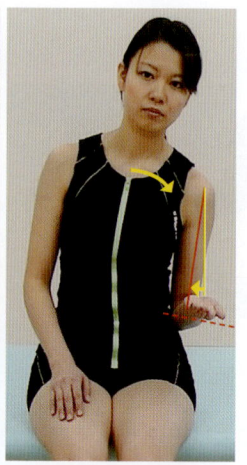　　体幹上部の側屈

■座位で出現する代償運動

前額面	水平面
肩関節の内転(++) 体幹上部の側屈(++)	体幹の同側前方への回旋(+)

椅座位での測定

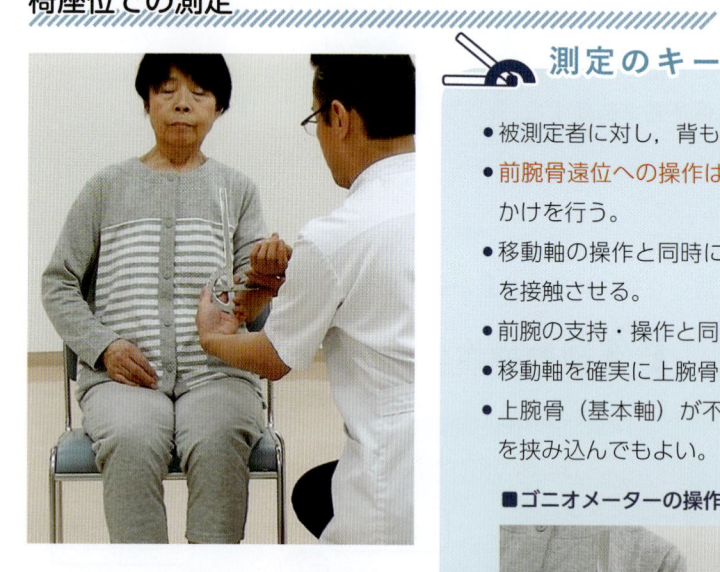

測定のキーポイント

- 被測定者に対し，背もたれへの適切な接触を指示する。
- 前腕骨遠位への操作は，疼痛を生じないように十分な注意と声かけを行う。
- 移動軸の操作と同時に前腕遠位背側の平面部にゴニオメーターを接触させる。
- 前腕の支持・操作と同時にゴニオメーターの操作も行う。
- 移動軸を確実に上腕骨と一致させる。
- 上腕骨（基本軸）が不安定である場合，上腕内側にタオルなどを挟み込んでもよい。

■ゴニオメーターの操作

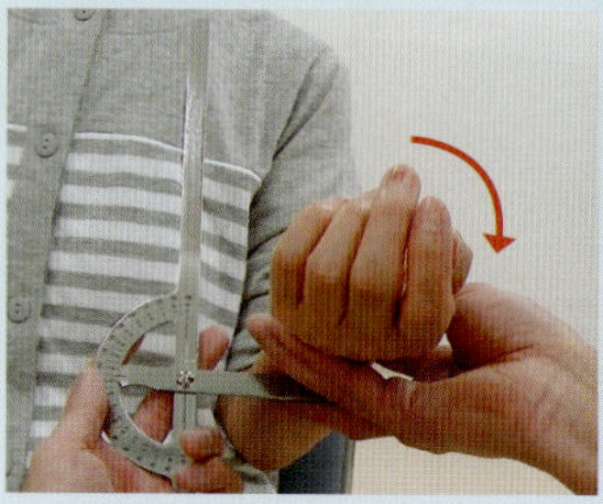

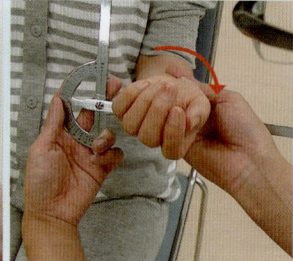

臨床応用演習②（臨床を想定した座位での測定）：道具を用いた方法

- 前腕回旋運動の移動軸はきわめて短く，測定において誤差を生じやすいが，**測定デバイス（右図）を用いた場合，手掌面と一致した「より長い移動軸」**を作ることができるため，有効な方法である。
- 手関節を介した測定方法ではあるが，デバイスを軽く把持させることにより，**手関節を通過する筋腱の作用で「手関節の緩み」**を減少させることができる。

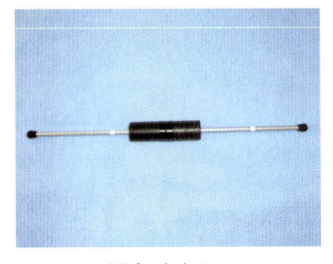

測定デバイス

■前腕回外

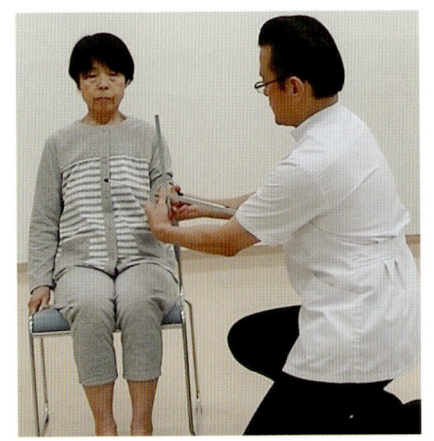

- 肩関節の内転代償に注意する。
- 上腕骨が不安定である場合，タオルなどを上腕内側に挟み込み制動する〔前腕回外の応用演習（p.107）参照〕。

■前腕回内

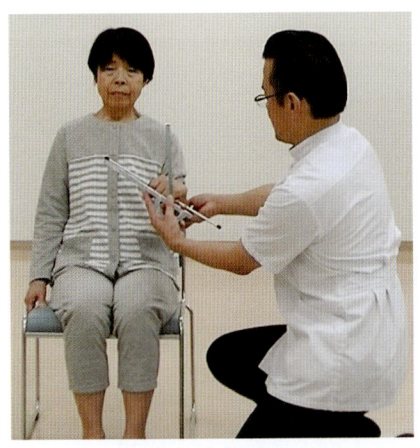

- 肩関節の外転代償に注意する。
- 上腕骨が不安定である場合，測定者の身体でブロックし制動する〔前腕回内の臨床応用演習（p.102）参照〕。

測定のキーポイント

- 被測定者に対し，背もたれへの適切な接触を指示する。
- 前腕骨遠位への操作は，疼痛を生じないように十分な注意と声かけを行う。
- 前腕の支持・操作と同時にゴニオメーターの操作も行う。
- 移動軸を確実に測定デバイスと一致させる。
- 基本軸を確実に上腕骨と一致させる。

■前腕回外時のゴニオメーターの操作

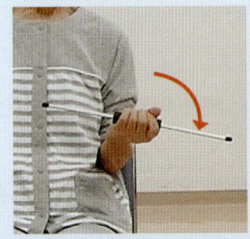

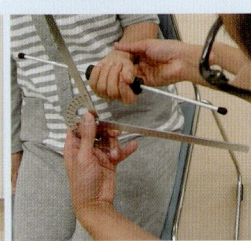

■前腕回内時のゴニオメーターの操作

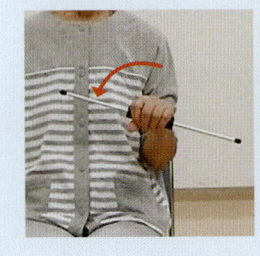

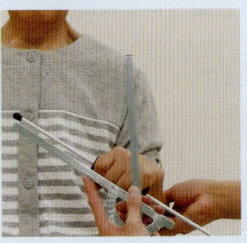

17 手関節・母指・手指 総論

2章 上肢関節に対するROM測定法

Outline

運動の特徴

手関節
- 手指機能の「調整」における重要な関節（key joint）である。
- 機能障害により，手関節のみならず，手指機能を著しく低下させる。

母指および手指
- 母指と示指〜小指との対立運動により，精密な操作性を発揮する。
- 手のアーチ形成により，さまざまな対象物への「適応」を可能にする。
- 「手」と「手指」がその機能を十分に発揮することで，より高度な用途適応を可能にする。
- 機能障害による巧緻運動の低下は，生活動作や職業動作などを著しく困難にさせる。

制限因子

- 測定における制限因子は，主に「関節骨性」「関節周囲軟部組織性」「筋・腱性」「皮膚性」などに分類できる。
  - 関節骨性：関節面の破壊や変形・アライメントの不整など
  - 関節周囲軟部組織性：関節包・靱帯・掌側板など
  - 筋・腱性：拮抗側の通過筋腱
  - 皮膚性：瘢痕形成や疾病による強皮化など

■ 手関節・母指・手指運動の制限に関与する皮下組織
- 下図に緑枠で示した皮下組織は，各関節の拮抗側への運動における制限因子となる。

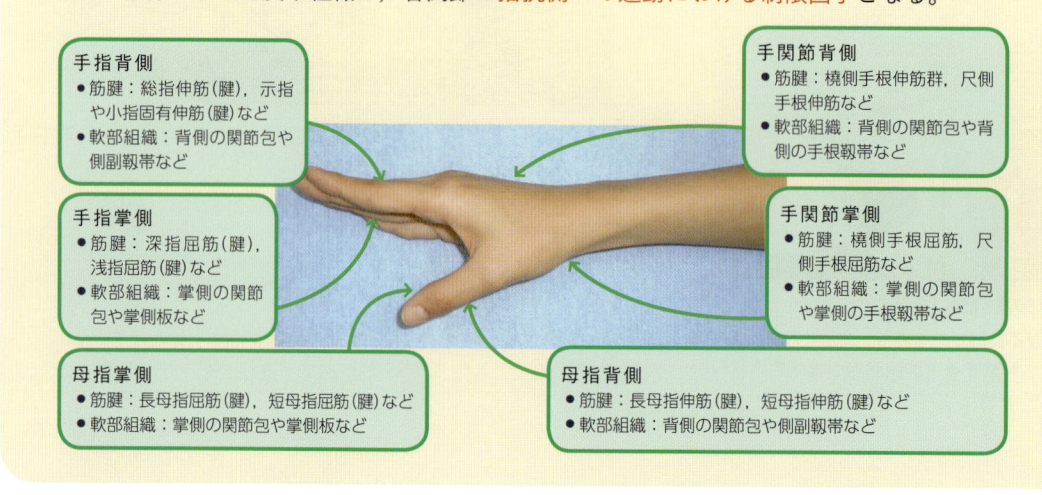

手指背側
- 筋腱：総指伸筋（腱），示指や小指固有伸筋（腱）など
- 軟部組織：背側の関節包や側副靱帯など

手指掌側
- 筋腱：深指屈筋（腱），浅指屈筋（腱）など
- 軟部組織：掌側の関節包や掌側板など

手関節背側
- 筋腱：橈側手根伸筋群，尺側手根伸筋など
- 軟部組織：背側の関節包や背側の手根靱帯など

手関節掌側
- 筋腱：橈側手根屈筋，尺側手根屈筋など
- 軟部組織：掌側の関節包や掌側の手根靱帯など

母指掌側
- 筋腱：長母指屈筋（腱），短母指屈筋（腱）など
- 軟部組織：掌側の関節包や掌側板など

母指背側
- 筋腱：長母指伸筋（腱），短母指伸筋（腱）など
- 軟部組織：背側の関節包や側副靱帯など

* 写真中の矢印　➡：測定者による操作，⇨：測定者による制動，➡：代償運動

代償運動と制動法

測定においての注意点

- 前腕（肘部）の移動に注目し，これに伴う肩関節の代償運動（内転や外転）に注意する。
- 手関節よりも遠位関節（母指や手指）の測定では，手関節による代償運動にも注意する。
- 代償運動は，テーブル（検査台）上に前腕部を支持し，安定させることで制動する。
- 疼痛による逃避的な代償運動の出現にも注意が必要である。

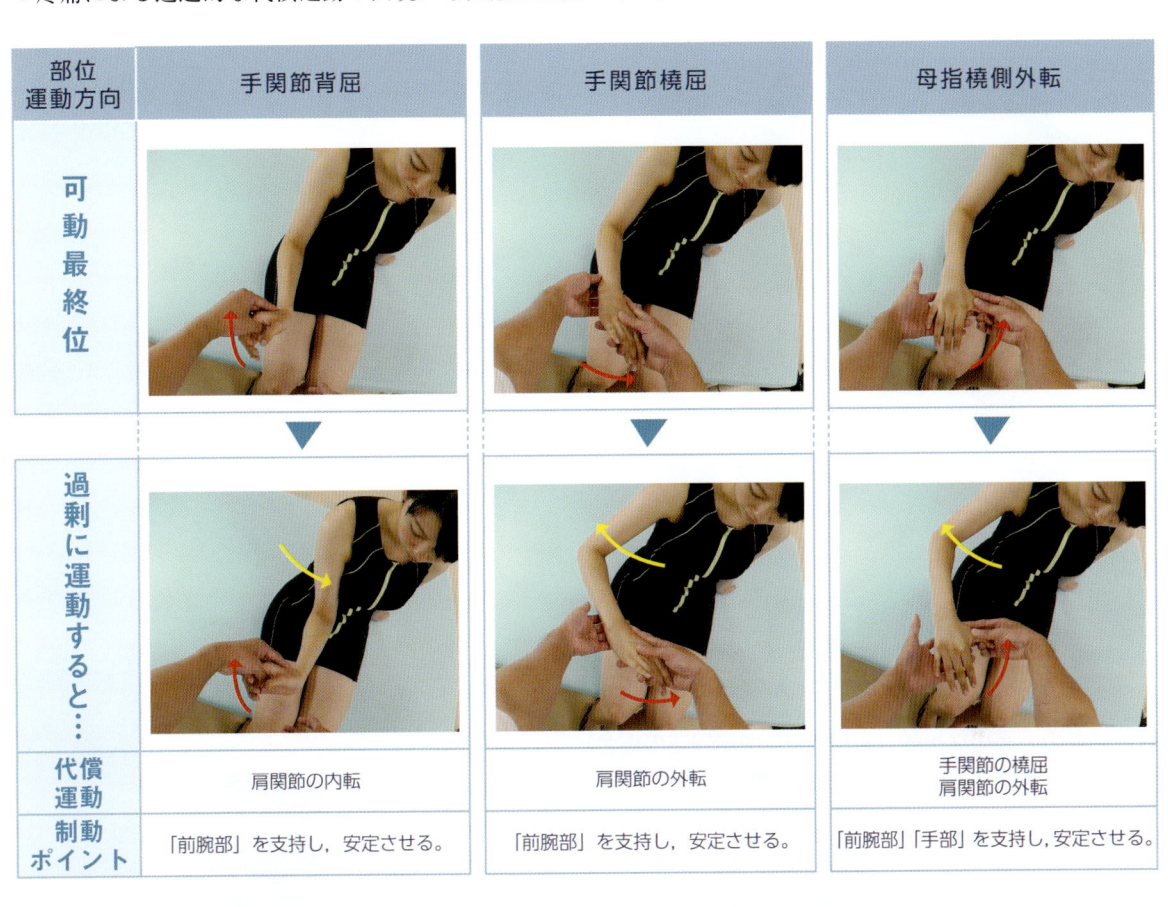

部位 運動方向	手関節背屈	手関節橈屈	母指橈側外転
可動最終位			
過剰に運動すると…			
代償運動	肩関節の内転	肩関節の外転	手関節の橈屈 肩関節の外転
制動ポイント	「前腕部」を支持し，安定させる。	「前腕部」を支持し，安定させる。	「前腕部」「手部」を支持し，安定させる。

■代償運動の制動法（例：手関節背屈）

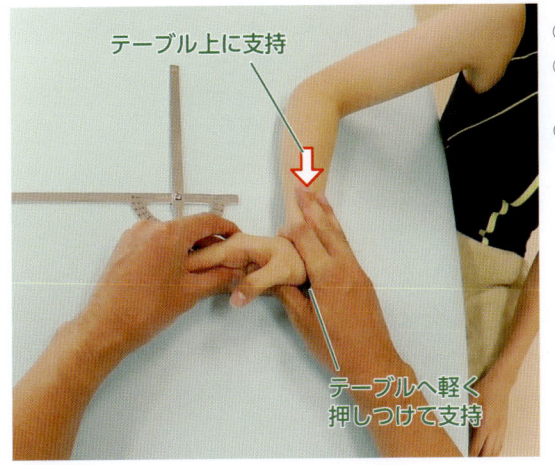

① 前腕部をテーブル上で支持する。
② 最大可動域を確認したら，その肢位のままテーブルへ軽く押しつけて支持する。
③ 角度計を設定し，迅速かつ確実に測定値を読値する。

指関節用角度計（指ゴニオメーター）のサイズ選択と取り扱い

- 角度計には，測定関節に応じたサイズがあり，適切に選択しなければならない（p.12 参照）。
- 四肢の遠位関節測定では，短い測定軸に適合するサイズの角度計を選択しなければならない。
- 指関節測定用の角度計は，「1°」もしくは「2°」刻みで設定されている。
- 角度計を指背へ密着させて測定する。
- 角度計が他部（多くは近位セグメント）へ接触しないように注意する。

■指関節用角度計

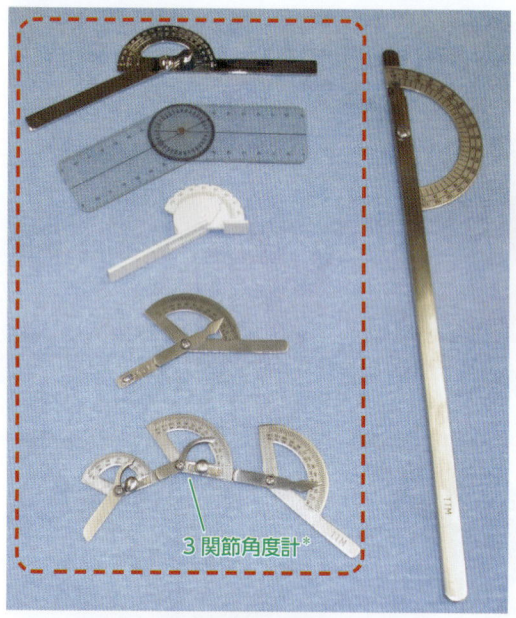

- 写真左側の▭部が指関節用角度計。
- 大型の角度計と比較して，手や手指関節の測定に適した形状や大きさがある。

3 関節角度計*

＊3 関節角度計は 3 関節の同時測定を目的とする。

■角度計の不適切な接触（母指 MCP 関節屈曲の場合）

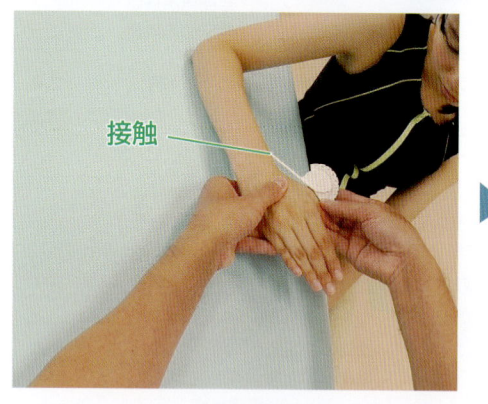

接触

a　手関節橈屈位

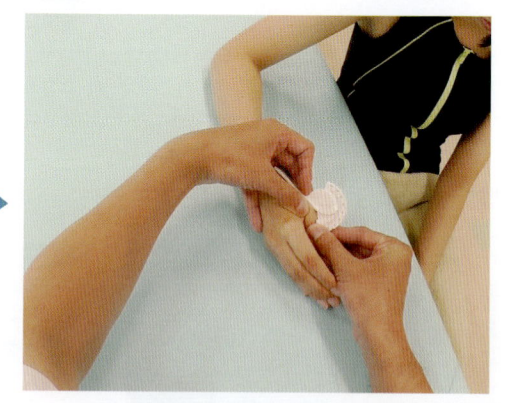

b　手関節中間位

- 手関節の深い橈屈位では，角度計の固定アームが前腕に接触している（上図a）。
- この場合，手関節は中間位もしくは軽度尺屈位で測定することが好ましい（上図b）。
- 常に測定状態を分析的に観察することにより，不適切な設定となっていないか注意する。

指先端部の操作

- 手や手指，特に指先端部は，感覚器として非常に優れた（敏感な）身体部であるため，測定時は測定部の操作に細心の注意が必要である。
- 爪部への強い圧迫に注意する。
- 爪部での疼痛は，特に筋緊張の上昇をまねいてしまう場合も多いため注意が必要である。
- できる限り広い面積で操作するように心掛ける。

■母指IP関節屈曲の場合

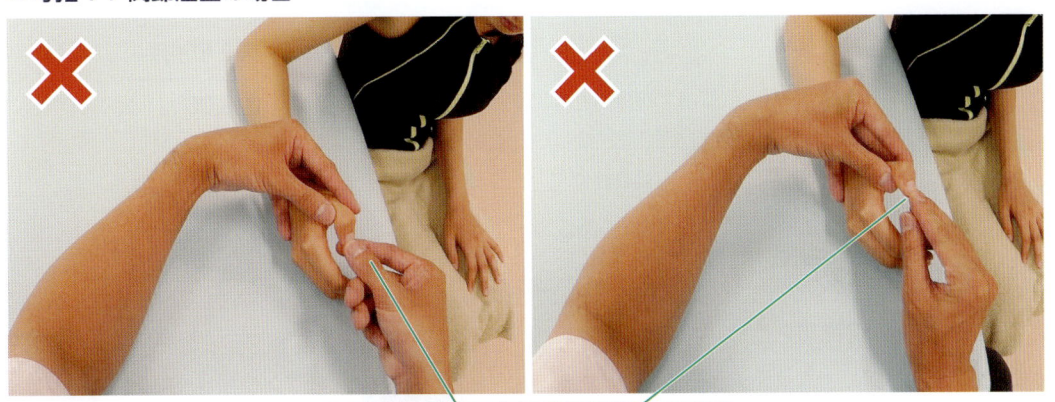

単指先での押し込み操作は，NG！

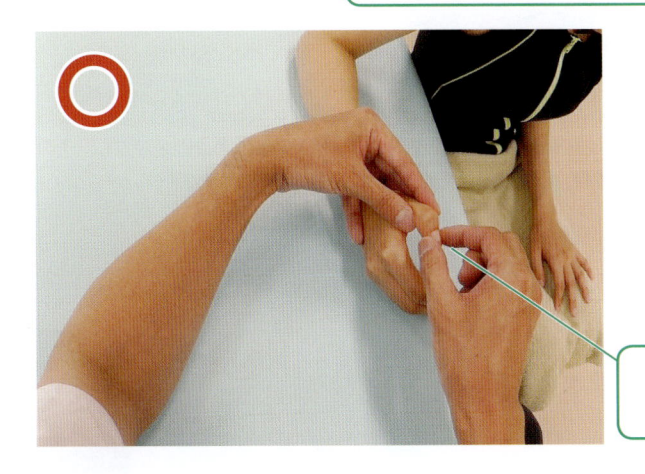

複数指で包み込むように操作する

測定のキーポイント

- 爪部への強い圧迫に注意する。
- できる限り複数指で操作する。
- 正中部への圧迫を避け，側方から包み込むように支持し，操作する。
- 操作時の接触は「指先」ではなく，指腹で行うことを心掛ける。

18 手関節屈曲（掌屈）

2章　上肢関節に対する ROM 測定法

Wrist Flexion (Palmar Flexion)

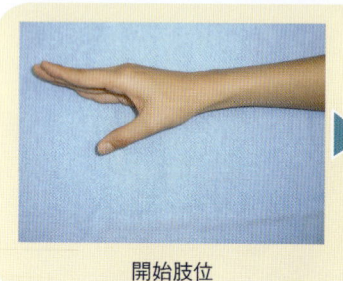

■手関節屈曲（掌屈）

基本軸	橈骨
移動軸	第2中手骨
参考可動域	0〜90°

開始肢位　　可動最終位

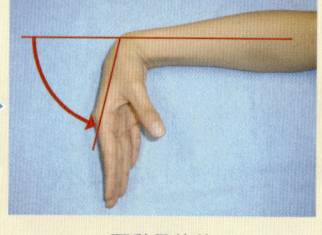

手関節屈曲（掌屈）の測定

- テーブル（検査台）上に前腕部を接触させて安定させる。
- 手指と母指は伸展位に保持する（屈曲位では総指伸筋や示指・小指固有伸筋，長母指伸筋により制限を受ける）。
- 骨触知により各運動軸を確実にとらえる。

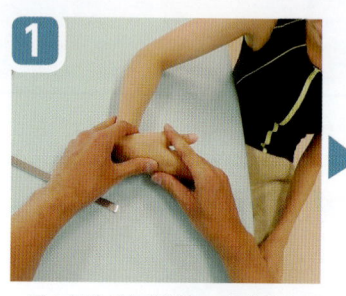

1
- 最大可動域を確認し，角度計を既読角度で準備しておく。

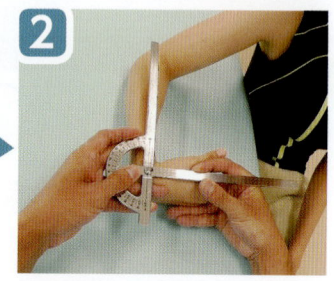

2
- 各測定軸に角度計を設定し，その場で測定値を読値する。
- 測定値は5°刻みで読値する。

プラスチック角度計での測定

- 測定の方法は上記と同様。
- 本体が半透明であることを生かし，各軸を完全に一致させる。
- 測定値は5°刻みで読値する。

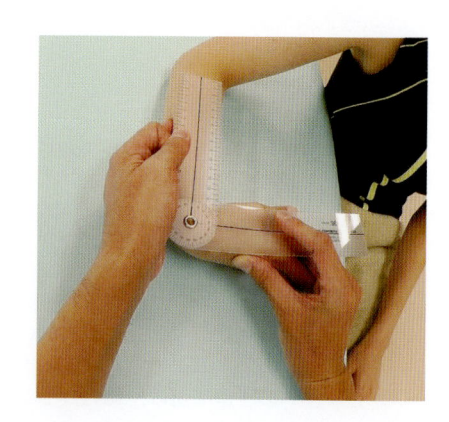

測定のキーポイント

- 多くの場合，座位で測定するが，状況に応じて臥位でも測定は可能である。
- 前腕は中間位で安定させて測定する。
- 手指と母指は伸展位で測定する。

19 手関節伸展（背屈）

2章　上肢関節に対するROM測定法

Wrist Extension (Dorsiflexion)

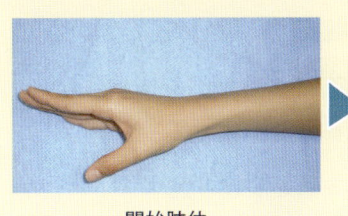

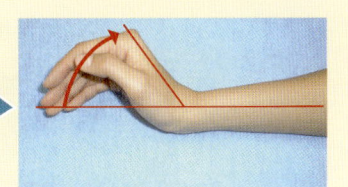

■ 手関節伸展（背屈）

基本軸	橈骨
移動軸	第2中手骨
参考可動域	0〜70°

開始肢位　　　　可動最終位

手関節伸展（背屈）の測定

- テーブル（検査台）上に前腕部を接触させて安定させる。
- 手指と母指は軽度屈曲位に保持する（深指屈筋および浅指屈筋，長母指屈筋などにより制限を受ける）。
- 骨触知により各運動軸を確実にとらえる。

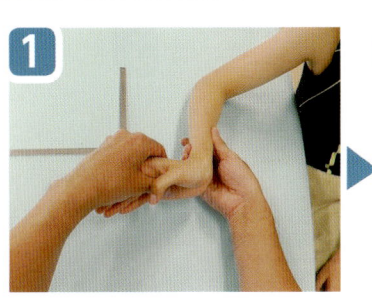

1 最大可動域を確認し，角度計を既読角度で準備しておく。

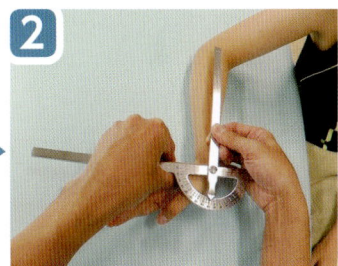

2 各測定軸に角度計を設定し，その場で測定値を読値する。
- 測定値は5°刻みで読値する。

プラスチック角度計での測定

- 測定の方法は上記と同様。
- 本体が半透明であることを生かし，各軸を完全に一致させる。
- 測定値は5°刻みで読値する。

測定のキーポイント

- 多くの場合，座位で測定するが，状況に応じて臥位でも測定は可能である。
- 前腕は中間位で安定させて測定する。
- 手指と母指は軽度屈曲位で測定する。

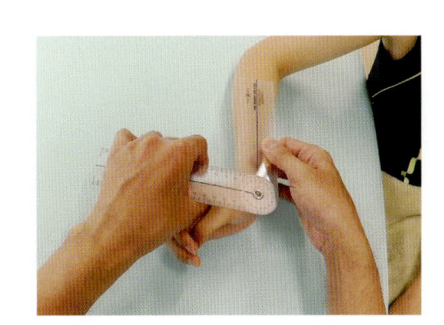

2章 上肢関節に対するROM測定法

20 手関節橈屈

Wrist Radial Deviation

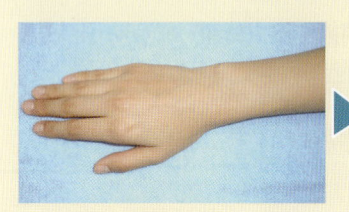

開始肢位 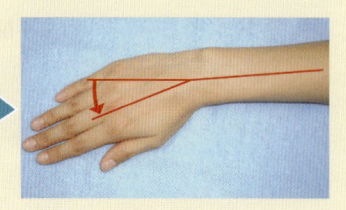 → 可動最終位

■手関節橈屈

基本軸	前腕の中央線
移動軸	第3中手骨
参考可動域	0～25°

手関節橈屈の測定

- テーブル（検査台）上に前腕部を接触させて安定させる。
- 手掌を可動最終位でテーブル面へ軽く押しつけ、移動軸を安定させる。
- 骨触知により各運動軸を確実にとらえる。

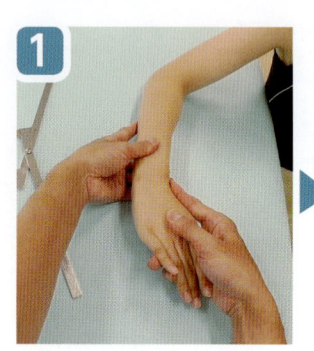

1. 最大可動域を確認し、角度計を既読角度で準備しておく。 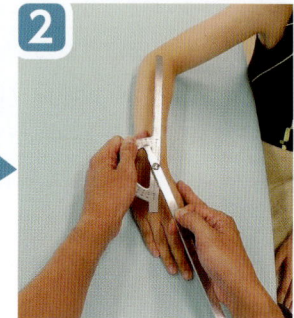
2. 各測定軸に角度計を設定し、その場で測定値を読値する。
   - 測定値は5°刻みで読値する。

プラスチック角度計での測定

- 測定の方法は上記と同様。
- 本体が半透明であることを生かし、各軸を完全に一致させる。
- 測定値は5°刻みで読値する。

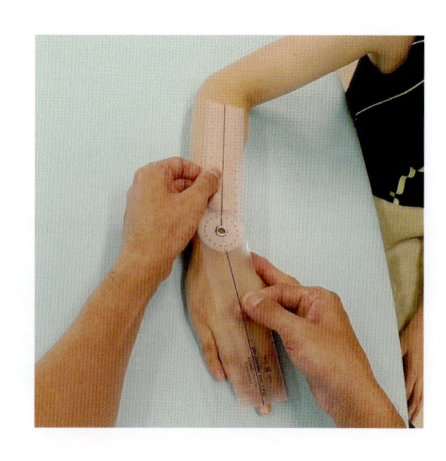

測定のキーポイント

- 多くの場合、座位で測定するが、状況に応じて臥位でも測定は可能である。
- 前腕は回内位で安定させて測定する。
- 手掌をテーブル面から離さない。
- 手指と母指は伸展位で測定する。

21 手関節尺屈

2章 上肢関節に対するROM測定法

Wrist Ulnar Deviation

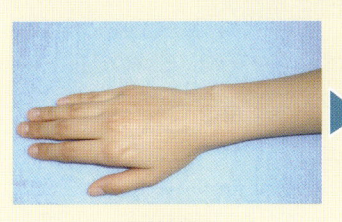

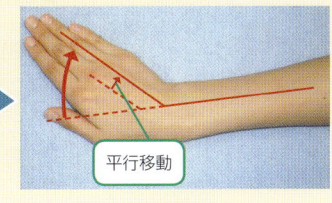

開始肢位 → 可動最終位（平行移動）

■手関節尺屈

基本軸	前腕の中央線
移動軸	第3中手骨
参考可動域	0〜55°

手関節尺屈の測定

- テーブル（検査台）上に前腕部を接触させて安定させる。
- 手掌を可動最終位でテーブル面へ軽く押しつけ，移動軸を安定させる。
- 骨触知により各運動軸を確実にとらえる。

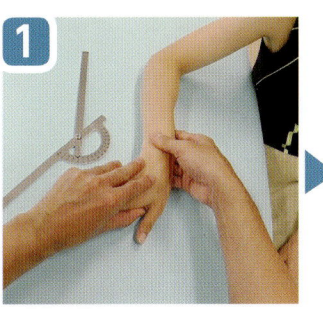

1 最大可動域を確認し，角度計を既読角度で準備しておく。

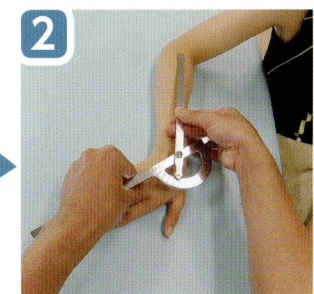

2 各測定軸に角度計を設定し，その場で測定値を読値する。
- 測定値は5°刻みで読値する。

プラスチック角度計での測定

- 測定の方法は上記と同様。
- 本体が半透明であることを生かし，各軸を完全に一致させる。
- 測定値は5°刻みで読値する。

測定のキーポイント

- 多くの場合，座位で測定するが，状況に応じて臥位でも測定は可能である。
- 前腕は回内位で安定させて測定する。
- 手掌をテーブル面から離さない。
- 手指と母指は伸展位で測定する。

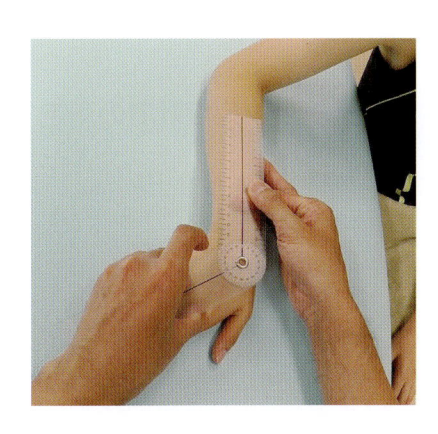

22 母指関節橈側外転

2章 上肢関節に対するROM測定法

Thumb Radial Abduction

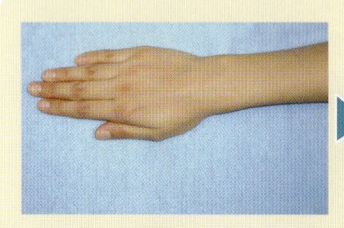

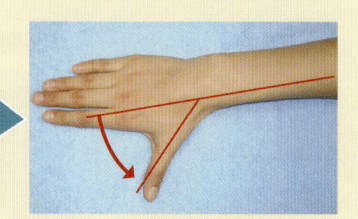

■母指関節橈側外転

基本軸	示指（橈骨の延長上）
移動軸	母指
参考可動域	0～60°

開始肢位　　可動最終位

※正確な測定のために、移動軸は「第1中手骨」を基準とする。

母指関節橈側外転の測定

- テーブル（検査台）上に前腕・手部を接触させて安定させる。
- より長い基本軸を設定するため，**橈骨の延長線を第2中手骨と一致させ基本軸**とする。
- 直接，第2中手骨を基本軸とする測定法もある。
- 可動最終位でテーブル面へ軽く押しつけ，移動軸を安定させる。
- 手掌がテーブル面から離れないように注意する。
- 骨触知により各運動軸を確実にとらえる。

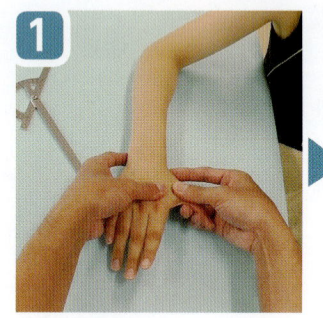

1 最大可動域を確認し，角度計を既読角度で準備しておく。

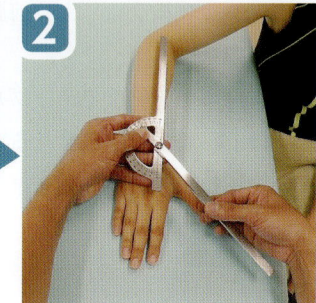

2 各測定軸に角度計を設定し，その場で測定値を読値する。
　　測定値は5°刻みで読値する。

プラスチック角度計での測定

- 測定の方法は上記と同様。
- 本体が半透明であることを生かし，各軸を完全に一致させる。
- 測定値は5°刻みで読値する。

測定のキーポイント

- 多くの場合，座位で測定するが，状況に応じて臥位でも測定は可能である。
- 前腕回内位で安定させて測定する。
- 手掌をテーブル面から離さない。
- 橈骨の延長線を基本軸とする（第2中手骨を基本軸とする測定法もある）。

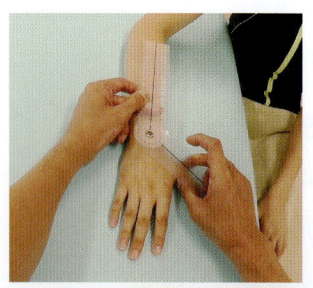

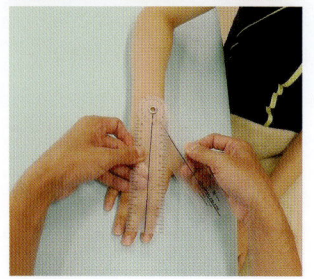

2章 上肢関節に対するROM測定法

23 母指関節尺側内転

Thumb Ulnar Adduction

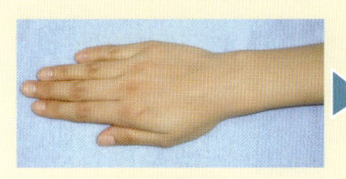

■母指関節尺側内転

基本軸	示指（橈骨の延長上）
移動軸	母指
参考可動域	0〜0°

※正確な測定のために，移動軸は「第1中手骨」を基準とする．

開始肢位　　　可動最終位

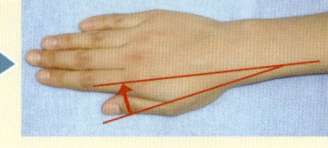

母指関節尺側内転の測定

- テーブル（検査台）上に前腕・手部を接触させて安定させる．
- より長い基本軸を設定するため，**橈骨の延長線を第2中手骨と一致させ基本軸**とする．
- 直接，第2中手骨を基本軸とする測定法もある．
- 可動最終位でテーブル面へ軽く押しつけ，移動軸を安定させる．
- 手掌がテーブル面から離れないように注意する．
- 骨触知により各運動軸を確実にとらえる．

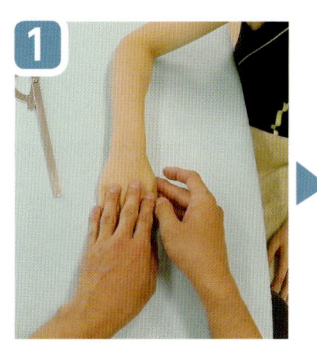

1 最大可動域を確認し，角度計を既読角度で準備しておく．

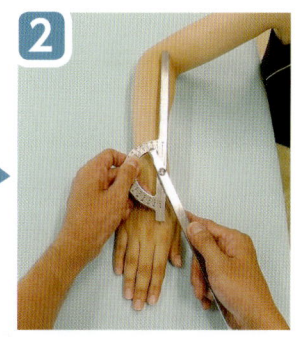

2 各測定軸に角度計を設定し，その場で測定値を読値する．
・測定値は5°刻みで読値する．

プラスチック角度計での測定

- 測定の方法は上記と同様．
- 本体が半透明であることを生かし，各軸を完全に一致させる．
- 測定値は5°刻みで読値する．

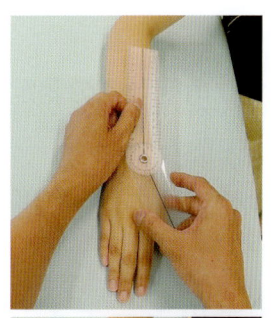

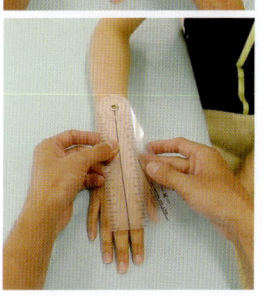

測定のキーポイント

- 多くの場合，座位で測定するが，状況に応じて臥位でも測定は可能である．
- 前腕回内位で安定させて測定する．
- 手掌をテーブル面から離さない．
- 橈骨の延長線を基本軸とする（第2中手骨を基本軸とする測定法もある）．

24 母指関節尺側内転
（別法：軽度掌側外転位）

2章 上肢関節に対するROM測定法

Thumb Ulnar Adduction

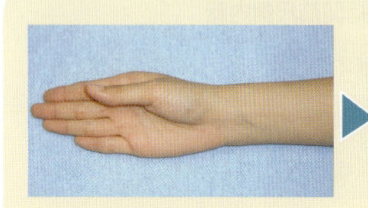

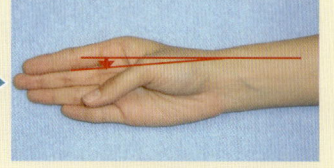

■母指関節尺側内転（別法）

基本軸	示指（橈骨の延長上）
移動軸	母指
参考可動域	0〜0°

開始肢位　　可動最終位

※正確な測定のために，移動軸は「第1中手骨」を基準とする．

- 尺側内転は第1中手骨が第2中手骨へ衝突するまでの角度を測定するが，これは最大の関節機能ではない．
- 複合運動となるが，母指を軽度掌側外転位に設定し，手掌面上を尺側内転させ，その最大値をとらえる必要がある．

母指関節尺側内転（別法）の測定

- 前腕回外位にて測定する．
- 第1中手骨の第2中手骨への衝突を避けた，軽度掌側外転位での複合運動である．
- 第1中手骨の手掌面上での運動をとらえる．
- テーブル（検査台）上に前腕部を接触させて安定させる．
- 骨触知により各運動軸を確実にとらえる．

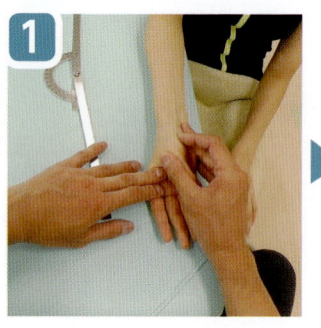

1 ・最大可動域を確認し，角度計を既読角度で準備しておく．

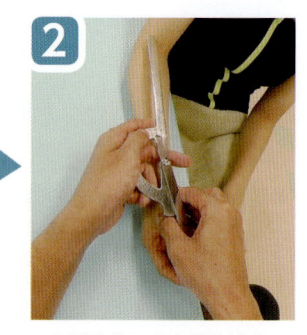

2 ・各測定軸に角度計を設定し，その場で測定値を読値する．
・測定値は5°刻みで読値する．

プラスチック角度計での測定

- 測定の方法は上記と同様．
- 本体が半透明であることを生かし，各軸を完全に一致させる．
- 測定値は5°刻みで読値する．

測定のキーポイント

- 多くの場合，座位で測定するが，状況に応じて臥位でも測定は可能である．
- 前腕回外位で安定させて測定する．
- 手掌面上の運動となる．

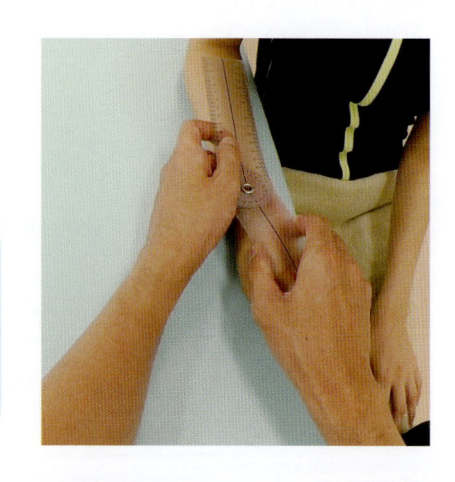

25 母指関節掌側外転

2章 上肢関節に対するROM測定法

Thumb Palmar Abduction

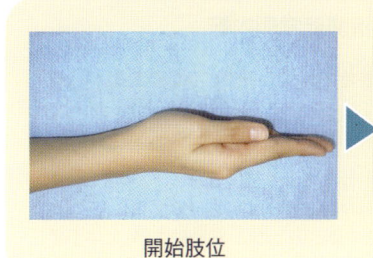

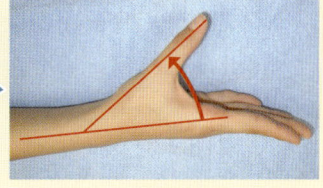

■母指関節掌側外転

基本軸	示指（橈骨の延長上）
移動軸	母指
参考可動域	0～90°

※正確な測定のために，移動軸は「第1中手骨」を基準とする。

開始肢位　　可動最終位

母指関節掌側外転の測定

- テーブル（検査台）上に前腕および手部を接触させて安定させる。
- より長い基本軸を設定するため，橈骨の延長線を第2中手骨と一致させ基本軸とする。
- 直接，第2中手骨を基本軸とする測定法もある。
- 骨触知により各運動軸を確実にとらえる。

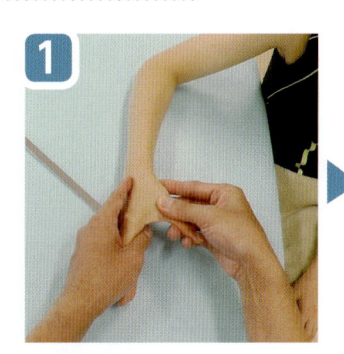

1
- 最大可動域を確認し，角度計を既読角度で準備しておく。

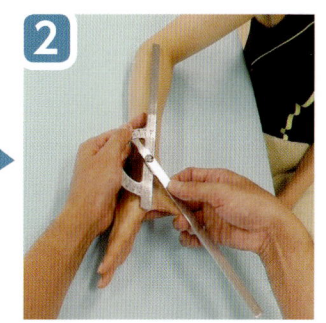

2
- 各測定軸に角度計を設定し，その場で測定値を読値する。
- 測定値は5°刻みで読値する。

プラスチック角度計での測定

- 測定の方法は上記と同様。
- 本体が半透明であることを生かし，各軸を完全に一致させる。
- 測定値は5°刻みで読値する。

測定のキーポイント

- 多くの場合，座位で測定するが，状況に応じて臥位でも測定は可能である。
- 前腕中間位で安定させて測定する。
- 橈骨の延長線を基本軸とする（第2中手骨を基本軸とする測定法もある）。

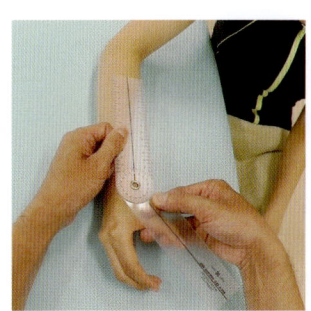

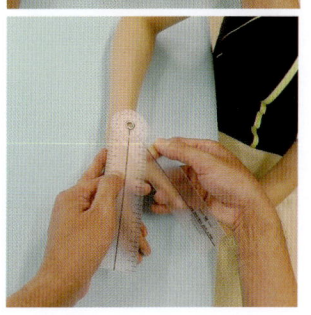

26 母指関節掌側内転

2章 上肢関節に対するROM測定法

Thumb Palmar Adduction

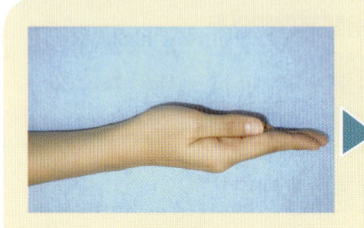

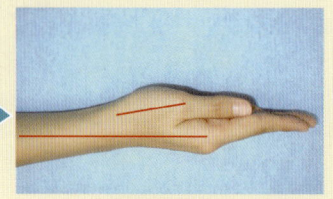

■母指関節掌側内転

基本軸	示指（橈骨の延長上）
移動軸	母指
参考可動域	0～0°

※正確な測定のために，移動軸は「第1中手骨」を基準とする。

開始肢位　　　可動最終位

母指関節掌側内転の測定

- テーブル（検査台）上に前腕および手部を接触させて安定させる。
- より長い基本軸を設定するため，橈骨の延長線を第2中手骨と一致させ基本軸とする。
- 直接，第2中手骨を基本軸とする測定法もある。
- 骨触知により各運動軸を確実にとらえる。

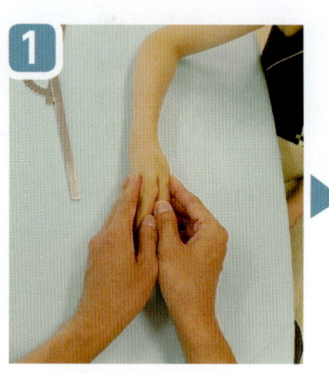

1 最大可動域を確認し，角度計を既読角度で準備しておく。

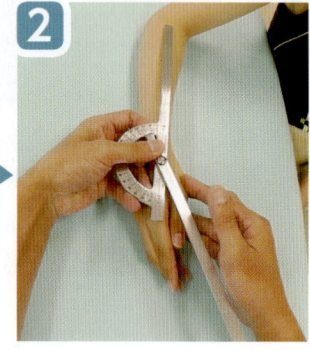

2 各測定軸に角度計を設定し，その場で測定値を読値する。
- 測定値は5°刻みで読値する。

プラスチック角度計での測定

- 測定の方法は上記と同様。
- 本体が半透明であることを生かし，各軸を完全に一致させる。
- 測定値は5°刻みで読値する。

測定のキーポイント

- 多くの場合，座位で測定するが，状況に応じて臥位でも測定は可能である。
- 前腕中間位で安定させて測定する。
- 橈骨の延長線を基本軸とする（第2中手骨を基本軸とする測定法もある）。

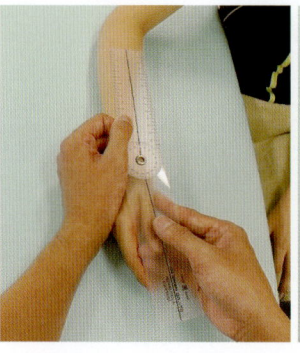

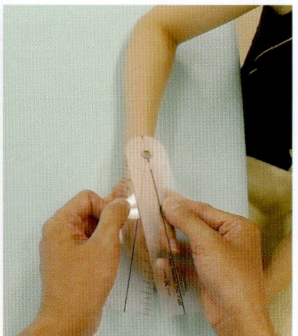

27 母指 MCP関節屈曲

2章 上肢関節に対するROM測定法

Thumb Flexion

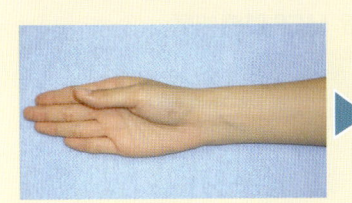

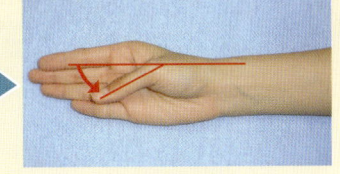

■母指 MCP関節屈曲

基本軸	第1中手骨
移動軸	第1基節骨
参考可動域	0〜60°

開始肢位 → 可動最終位

母指 MCP関節屈曲の測定

- テーブル（検査台）上に前腕および手部を接触させて安定させる。
- 角度計は母指の背側へ密着させて測定する。
- 母指IP関節は伸展位に保持する（深い屈曲位では長母指伸筋により制限を受ける）。
- 手関節は中間位に保持する（深い尺屈位では，長母指伸筋や短母指伸筋により制限を受ける）。
- 骨触知により各運動軸を確実にとらえる。

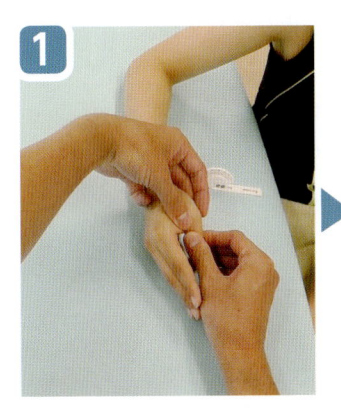

1 最大可動域を確認し，角度計を既読角度で準備しておく。

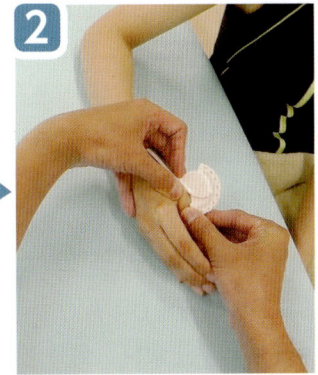

2 各測定軸に角度計を設定し，その場で測定値を読値する。
- 測定値は2°刻みで読値する。

プラスチック角度計での測定

- 測定の方法は上記と同様。
- 角度計を母指背側に密着させて測定する。
- 測定値は 2°刻みで読値 する。

測定のキーポイント

- 多くの場合，座位で測定するが，状況に応じて臥位でも測定は可能である。
- 母指IP関節は伸展位に，手関節は中間位に保持させて測定する。

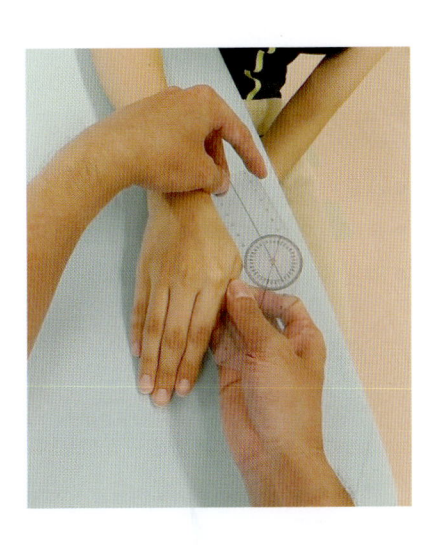

28 母指 MCP関節伸展

2章 上肢関節に対する ROM 測定法

Thumb Extension

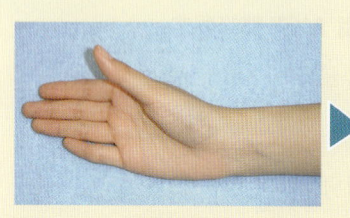

■母指 MCP 関節伸展

基本軸	第1中手骨
移動軸	第1基節骨
参考可動域	0〜10°

開始肢位　　可動最終位

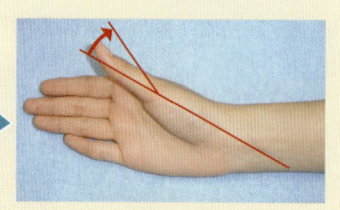

母指 MCP 関節伸展の測定

- テーブル（検査台）上に前腕および手部を接触させて安定させる。
- 角度計は母指の背側へ密着させて測定する。
- 母指 CM 関節は内転位に保持する（深い外転位では長母指屈筋や短母指伸筋により制限を受ける）。
- 母指 IP 関節は屈曲位にする（長母指屈筋により制限を受ける）。
- 手関節は中間位に保持する（深い橈屈位では，長母指伸筋や短母指伸筋により制限を受ける）。
- 前腕は中間位または回内位で測定する。
- 骨触知により各運動軸を確実にとらえる。

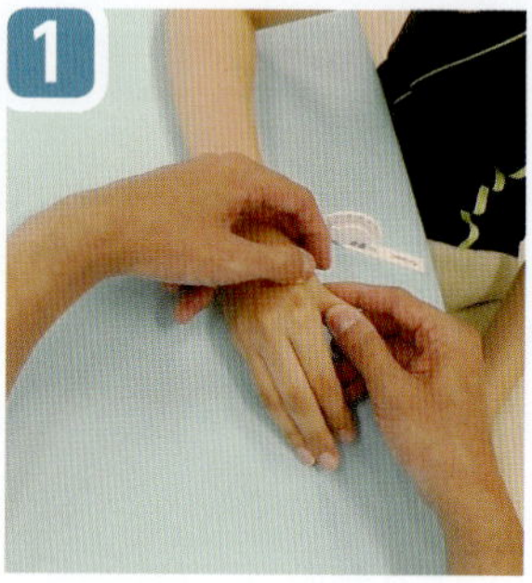

- 最大可動域を確認し，角度計を既読角度で準備しておく。
- 各測定軸に角度計を設定し，その場で測定値を読値する。 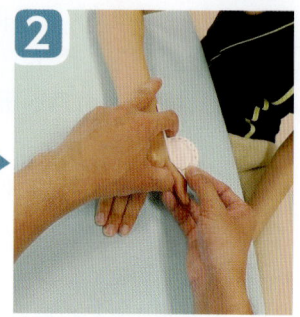
- 測定値は2°刻みで読値する。

プラスチック角度計での測定

- 測定の方法は上記と同様。
- 角度計を母指背側に密着させて測定する。
- 測定値は2°刻みで読値する。

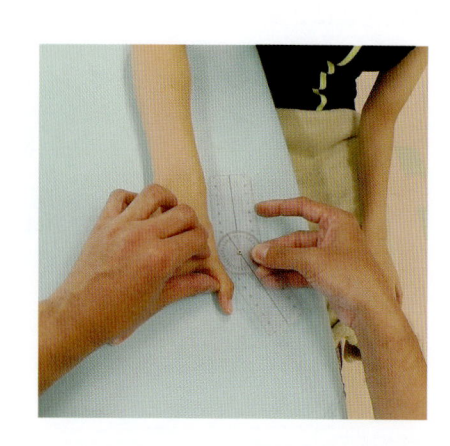

測定のキーポイント

- 多くの場合，座位で測定するが，状況に応じて臥位でも測定は可能である。
- 母指 CM 関節は内転位に，手関節は中間位で保持させて測定する。

29 母指 IP関節屈曲

2章　上肢関節に対するROM測定法

Thumb Flexion

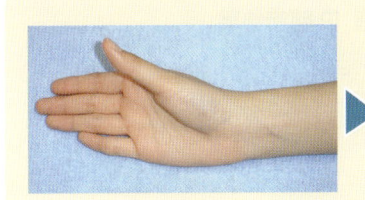

■母指 IP関節屈曲

基本軸	第1基節骨
移動軸	第1末節骨
参考可動域	0〜80°

開始肢位　　可動最終位

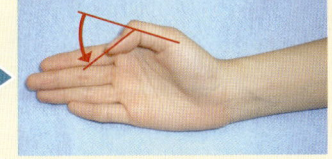

母指 IP関節屈曲の測定

- テーブル（検査台）上に前腕および手部を接触させて安定させる。
- 角度計は母指の背側へ密着させて測定する。
- 手関節は中間位に保持する（深い尺屈位では，長母指伸筋により制限を受ける）。
- 骨触知により各運動軸を確実にとらえる。

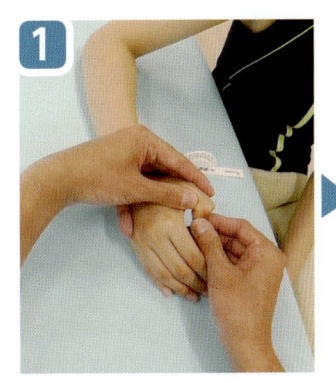

1 最大可動域を確認し，角度計を既読角度で準備しておく。

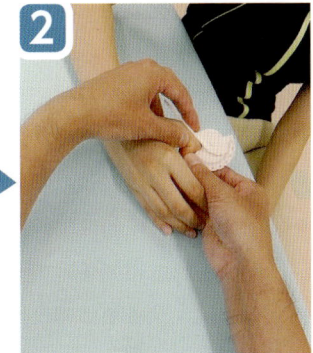

2 各測定軸に角度計を設定し，その場で測定値を読値する。
- 測定値は2°刻みで読値する。

プラスチック角度計での測定

- 測定の方法は上記と同様。
- 角度計を母指背側に密着させて測定する。
- 測定値は2°刻みで読値する。

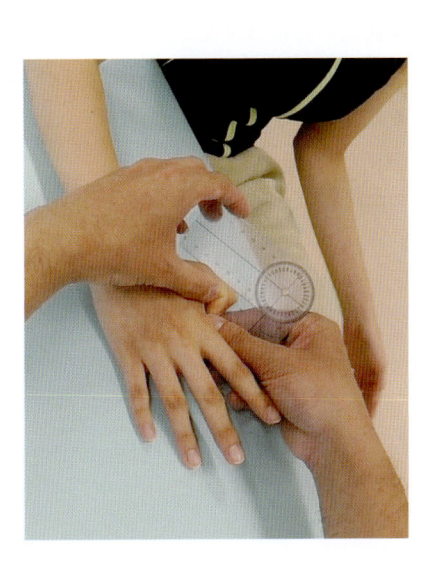

測定のキーポイント

- 多くの場合，座位で測定するが，状況に応じて臥位でも測定は可能である。
- 手関節は中間位で保持させて測定する。

30 母指 IP関節伸展

2章 上肢関節に対するROM測定法

Thumb Extension

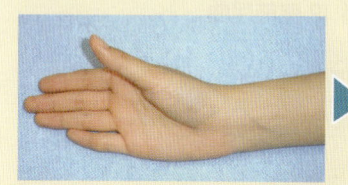

■ 母指 IP関節伸展

基本軸	第1基節骨
移動軸	第1末節骨
参考可動域	0〜10°

開始肢位 → 可動最終位

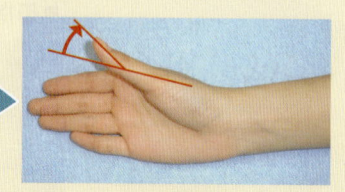

母指 IP関節伸展の測定

- テーブル（検査台）上に前腕および手部を接触させて安定させる。
- 角度計は母指の背側へ密着させて測定する。
- 手関節は中間位に保持する（深い橈屈位では，長母指屈筋により制限を受ける）。
- 母指関節は軽度屈曲位に保持する（強い伸展位では，長母指屈筋により制限を受ける）。
- 骨触知により各運動軸を確実にとらえる。

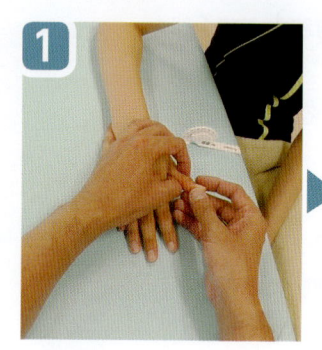

1. 最大可動域を確認し，角度計を既読角度で準備しておく。
2. 各測定軸に角度計を設定し，その場で測定値を読値する。 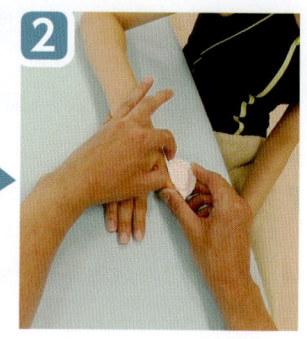
- 測定値は2°刻みで読値する。

プラスチック角度計での測定

- 測定の方法は上記と同様。
- 角度計を母指背側に密着させて測定する。
- 測定値は2°刻みで読値する。

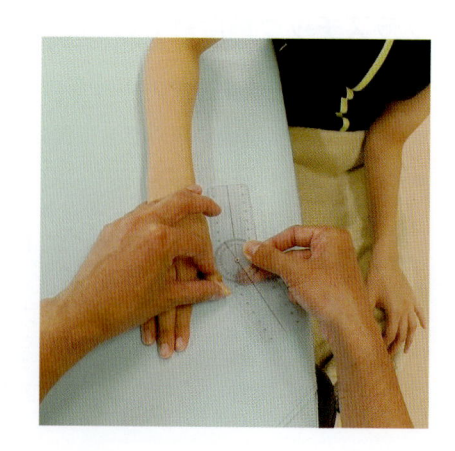

測定のキーポイント

- 多くの場合，座位で測定するが，状況に応じて臥位でも測定は可能である。
- 手関節は中間位で保持させて測定する。

31 手指 MCP関節屈曲

2章 上肢関節に対する ROM 測定法

Finger Flexion

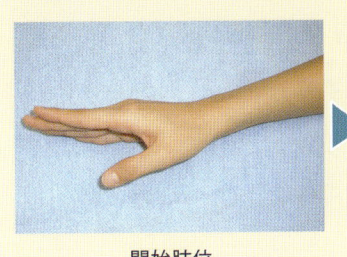

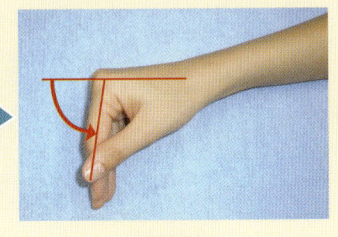

■ 手指 MCP 関節屈曲

基本軸	第2～5中手骨
移動軸	第2～5基節骨
参考可動域	0～90°

開始肢位　　可動最終位

手指 MCP 関節屈曲の測定

- テーブル（検査台）上に前腕および手部を接触させて安定させる。
- 角度計は手指の背側へ密着させて測定する。
- 手関節は中間位に保持する（深い掌屈位では，総指伸筋や示指・小指固有伸筋により制限を受ける）。
- 手指 PIP 関節・DIP 関節は伸展位または軽度屈曲位に保持する（深い屈曲位では総指伸筋や示指・小指固有伸筋により制限を受ける）。
- 骨触知により各運動軸を確実にとらえる。

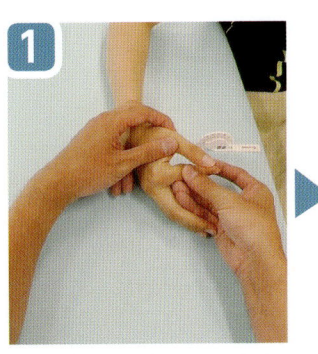

1 最大可動域を確認し，角度計を既読角度で準備しておく。

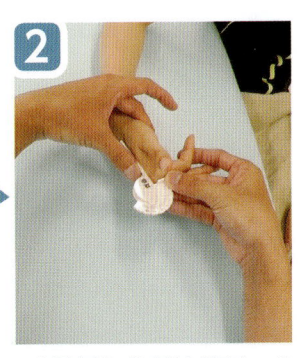

2
- 各測定軸に角度計を設定し，その場で測定値を読値する。
- 手指背部に直接接触させて測定する。
- 測定値は 2°刻みで読値する。

プラスチック角度計での測定

- 測定の方法は上記と同様。
- 角度計を手指背側に密着させて測定する。
- 測定値は 2°刻みで読値する。

測定のキーポイント

- 多くの場合，座位で測定するが，状況に応じて臥位でも測定は可能である。
- 手関節は中間位で保持させ，手指 PIP 関節・DIP 関節は伸展位または軽度屈曲位に保持する。

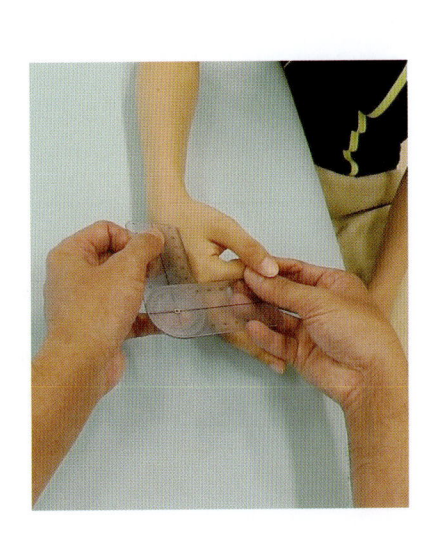

2章 上肢関節に対するROM測定法
32 手指 MCP関節伸展
Finger Extension

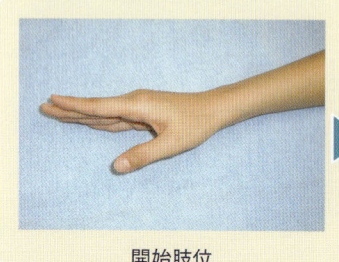

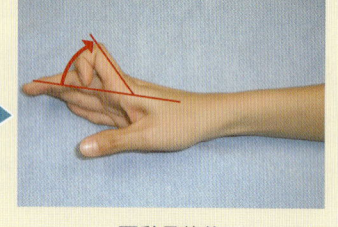

■手指 MCP関節伸展

基本軸	第2～5中手骨
移動軸	第2～5基節骨
参考可動域	0～45°

開始肢位　　　可動最終位

手指 MCP関節伸展の測定

- テーブル（検査台）上に前腕および手部を接触させて安定させる。
- 角度計は手指の背側へ密着させて測定する。
- 手関節は中間位に保持する（深い背屈位では，深指屈筋や浅指屈筋により制限を受ける）。
- 手指PIP関節・DIP関節は軽度屈曲位に保持する（深い伸展位では深指屈筋や浅指屈筋により制限を受ける）。
- 骨触知により各運動軸を確実にとらえる。

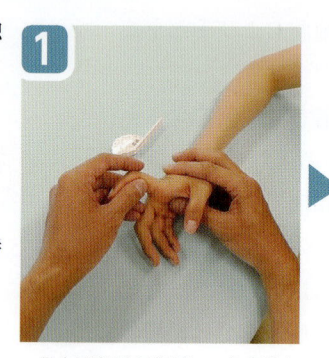

1
- 最大可動域を確認し，角度計を既読角度で準備しておく。

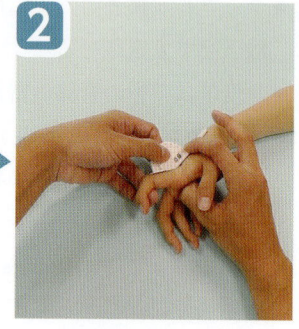

2
- 各測定軸に角度計を設定し，その場で測定値を読値する。
- 手指背部に直接接触させて測定する。
- 測定値は2°刻みで読値する。

プラスチック角度計での測定

- 測定の方法は上記と同様。
- 角度計を手指背側に密着させて測定する。
- 測定値は2°刻みで読値する。

測定のキーポイント

- 多くの場合，座位で測定するが，状況に応じて臥位でも測定は可能である。
- 手関節は中間位で保持させ，手指PIP関節・DIP関節は軽度屈曲位に保持する。

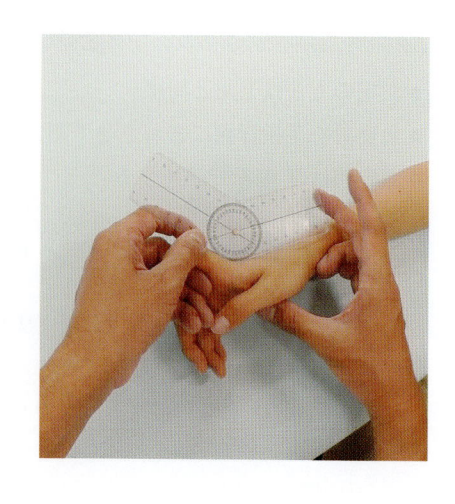

33 手指 PIP関節屈曲

2章 上肢関節に対するROM測定法

Finger Flexion

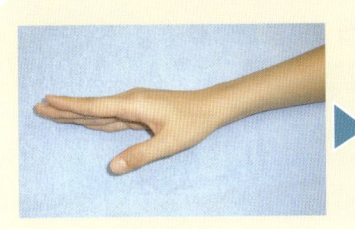

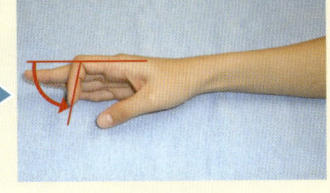

■ 手指 PIP関節屈曲

基本軸	第2～5基節骨
移動軸	第2～5中節骨
参考可動域	0～100°

開始肢位　　　可動最終位

手指 PIP関節屈曲の測定

- テーブル（検査台）上に前腕および手部を接触させて安定させる。
- 角度計は手指の背側へ密着させて測定する。
- 手関節は中間位に保持する（深い掌屈位では，総指伸筋や示指・小指固有伸筋により制限を受ける）。
- 手指MCP関節・DIP関節は伸展位または軽度屈曲位に保持する（屈曲位では総指伸筋や示指・小指固有伸筋により制限を受ける）。
- 骨触知により各運動軸を確実にとらえる。

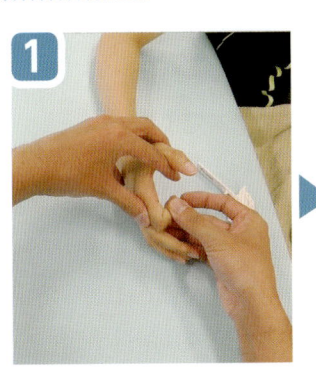

1
- 最大可動域を確認し，角度計を既読角度で準備しておく。

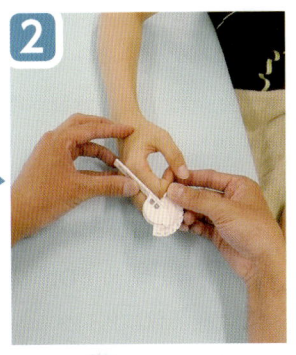

2
- 各測定軸に角度計を設定し，その場で測定値を読値する。
- 手指背部に直接接触させて測定する。
- 測定値は2°刻みで読値する。

プラスチック角度計での測定

- 測定の方法は上記と同様。
- 角度計を手指背側に密着させて測定する。
- 測定値は2°刻みで読値する。

測定のキーポイント

- 多くの場合，座位で測定するが，状況に応じて臥位でも測定は可能である。
- 手関節は中間位で保持させ，手指MCP関節・DIP関節は伸展位または軽度屈曲位に保持する。

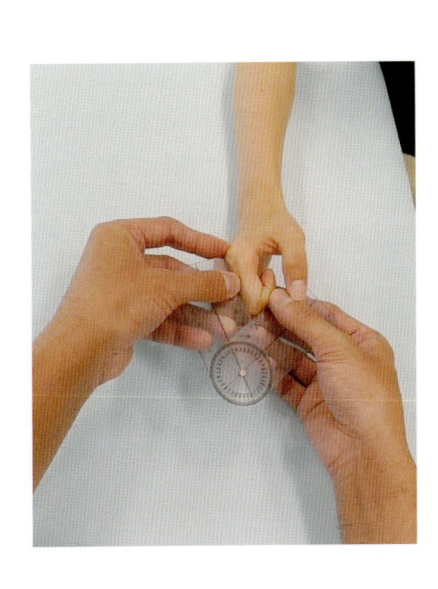

2章 上肢関節に対するROM測定法

34 手指 PIP関節伸展

Finger Extension

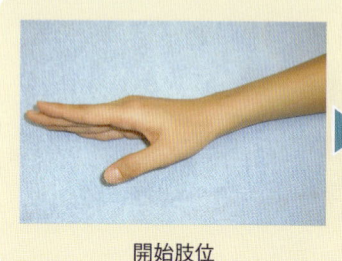

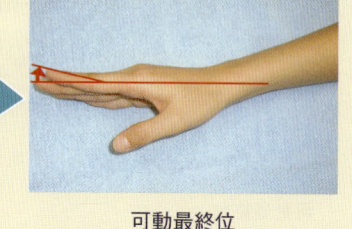

■手指 PIP 関節伸展

基本軸	第2～5基節骨
移動軸	第2～5中節骨
参考可動域	0～0°

開始肢位　　　可動最終位

手指 PIP 関節伸展の測定

- テーブル（検査台）上に前腕および手部を接触させて安定させる。
- 角度計は手指の背側へ密着させて測定する。
- 手関節は中間位に保持する（深い背屈位では，深指屈筋や浅指屈筋により制限を受ける）。
- 手指 MCP 関節・DIP 関節は中間位もしくは軽度屈曲位に保持する（強い伸展位では深指屈筋や浅指屈筋により制限を受ける）。
- 骨触知により各運動軸を確実にとらえる。

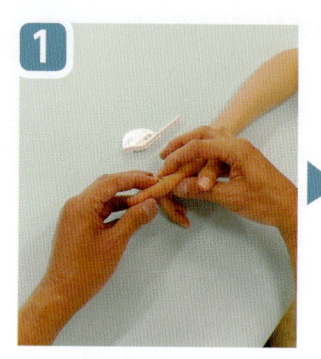

1
- 最大可動域を確認し，角度計を既読角度で準備しておく。

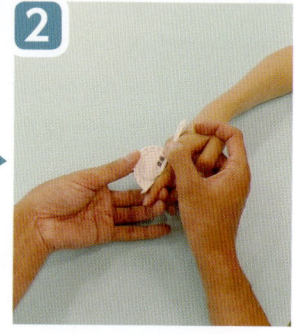

2
- 各測定軸に角度計を設定し，その場で測定値を読値する。
- 手指背部に直接接触させて測定する。
- 測定値は 2°刻みで読値する。

プラスチック角度計での測定

- 測定の方法は上記と同様。
- 角度計を手指背側に密着させて測定する。
- 測定値は 2°刻みで読値する。

測定のキーポイント

- 多くの場合，座位で測定するが，状況に応じて臥位でも測定は可能である。
- 手関節は中間位で保持させ，手指 MCP 関節・DIP 関節は中間位もしくは軽度屈曲位に保持する。

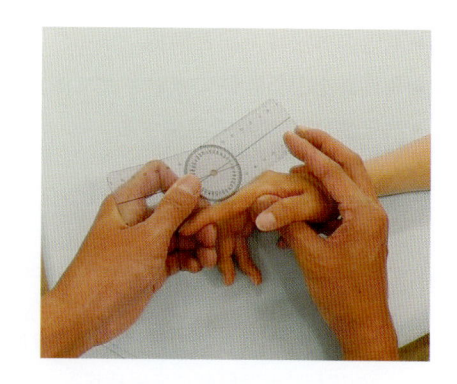

35 手指 DIP関節屈曲

2章 上肢関節に対するROM測定法

Finger Flexion

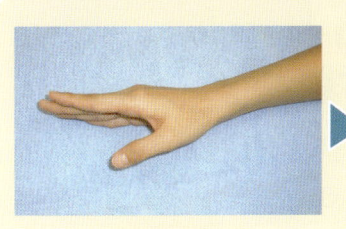

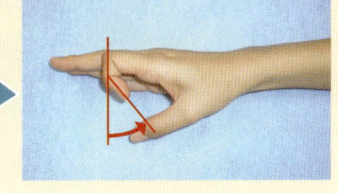

■手指 DIP関節屈曲

基本軸	第2～5中節骨
移動軸	第2～5末節骨
参考可動域	0～80°

開始肢位 → 可動最終位

手指 DIP関節屈曲の測定

- テーブル（検査台）上に前腕および手部を接触させて安定させる。
- 角度計は手指の背側へ密着させて測定する。
- 手関節は中間位に保持する（深い掌屈位では，総指伸筋や示指・小指固有伸筋により制限を受ける）。
- 測定時，手指MCP関節・PIP関節が総屈曲位とならないように注意する（屈曲位では総指伸筋や示指・小指固有伸筋により制限を受ける）。
- 骨触知により各運動軸を確実にとらえる。

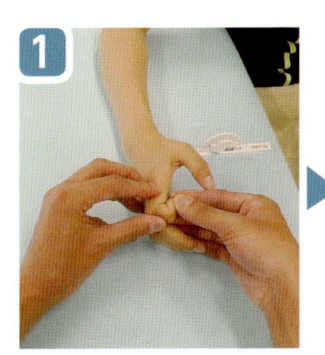

1. 最大可動域を確認し，角度計を既読角度で準備しておく。
2. 各測定軸に角度計を設定し，その場で測定値を読値する。
   - 手指背部に直接接触させて測定する。
   - 測定値は2°刻みで読値する。

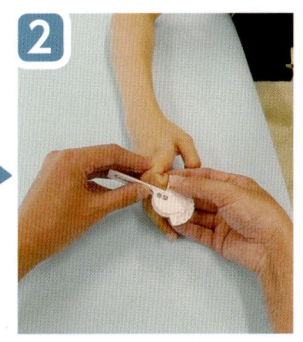

プラスチック角度計での測定

- 測定の方法は上記と同様。
- 角度計を手指背側に密着させて測定する。
- 測定値は2°刻みで読値する。

測定のキーポイント

- 多くの場合，座位で測定するが，状況に応じて臥位でも測定は可能である。
- 手関節は中間位で保持させ，手指MCP関節・PIP関節は伸展位または軽度屈曲位に保持する。

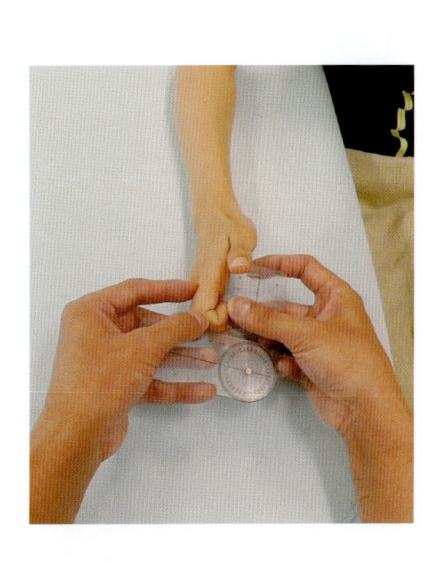

36 手指 DIP関節伸展

2章 上肢関節に対する ROM 測定法

Finger Extension

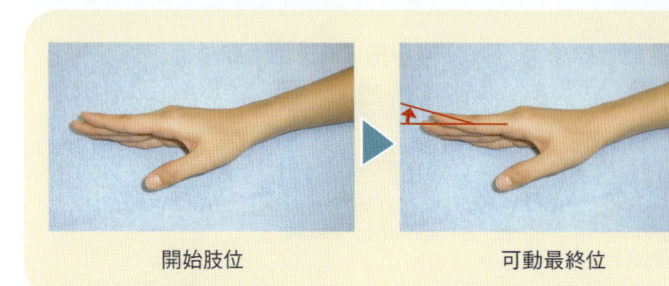

■手指 DIP 関節伸展	
基本軸	第2～5中節骨
移動軸	第2～5末節骨
参考可動域	0～0°

開始肢位　可動最終位

手指 DIP 関節伸展の測定

- テーブル（検査台）上に前腕および手部を接触させて安定させる。
- 角度計は手指の背側へ密着させて測定する。
- 手関節は中間位に保持する（深い背屈位では，深指屈筋や浅指屈筋により制限を受ける）。
- 手指 MCP 関節・PIP 関節は中間位もしくは軽度屈曲位に保持する（深い伸展位では深指屈筋や浅指屈筋により制限を受ける）。
- 骨触知により各運動軸を確実にとらえる。

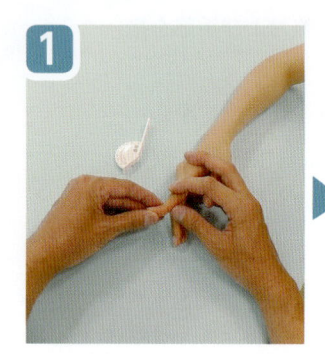

1
- 最大可動域を確認し，角度計を既読角度で準備しておく。

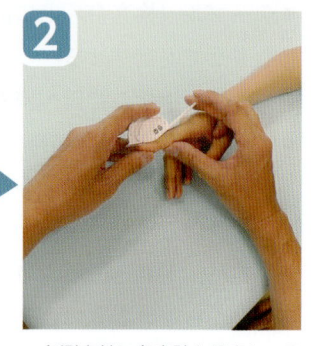

2
- 各測定軸に角度計を設定し，その場で測定値を読値する。
- 手指背部に直接接触させて測定する。
- 測定値は 2°刻みで読値する。

プラスチック角度計での測定

- 測定の方法は上記と同様。
- 角度計を手指背側に密着させて測定する。
- 測定値は 2°刻みで読値する。

測定のキーポイント

- 多くの場合，座位で測定するが，状況に応じて臥位でも測定は可能である。
- 手関節は中間位で保持させ，手指 MCP 関節・PIP 関節は中間位もしくは軽度屈曲位に保持する。

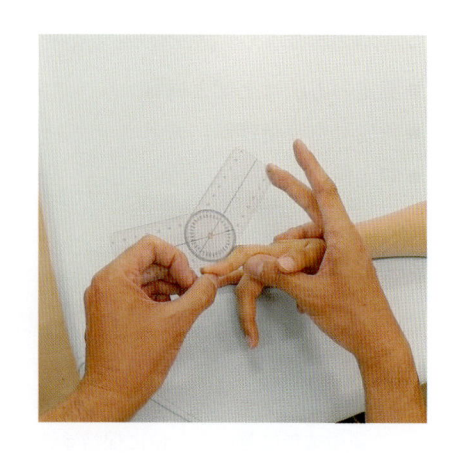

37 手指関節外転

2章　上肢関節に対するROM測定法

Finger Abduction

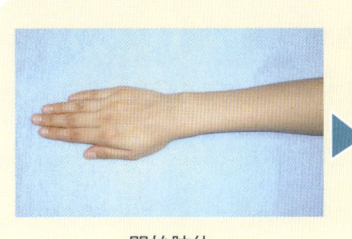

■手指関節外転

基本軸	第3中手骨延長線
移動軸	第2・4・5指軸
参考可動域	——

開始肢位　　可動最終位

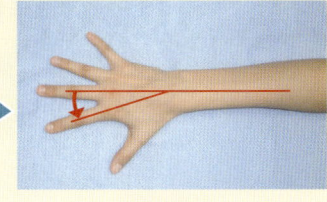

手指関節外転の測定

- テーブル（検査台）上に前腕・手掌部を接触させて安定させる。
- 前腕回内位で測定する。
- 手掌がテーブル面から離れないように操作する。
- MCP関節を伸展位に保持する（屈曲位では，MCP関節側副靱帯により制限を受ける）。
- 骨触知により各運動軸を確実にとらえる。

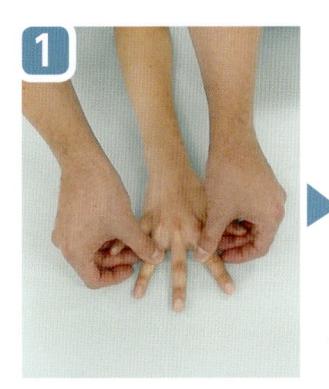

1 最大可動域を確認し，角度計を既読角度で準備しておく。

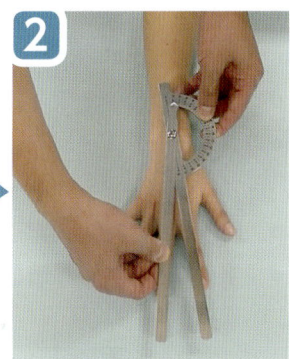

2
- 各測定軸に角度計を設定し，その場で測定値を読値する。
- 測定値は5°刻みで読値する。

プラスチック角度計での測定

- 測定の方法は上記と同様。
- 本体が半透明であることを生かし，各軸を完全に一致させる。
- 測定値は5°刻みで読値する。

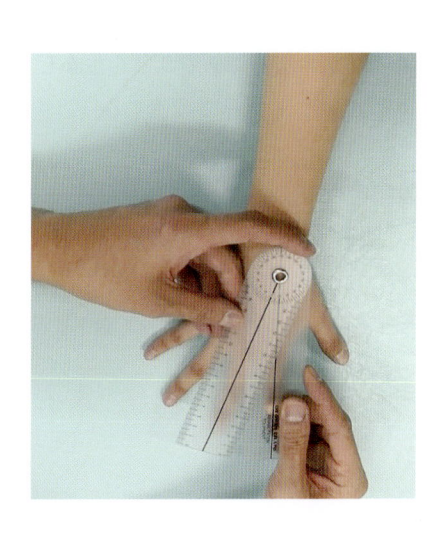

測定のキーポイント

- 多くの場合，座位で測定するが，状況に応じて臥位でも測定は可能である。
- 前腕回内位で安定させて測定する。
- 手掌をテーブル面から離さない。
- MCP関節を伸展位に保持する。

38 手指関節内転

2章 上肢関節に対する ROM 測定法

Finger Adduction

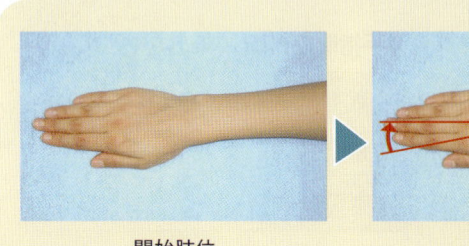

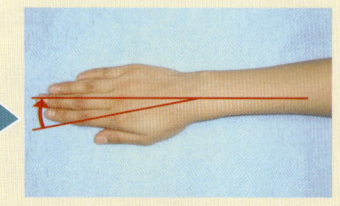

■手指関節内転

基本軸	第3中手骨延長線
移動軸	第2・4・5指軸
参考可動域	——

開始肢位　　可動最終位

手指関節内転の測定

- テーブル（検査台）上に前腕・手部を接触させて安定させる。
- 前腕回内位で測定する。
- 手掌がテーブル面から離れないように操作する。
- MCP関節伸展位で測定する。
- 骨触知により各運動軸を確実にとらえる。

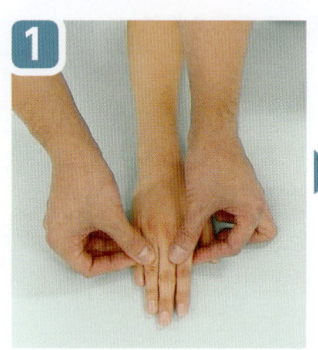

1 ● 最大可動域を確認し，角度計を既読角度で準備しておく。

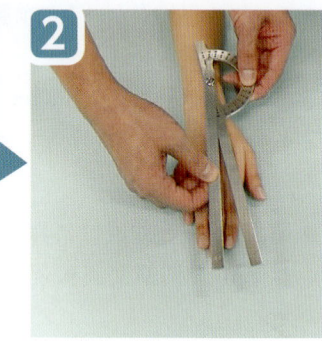

2 ● 各測定軸に角度計を設定し，その場で測定値を読値する。
● 測定値は5°刻みで読値する。

プラスチック角度計での測定

- 測定の方法は上記と同様。
- 本体が半透明であることを生かし，各軸を完全に一致させる。
- 測定値は5°刻みで読値する。

測定のキーポイント

- 多くの場合，座位で測定するが，状況に応じて臥位でも測定は可能である。
- 前腕回内位で安定させて測定する。
- 手掌をテーブル面から離さない。

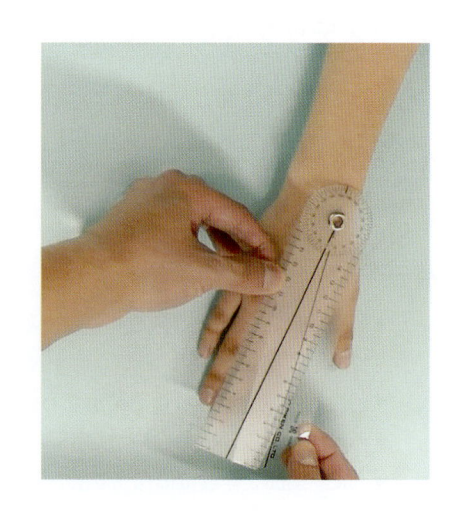

39 手指の測定 別法：距離測定による機能評価法

2章　上肢関節に対するROM測定法

測定時の注意点

- 角度計を用いない簡易的な測定法である。
- テーブル（検査台）上に前腕部を接触させて安定させる。
- 各測定の目的に応じた前腕の肢位を設定する。
- 左右それぞれを測定し，その差を比較する。

■指尖間距離（cm）

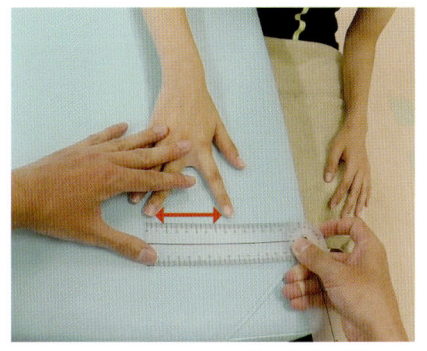

- 手指外転運動（テーブル上・手掌面）。
- 指尖間の距離をそれぞれ測定する。
- 指尖間の直線距離を測定する。

■指尖－手掌間距離（tip palm distance：TPD）（cm）

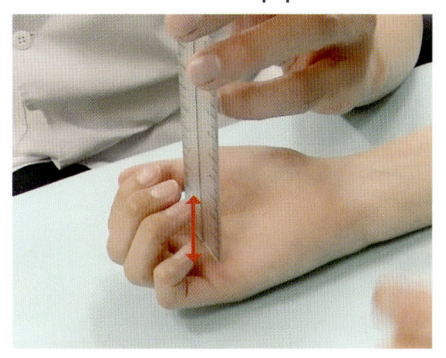

- 手指屈曲運動。
- 目的の手指先端から手掌皮線間の距離をそれぞれ測定する（手掌皮線：近位手掌皮線と遠位手掌皮線の結合線）。
- 各間の直線距離を測定する。

■母指尖－手掌間距離（cm）

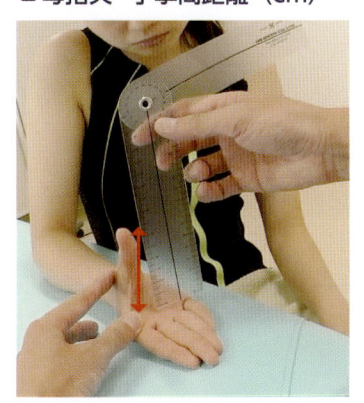

- 掌側外転運動。
- 母指先端から近位手掌皮線間の距離を測定する。
- 直線距離を測定する。

■母指尖－指尖間（対立）距離（cm）

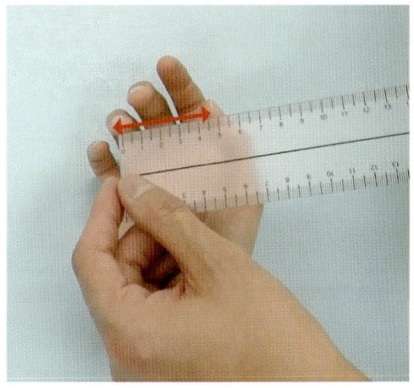

- 対立運動。
- 母指先端から目的の手指先端間の距離をそれぞれ測定する。
- 各指尖との直線距離を測定する。

40 関節可動域および手指腱機能評価(TAM)

2章 上肢関節に対するROM測定法

- 手指腱損傷症例では、手指関節の他動可動性とともに総自動可動性が重要視される。
- 手指腱機能評価法として、total active motion(TAM)と tip palm distance(TPD)(前ページを参照)などの測定を行う。
- TAM は、腱修復後の腱機能評価法であり、屈筋腱の場合、修復指3関節(MCP・PIP・DIP)の屈曲総和角度から修復指3関節の伸展不足総和角度を差し引いたものである。
- %TAM は、TAM の対側比である。左右の比較により、その障害度を測る。
- TAM 算出においては、それぞれの関節における過伸展角度をこれに加えない。

■ TAM：示指屈筋腱損傷例

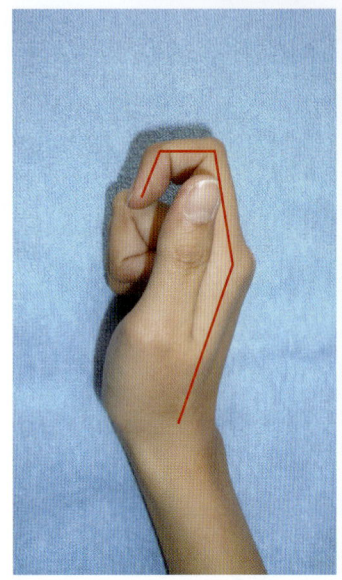

a 手指最大自動屈曲時 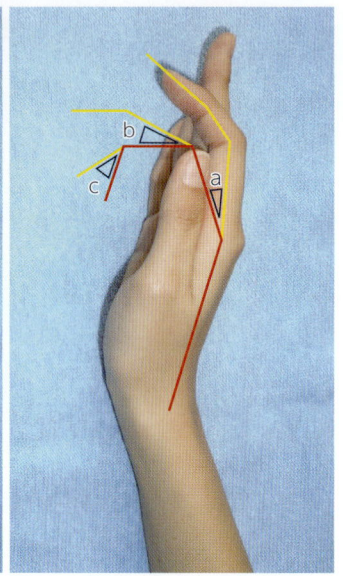　　b 手指最大自動伸展時

TAM = 修復指3関節(MCP・PIP・DIP)の屈曲総和角度 − 修復指3関節の伸展不足総和角度
　　 = (上図の)∠a + ∠b + ∠c

$$\%\,TAM = \frac{損傷手指\,TAM}{対側手指\,TAM} \times 100$$

③ 下肢関節に対する ROM 測定法

3章 下肢関節に対するROM測定法

1 股関節屈曲

Hip Joint Flexion

Outline

運動の特徴

- 矢状面上，前額・水平軸による関節運動である。
- 股関節は下肢の基盤関節であり，屈曲運動は移動動作のみならず，足部を含めた下肢の挙上において重要である。

開始肢位

可動最終位

■股関節屈曲

基本軸	体幹と平行な線
移動軸	大腿骨（大転子と大腿骨外顆の中心を結ぶ線）
参考可動域	0〜125°

■制限因子

制限因子

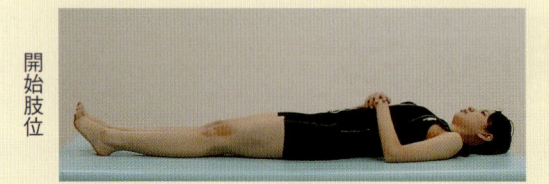

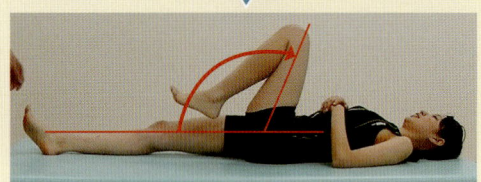

股関節後方の軟部組織
- 大殿筋（①）
- 中殿筋後部線維（②）
- 大内転筋（③）
- 関節包後方線維，など

a　背面（表層）　　b　背面（深層）

注意すべき代償運動（次ページ参照）

- 骨盤の後傾
- 骨盤の同側前方への回旋

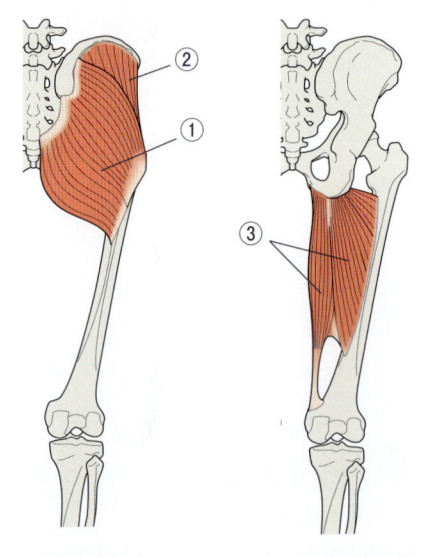

＊写真中の矢印　▶：測定者による操作，▷：測定者による制動，▶：代償運動

基本測定肢位と他体位での測定条件比較（代償運動の比較）

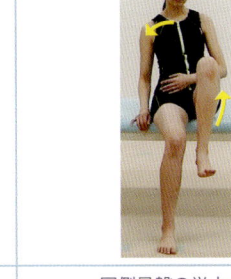

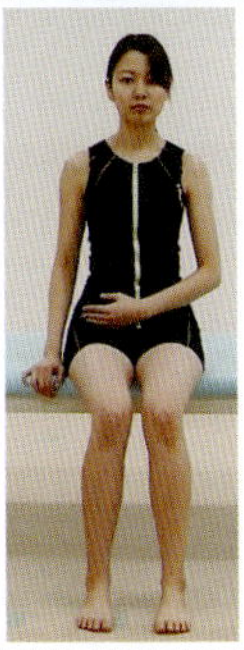

	座 位		背臥位
	矢状面	前額面	矢状面
開始肢位	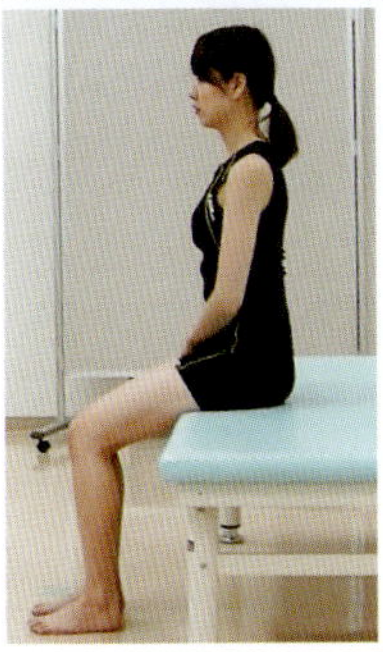		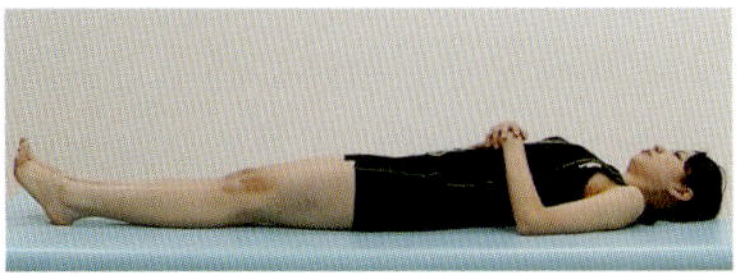
可動最終位	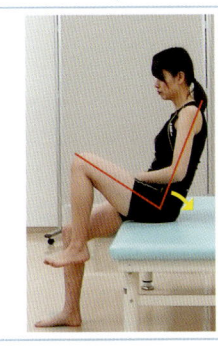		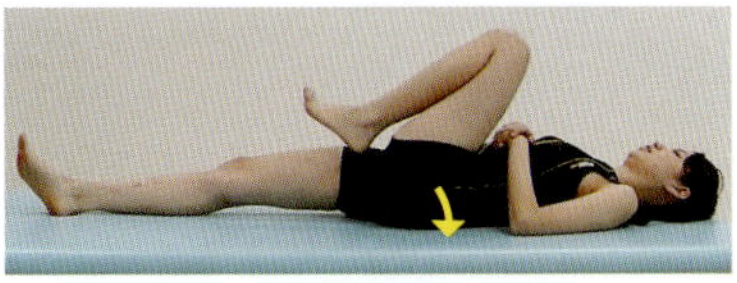
代償運動	体幹・骨盤の後傾(+)	同側骨盤の挙上(+) 体幹の反対側への側屈(+)	骨盤の後傾(+)

	矢状面	前額面
過剰に運動すると…	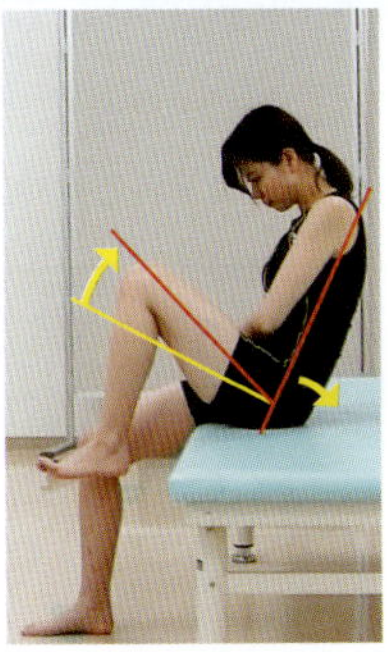	
代償運動	体幹・骨盤の後傾(++)	同側骨盤の挙上(++) 体幹の反対側への側屈(++)

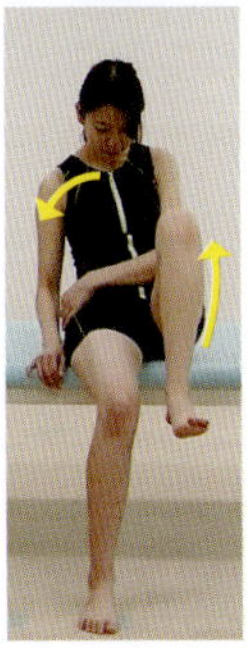

MEMO
臥位での代償運動は限定的。

🔍 観察ポイント

- 原則的な測定肢位は背臥位である。座位では上述のように体幹や骨盤による代償運動が著明となる。背臥位では体幹の安定が得られており，代償運動の出現は限定的である。
- 確実に代償運動を抑制するため，背臥位での測定が推奨される。

基礎演習

測定においての注意点

- 代償運動として股関節屈曲運動に伴う骨盤の後傾に注目する。
- 骨盤の後傾による反対側の大腿後部の浮き上がりが出現する直前までを指標に測定する。
- 被測定者の既往に注意し，疼痛についても表情や声かけにより確認する。

■股関節屈曲

基本軸	体幹と平行な線
移動軸	大腿骨（大転子と大腿骨外顆の中心を結ぶ線）
運動面	矢状面
参考可動域	0～125°

測定の流れ

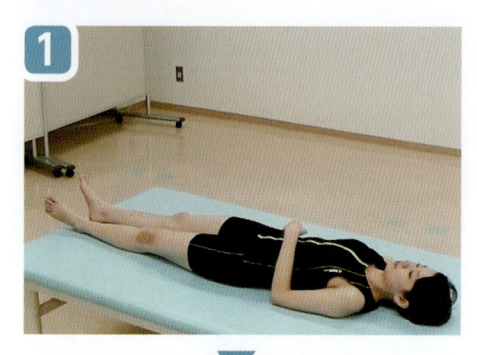

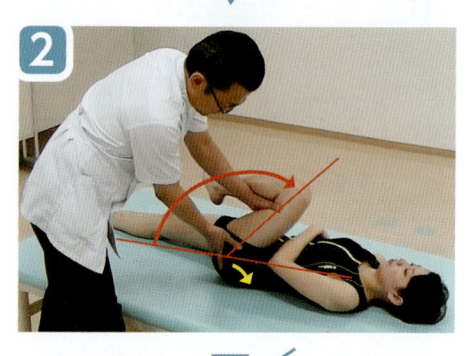

1
- 開始肢位

2
- 最大他動可動域を確認する。
- 股関節屈曲の場合，骨盤の後傾による代償運動が出現する可能性があるため，骨盤を安定させる。
- 「誤読」が生じないように，90°を超えているかといった目安を設定して概角度を読んでおく。

  - 確認した観察角度にゴニオメーターをセットしておく。
  - 再び最大可動域まで稼動させる。

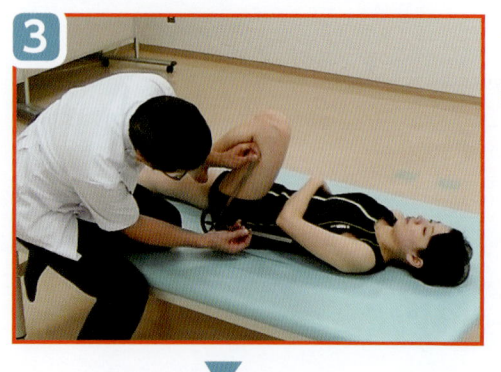

3
- ゴニオメーターを各軸にセットし，測定値は慎重に真横から「その場で」読む。
- ※被測定者を開始肢位へ戻してからの結果の読み取りは誤読を生じさせる。

測定後，開始肢位へ戻す

応用演習（代償運動の見極めと制動した測定法）

■代償運動なし

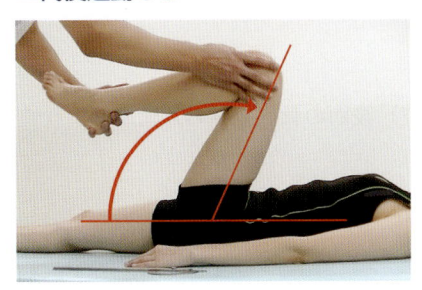

■代償運動あり

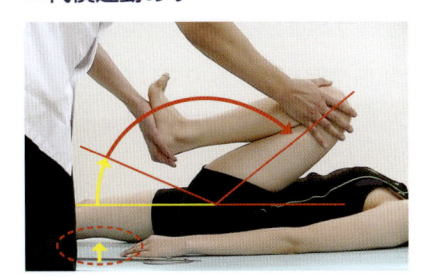

・骨盤の後傾に伴い反対側の大腿後面が持ち上がる（○部）。

■背臥位にて過剰運動により出現する代償運動

矢状面	前額面・水平面
骨盤の後傾(+)	特になし

測定のキーポイント

- 骨盤の後傾により，基本軸（体幹と平行な線）が不安定になり，大きな可動性があると錯覚してしまう。
- 股関節屈曲は骨盤と大腿骨との相対的な角度変化をとらえなければならないため，骨盤を確実に安定させる必要がある。

制動方法

【徒手操作】
- 骨盤の後傾に伴い大腿部が軸性に挙上するため，観察により代償運動を確実にとらえる。
- 大腿部を測定者の下腿により圧迫し，安定させる。
- 大腿骨が回旋しないように回旋中間位に設定する。

【被測定者への指示】
- 完全に脱力させ，疼痛の有無について確認する。
- 大腿部を上方から圧迫支持するため，圧迫痛については速やかに訴えてもらう。

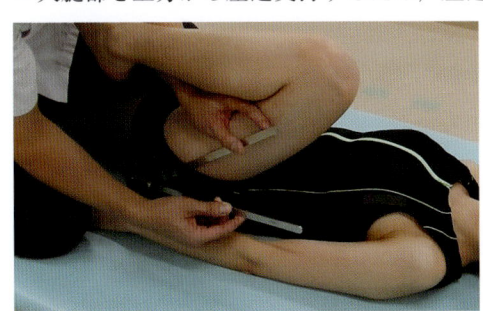

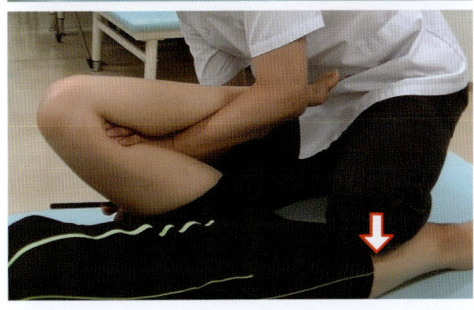

制動操作のキーポイント

- 骨盤の後傾に伴い軸性に挙上する大腿部を測定者の下腿により圧迫することで，骨盤を安定させる。

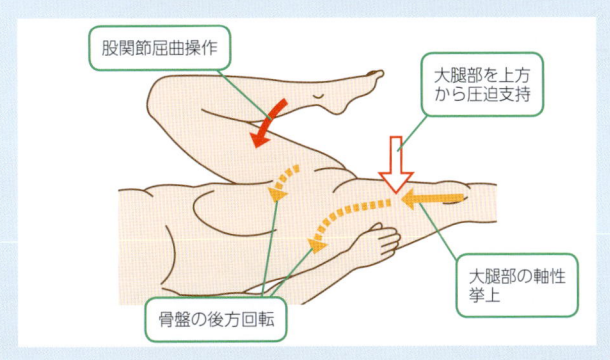

股関節屈曲操作
大腿部を上方から圧迫支持
骨盤の後方回転
大腿部の軸性挙上

臨床応用演習〔臨床を想定した膝関節伸展位での測定(SLR)〕

SLRでの測定において出現する代償運動

- SLRは股関節の純粋な屈曲機能を示すものではない。
- 二関節筋群であるハムストリングスや，大腿神経などの大腿部（下肢）後面の軟部組織の短縮度や柔軟性を客観的にとらえる方法である。
- SLRと膝屈曲位での測定値を比較することにより，上記のような制動原因を考察する。

■代償運動なし　　　　　　　　　　　　■代償運動あり

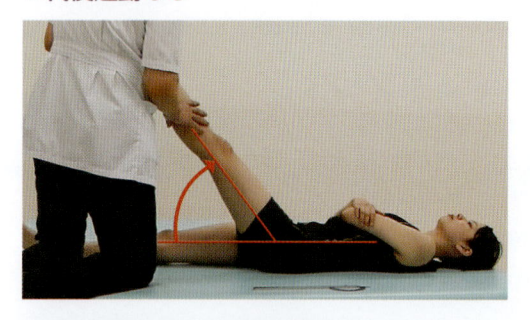

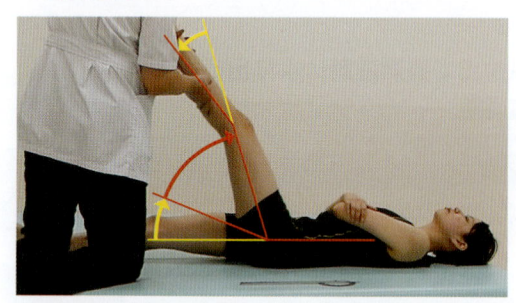

- 骨盤の後方回転と膝関節の屈曲による代償運動が出現している。

■ SLRで出現する代償運動

矢状面	水平面
骨盤の後傾（反対側の大腿後部の持ち上がり）(+) 膝関節の屈曲(+)	特になし

SLRでの測定

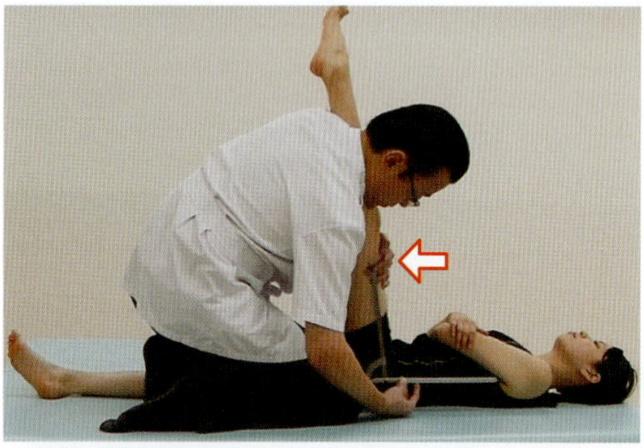

測定のキーポイント

- 股関節の屈曲操作に伴い，膝関節の屈曲が出現する（ハムストリングスの作用）。
- 測定者の上体の伸び上がり動作により，股関節屈曲操作を行う。
- 被測定者へは，完全に脱力させ，疼痛の有無について確認する。
- 膝関節の伸展操作と同時にゴニオメーターの操作も行う。
- 反対側の大腿後部の持ち上がりについても制動操作を行う（「応用演習」(p.141)参照）。
- ゴニオメーターを身体に接触させないように，指1本分のスペースを確保する。

■ゴニオメーターの操作

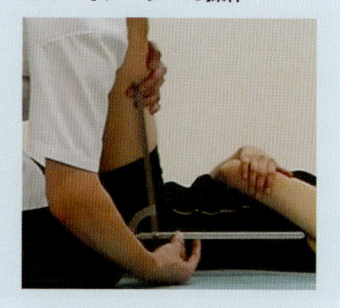

2 股関節伸展

3章 下肢関節に対するROM測定法

Hip Joint Extension

Outline

運動の特徴

- 矢状面上，前額・水平軸による関節運動である。
- 股関節は下肢の基盤関節であり，伸展運動は抗重力のみならず，歩行や走行では強力な駆動力発揮のため非常に重要である。
- 特に歩行や走行では推進性に直結する機能である。

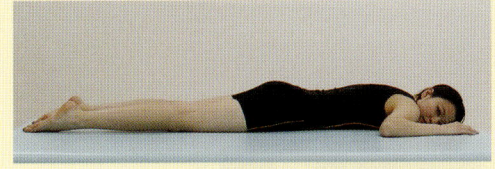

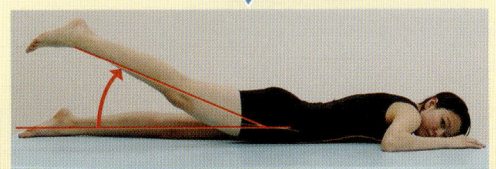

■股関節伸展

基本軸	体幹と平行な線
移動軸	大腿骨（大転子と大腿骨外顆の中心を結ぶ線）
参考可動域	0〜15°

開始肢位

可動最終位

制限因子

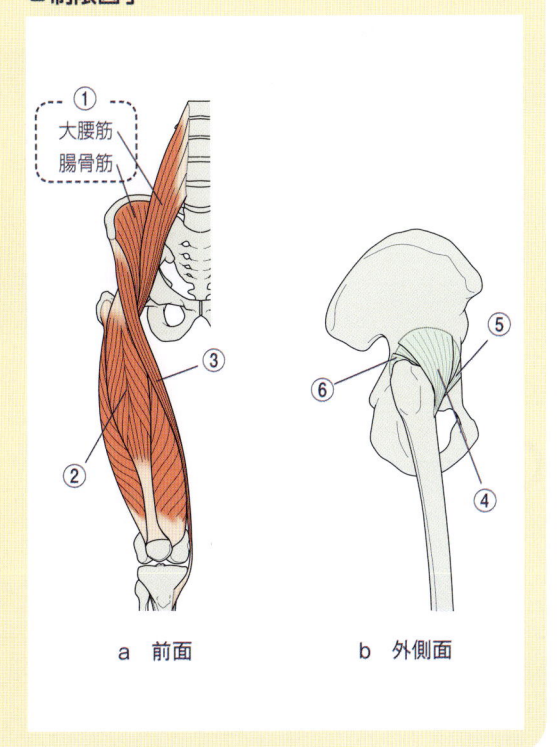

股関節前方の軟部組織
- 腸腰筋（①）
- 大腿直筋（②）
- 縫工筋（③）
- 腸骨大腿靱帯（④）
- 恥骨大腿靱帯（⑤）
- 坐骨大腿靱帯（⑥）
- 関節包後方線維，など

■制限因子

① 大腰筋　腸骨筋

a　前面　　b　外側面

注意すべき代償運動（次ページ参照）

- 骨盤の前傾
- 骨盤の同側後方への回旋

＊写真中の矢印　▶：測定者による操作，▷：測定者による制動，▷：代償運動

基本測定肢位での代償運動の確認

- 身体後方への下肢関節運動であり，座位での実施は困難である。
- 原則として，当運動方向への関節運動は腹臥位にて実施する。

腹臥位
矢状面

開始肢位	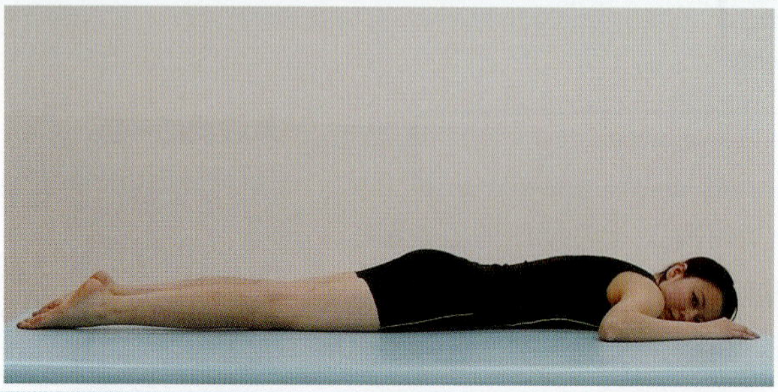
可動最終位	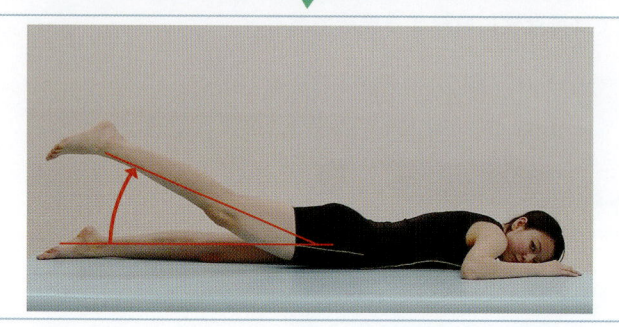
代償運動	特に変化なし
過剰に運動すると…	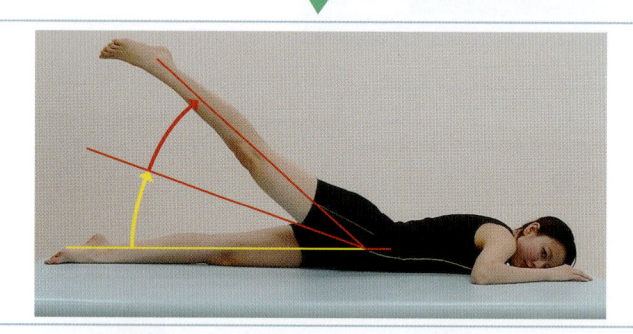
代償運動	骨盤の持ち上がり（腰部回旋）(++)，骨盤の前傾(++)

観察ポイント

- 原則的な測定肢位は腹臥位であり，座位での測定は困難である。腹臥位での測定においても，過剰な伸展操作では，骨盤の代償運動が出現する。
- 確実に代償運動を抑制し骨盤を安定させるため，腹臥位での測定が推奨される。

MEMO

臥位での代償運動は限定的。

基礎演習

測定においての注意点

- 代償運動として股関節伸展運動に伴う骨盤の前傾に注目する。
- 骨盤の前傾により，同側の骨盤前面の浮き上がりが出現する。
- 骨盤前面が浮き上がる直前までを指標に測定する。
- 被測定者の既往に注意し，疼痛についても表情や声かけにより確認する。

■股関節伸展

基本軸	体幹と平行な線
移動軸	大腿骨（大転子と大腿骨外顆の中心を結ぶ線）
運動面	矢状面
参考可動域	0〜15°

測定の流れ

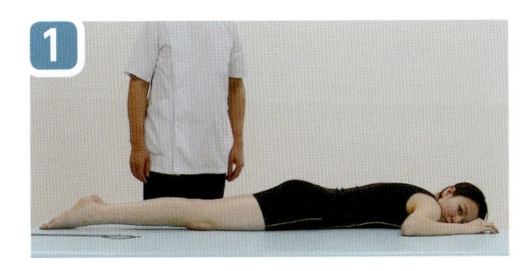

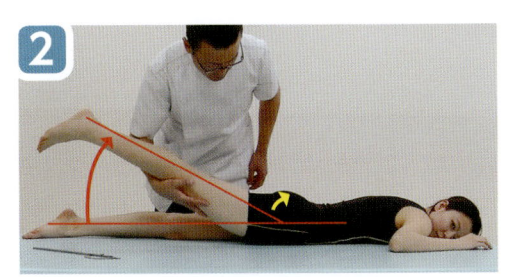

1
- 開始肢位

2
- 最大他動可動域を確認する。
- 股関節伸展の場合，骨盤の前傾により代償される可能性があるため，骨盤を安定させる。
- 「誤読」が生じないように，45°を超えているかといった目安を設定して概角度を読んでおく。

- 確認した観察角度にゴニオメーターをセットしておく。
- 再び最大可動域まで稼動させる。

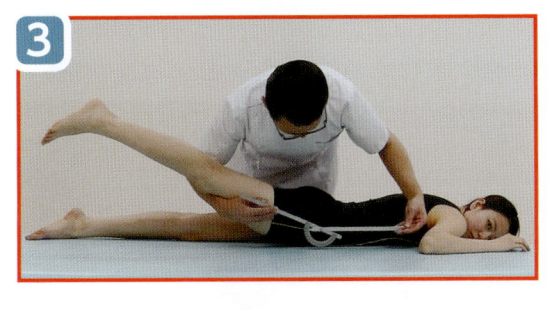

3
- ゴニオメーターを各軸にセットし，測定値は慎重に真横から「その場で」読む。
- ※被測定者を開始肢位へ戻してからの結果の読み取りは誤読を生じさせる。

測定後，開始肢位へ戻す

応用演習（代償運動の見極めと制動した測定法）

■代償運動なし　　　　　　　　　　■代償運動あり

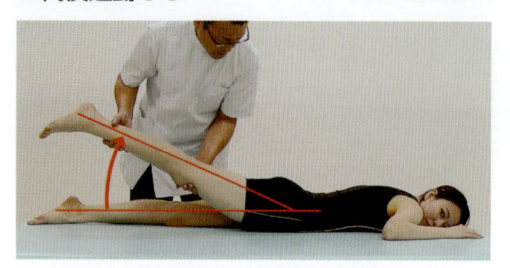

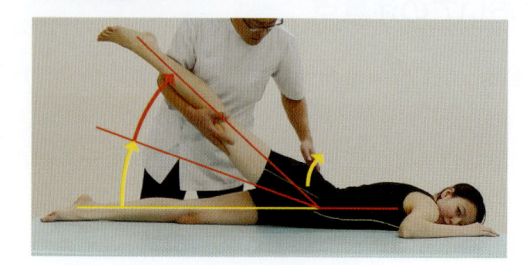

●骨盤の前傾により同側骨盤前面が持ち上がる。

■腹臥位にて過剰運動により出現する代償運動

矢状面	前額面
骨盤の前傾（++） 骨盤の持ち上がり（++）	特になし

測定のキーポイント

- 本関節運動に骨盤の移動が加わることにより，移動軸（大腿骨）が不安定になり大きな可動性があると錯覚してしまう。
- 股関節伸展は骨盤と大腿骨との相対的な角度変化をとらえなければならないため，骨盤を確実に安定させる必要がある。

制動方法

【徒手操作】
- 骨盤の前傾とともに骨盤の前面が持ち上がるため，観察により代償運動を確実にとらえる。
- 坐骨部（骨盤後方中央部）を測定者の前腕により圧迫し，安定させる。
- 移動軸は測定者の前腕により支持し，体幹の伸展により操作する。
- 両手先をあけ，同時にゴニオメーターも操作する。

【被測定者への指示】
- 完全に脱力させ，疼痛の有無について確認する。
- 坐骨部を上方から圧迫支持するため，圧迫痛については速やかに訴えてもらう。

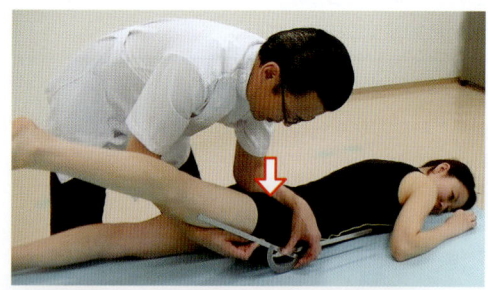

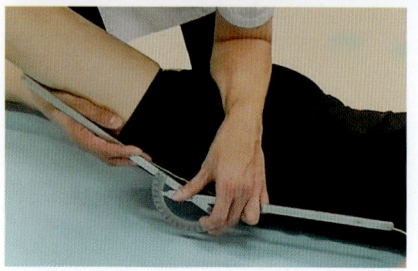

制動操作のキーポイント

- 坐骨部を測定者の前腕により圧迫し，骨盤を安定させる。移動軸は測定者の前腕により支持し，体幹の伸展により操作する。

坐骨部を上方から圧迫支持
股関節伸展操作
骨盤の前傾

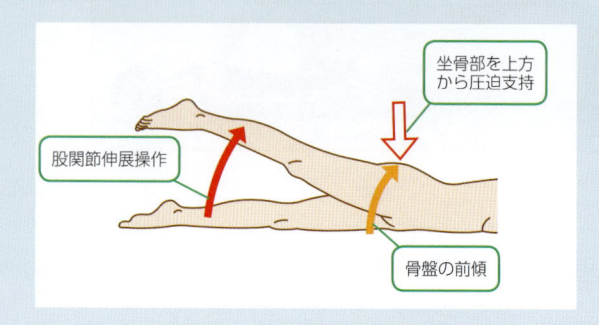

臨床応用演習（著しい伸展制限の存在する症例に対する測定）：トーマス法

- 股関節伸展に対する測定の原則的な測定肢位は腹臥位であるが，著しく制限を示す症例においてはその限りではない。
- 反対側下肢を測定者の胸腹部にて挙上・支持することにより，骨盤を安定させ，反対側からのぞき込むように制限値を測定する。

■トーマス法で出現する代償運動

矢状面	水平面
過剰操作による骨盤の後傾（+）	特になし

トーマス法での測定

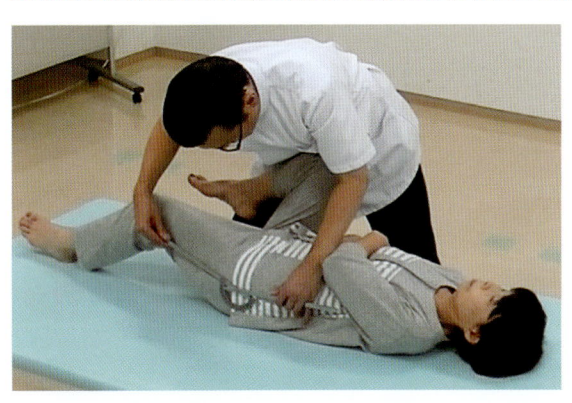

測定のキーポイント

- 背臥位で測定する。
- 反対側下肢を測定者の胸腹部にて挙上させる。
- 非測定側下肢への操作により，骨盤を安定させる。
- 移動軸は前腕により伸展方向へ圧迫する。
- 手先をフリーにし，同時にゴニオメーターを操作する。

■ゴニオメーターの操作

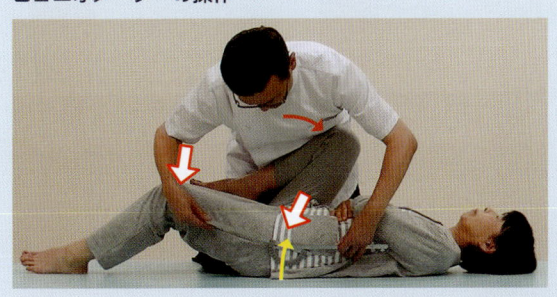

3 股関節外転

3章 下肢関節に対するROM測定法

Hip Joint Abduction

Outline

運動の特徴

- 前額面上，矢状・水平軸による関節運動である。
- 股関節は下肢の基盤関節であり，外転運動は移動動作や支持動作において重要である。
- 片脚立位時の支持やバランス操作において，特に重要な機能となる。

■股関節外転

基本軸	両側の上前腸骨棘を結ぶ線への垂直線
移動軸	大腿中央線（上前腸骨棘より膝蓋骨中心を結ぶ線）
参考可動域	0～45°

開始肢位

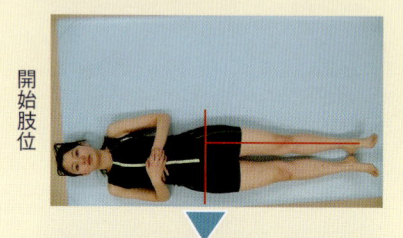

可動最終位

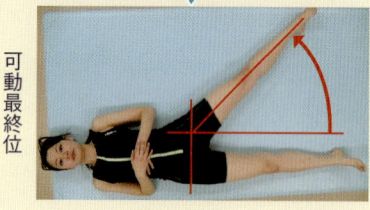

制限因子

股関節内側方・後方の軟部組織
- 大内転筋（①）
- 長内転筋（②）・短内転筋（③）
- 恥骨筋（④）・薄筋（⑤）
- ハムストリングス（⑥）
- 恥骨大腿靱帯（⑦）・坐骨大腿靱帯（p.153参照）
- 関節包内側方線維，など

■制限因子

⑥
- 半腱様筋
- 大腿二頭筋
- 半膜様筋

a 前面　　b 背面

注意すべき代償運動（次ページ参照）

- 骨盤の同側上方への傾斜
- 体幹下部の同側への側屈

＊写真中の矢印　➡：測定者による操作，⇨：測定者による制動，⇨：代償運動

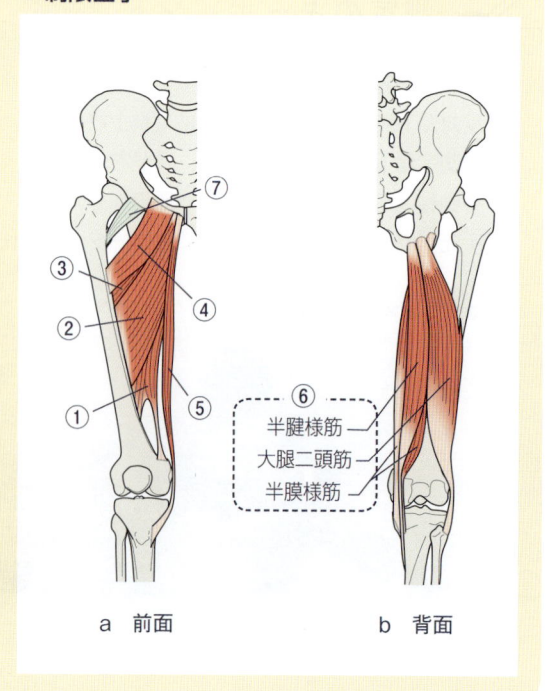

基本測定肢位での代償運動の確認

- 身体外側方への下肢関節運動であり，座位での実施は困難である。
- 原則として，当運動方向への関節運動は背臥位にて実施する。

背臥位
前額面

開始肢位	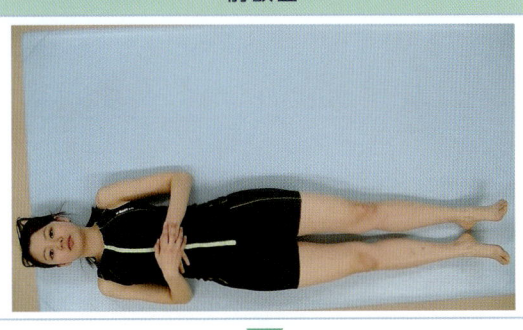
可動最終位	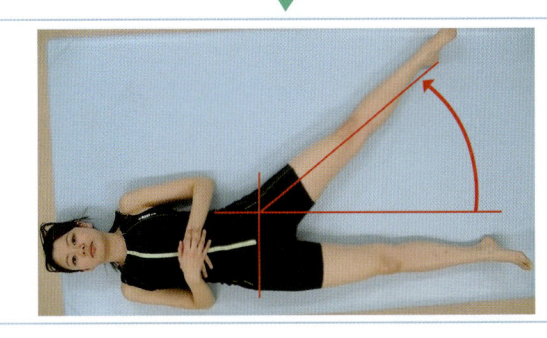
代償運動	骨盤の同側上方への傾斜（+）
過剰に運動すると…	●：上前腸骨棘（ASIS）
代償運動	骨盤の同側上方への傾斜（++） 体幹下部の同側への側屈（++）

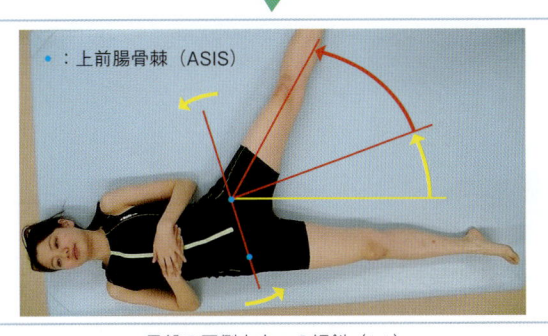

観察ポイント

- 原則的な測定肢位は背臥位であり，座位や立位での測定は困難である。背臥位での測定であっても，過剰な外転操作では，骨盤の代償運動が出現する。
- 確実に代償運動を抑制するため，骨盤の代償運動を注意深く観察する必要がある。

MEMO

臥位での代償運動は限定的。

基礎演習

測定においての注意点

- 代償運動として股関節外転運動に伴う骨盤の傾斜に注目する。
- 骨盤の傾斜により，反対側の大腿部の足方への軸性下制が出現する。
- 骨盤の傾斜やそれに伴う大腿部の軸性下制運動出現の直前までを指標に測定する。
- 被測定者の既往に注意し，疼痛についても表情や声かけにより確認する。

■股関節外転

基本軸	両側の上前腸骨棘を結ぶ線への垂直線
移動軸	大腿中央線（上前腸骨棘より膝蓋骨中心を結ぶ線）
運動面	前額面
参考可動域	0～45°

測定の流れ

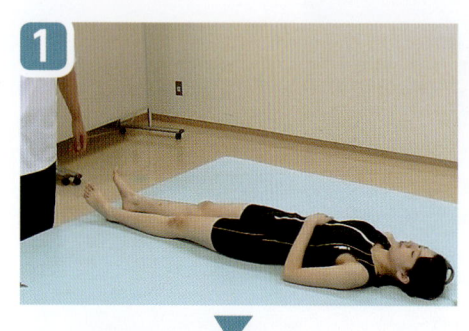

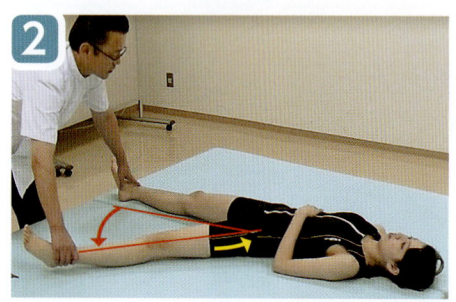

1
- 開始肢位

2
- 最大他動可動域を確認する。
- 股関節外転の場合，骨盤の同側の挙上により代償される可能性があるため，骨盤を安定させる。
- 「誤読」が生じないように，45°を超えているかといった目安を設定して概角度を読んでおく。

- 確認した観察角度にゴニオメーターをセットしておく。
- 再び最大可動域まで稼動させる。

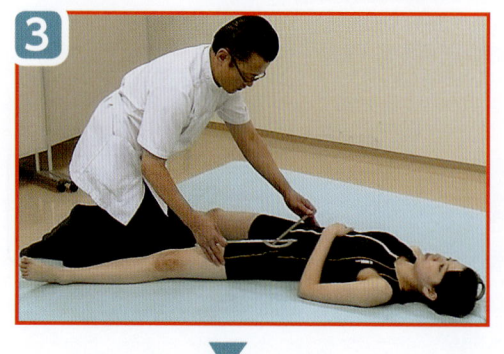

3
- ゴニオメーターを各軸にセットし，測定値は慎重に真上から「その場で」読む。
- ※被測定者を開始肢位へ戻してからの結果の読み取りは誤読を生じさせる。

測定後，開始肢位へ戻す

応用演習（代償運動の見極めと制動した測定法）

■代償運動なし

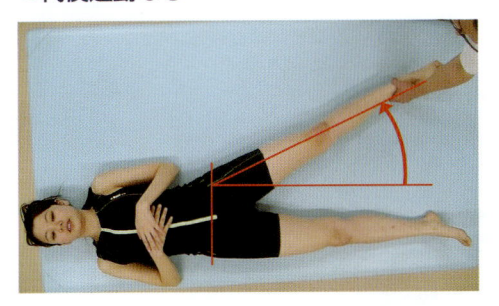

■代償運動あり

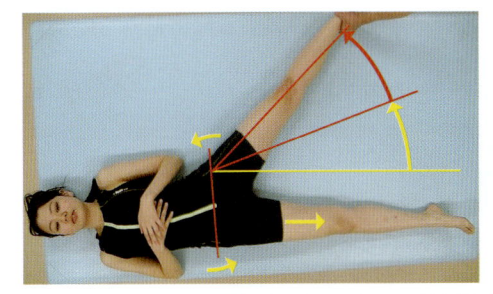

● 骨盤の傾斜に伴い反対側の大腿部に足方への下制が出現する。

■背臥位にて過剰運動により出現する代償運動

前額面	矢状面・水平面
骨盤の同側上方への傾斜(++) 体幹下部の同側への側屈(++)	特になし

測定のキーポイント

- 骨盤の傾斜により，基本軸（両側の上前腸骨棘を結ぶ線への垂直線）が不安定となり，大きな可動性があると錯覚してしまう。
- 股関節外転は骨盤と大腿骨との相対的な角度変化をとらえなければならないため，骨盤を確実に安定させる必要がある。

制動方法

【徒手操作】
- 骨盤の傾斜に伴い軸性に下制するため，観察により確実に代償運動をとらえる。
- 大腿部を測定者の下腿により圧迫し，安定させる。
- 大腿骨が回旋しないように回旋中間位に設定する。

【被測定者への指示】
- 完全に脱力させ，疼痛の有無について確認する。
- 大腿部を上方から圧迫支持するため，圧迫痛については速やかに訴えてもらう。

制動操作のキーポイント

- 骨盤の傾斜に伴い軸性に下制する大腿部を測定者の下腿により圧迫することにより骨盤を安定させる。

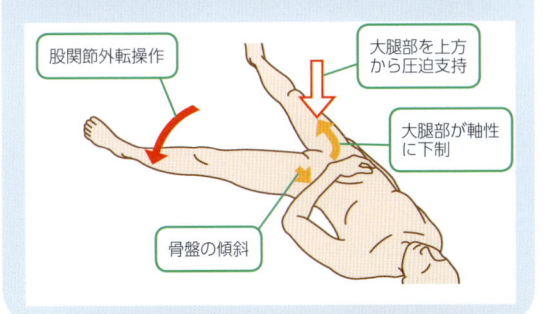

  - 股関節外転操作
  - 大腿部を上方から圧迫支持
  - 大腿部が軸性に下制
  - 骨盤の傾斜

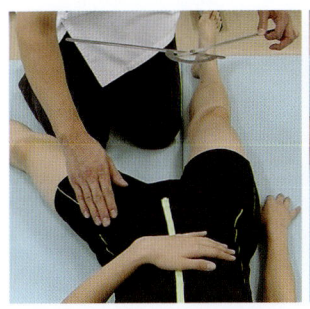

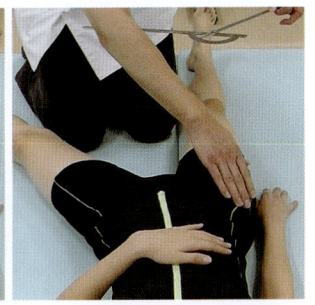

● 両側の ASIS を確認する。

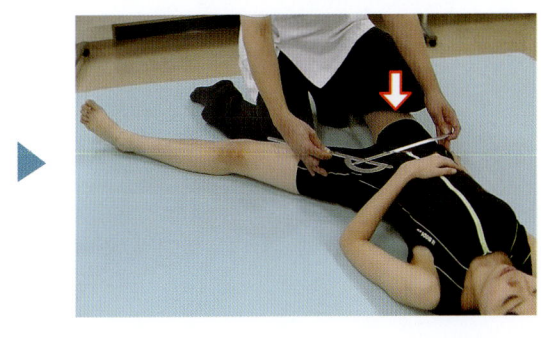

臨床応用演習(臨床を想定した両側同時測定)

- 片側操作では骨盤を安定させることが難しい場合,両側操作により実施することも可能である。
- 両側操作では,骨盤の傾斜による代償運動を完全に制動することが可能である。

■片側操作での股関節外転　　　　　■両側操作での股関節外転

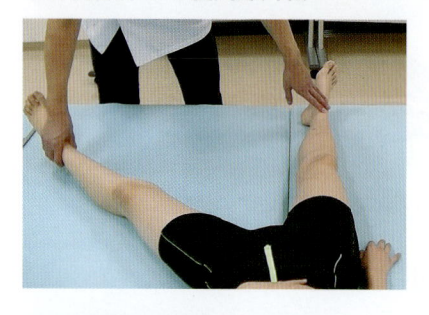

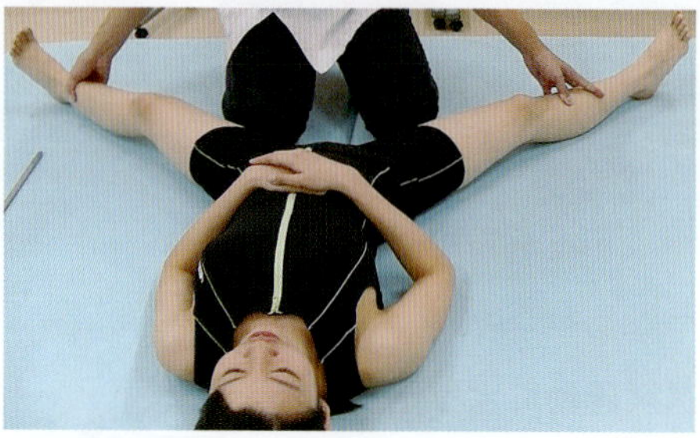

■両側操作での測定

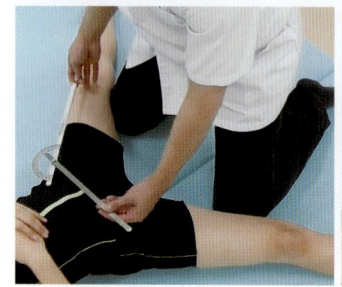

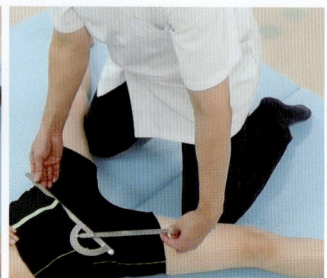

■片側股関節外転で出現する代償運動

前額面	矢状面・水平面
骨盤の同側上方への傾斜 (++)	特になし
体幹下部の同側への側屈 (++)	

※両側では(−)

測定のキーポイント

- 測定者の大腿遠位部での外転保持により,代償運動を抑えつつ測定する。
- 股関節の外転操作に伴い出現する骨盤の代償運動を,両側同時に外転操作することで完全に制動する。
- 被測定者へは,完全に脱力させ,疼痛の有無について確認する。
- 両側のASISを確認し,基本軸にズレがないように注意する。
- ゴニオメーターを身体に接触させないように,指1本分のスペースを確保する。

■ゴニオメーターの操作

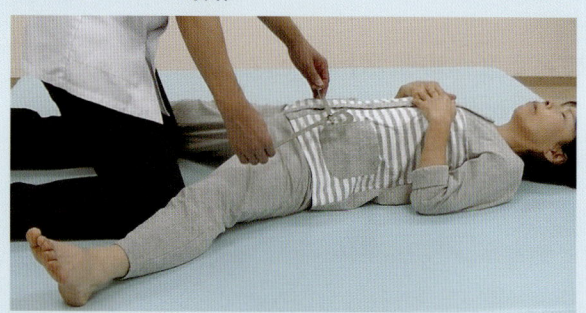

- 一度の外転操作中に両側の測定を行う。

4 股関節内転

3章 下肢関節に対するROM測定法

Hip Joint Adduction

Outline

運動の特徴

- 前額面上，矢状・水平軸による関節運動である。
- 股関節は下肢の基盤関節であり，内転運動は移動動作や支持動作において重要である。
- 片脚立位時のバランス操作においては特に重要な機能となる。

■ 股関節内転

基本軸	両側の上前腸骨棘を結ぶ線への垂直線
移動軸	大腿中央線（上前腸骨棘より膝蓋骨中心を結ぶ線）
参考可動域	0〜20°

開始肢位

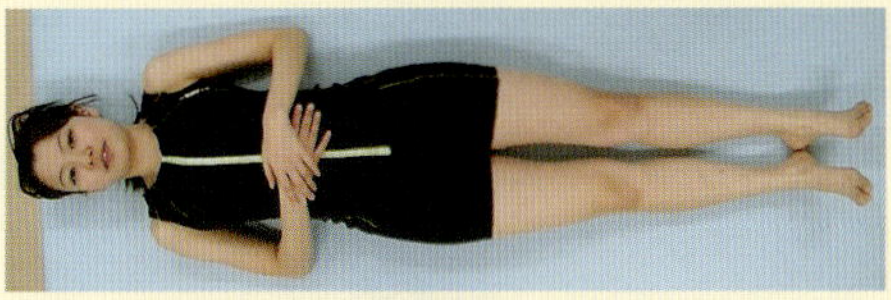

可動最終位

● ：上前腸骨棘（ASIS）

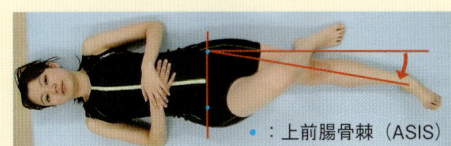

制限因子

股関節外側方の軟部組織
- 中殿筋（①）
- 小殿筋（②）・大殿筋（③）
- 大腿筋膜張筋（④）
- 腸骨大腿靱帯（⑤）・坐骨大腿靱帯（⑥）
- 大腿骨頭靱帯
- 関節包後方線維，など

■ 制限因子

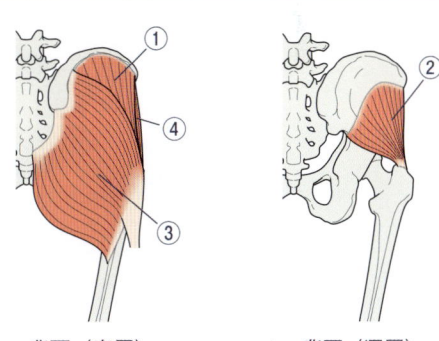

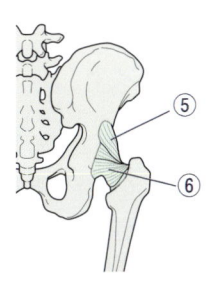

a 背面（表層）　　b 背面（深層）

c 背面

注意すべき代償運動（次ページ参照）

- 骨盤の同側下方への傾斜
- 体幹下部の反対側への側屈

基本測定肢位での代償運動の確認

- 身体外側方への下肢関節運動であり，座位での実施は困難である。
- 基本的に当運動方向への関節運動は背臥位にて実施する。

背臥位		
	前額面	
開始肢位		
可動最終位		●：ASIS
代償運動	骨盤の同側下方への傾斜（＋）	
過剰に運動すると…		●：ASIS
代償運動	骨盤の同側下方への傾斜（＋＋） 体幹下部の反対側への側屈（＋＋）	

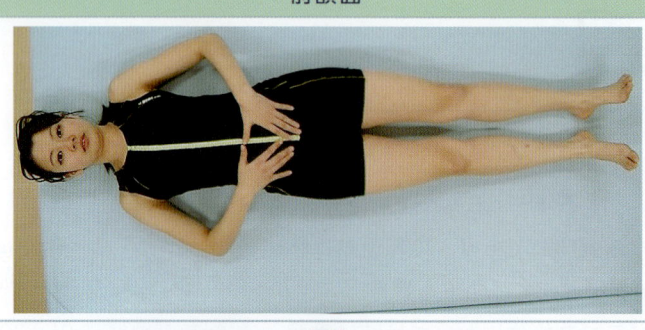

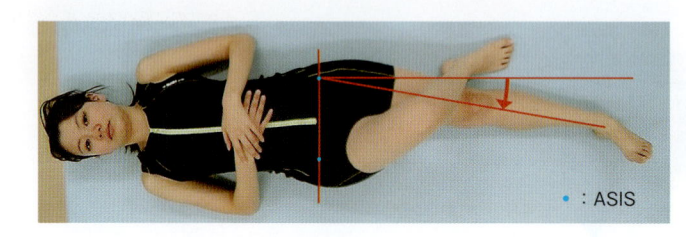

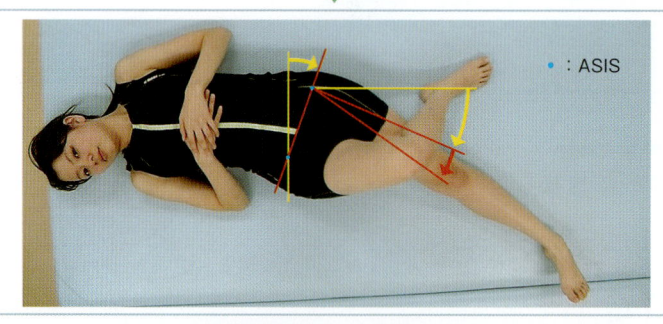

観察ポイント

- 原則的な測定肢位は背臥位であり，座位や立位での測定は困難である。背臥位での測定であっても，過剰な内転操作では，骨盤の代償運動が出現する。
- 確実に代償運動を抑制するため，骨盤の代償運動を注意深く観察する必要がある。

MEMO

臥位での代償運動は限定的。

基礎演習

測定においての注意点

- 代償運動として股関節内転運動に伴う骨盤の傾斜に注目する。
- 骨盤の傾斜により，反対側の大腿部の頭方への軸性挙上が出現する。
- 骨盤の傾斜やそれに伴う大腿部の軸性挙上運動出現の直前までを指標に測定する。
- 被測定者の既往に注意し，疼痛についても表情や声かけにより確認する。

■股関節内転

基本軸	両側の上前腸骨棘を結ぶ線への垂直線
移動軸	大腿中央線（上前腸骨棘より膝蓋骨中心を結ぶ線）
運動面	前額面
参考可動域	0〜20°

測定の流れ

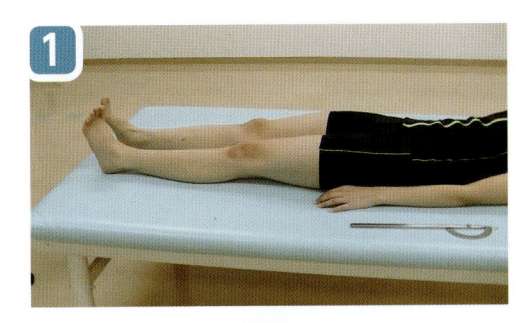

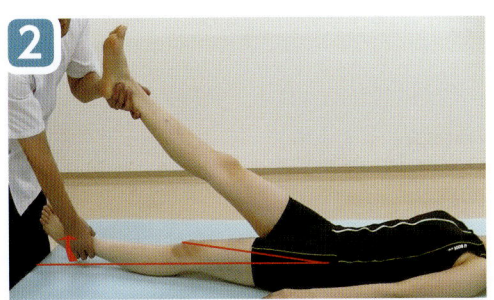

1
- 開始肢位

2
- 反対側下肢を挙上させ，最大他動可動域を確認する。
- 測定下肢が挙上した反対側下肢に接触しないように注意する。
- 股関節内転の場合，骨盤の同側下制により代償される可能性があるため，骨盤を安定させる。
- 「誤読」が生じないように，45°を超えているかといった目安を設定して概角度を読んでおく。

- 確認した観察角度にゴニオメーターをセットしておく。
- 再び最大可動域まで稼動させる。

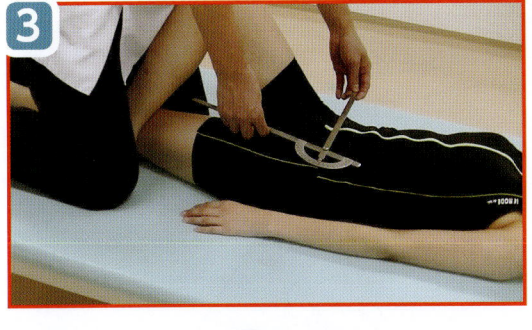

3
- 非測定側の足部と下腿部を測定者の下肢で挟んで固定することにより，最大内転時に骨盤を安定させる。
- ゴニオメーターを各軸にセットし，測定値は慎重に真上から「その場で」読む。

※被測定者を開始肢位へ戻してからの結果の読み取りは誤読を生じさせる。

測定後，開始肢位へ戻す

応用演習（代償運動の見極めと制動した測定法）

■代償運動なし　　　　　　　　　■代償運動あり

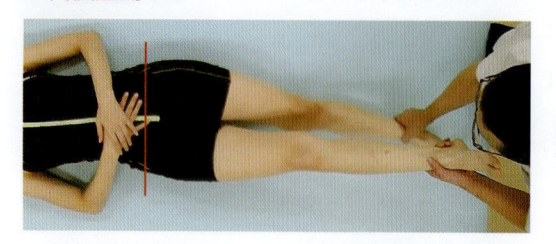

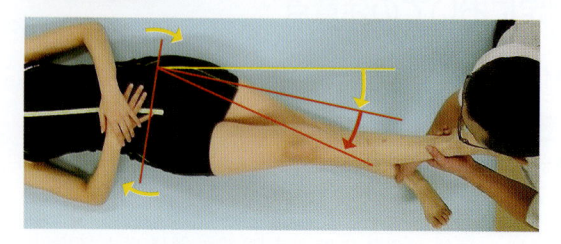

■背臥位にて過剰運動により出現する代償運動

前額面	矢状面・水平面
骨盤の同側下方への傾斜(++)	特になし
体幹下部の反対側への側屈(++)	

測定のキーポイント

- 骨盤の傾斜により，基本軸（両側の上前腸骨棘を結ぶ線への垂直線）が不安定となり，大きな可動性があると錯覚してしまう。
- 股関節内転は骨盤と大腿骨との相対的な角度変化をとらえなければならないため，骨盤を確実に安定させる必要がある。
- 基本的な測定方法は，基礎演習で示した内容と同様である。

制動方法

【徒手操作】
- 骨盤の傾斜に伴い軸性に下制するため，観察により確実に代償運動をとらえる。
- 交差させた被測定者の足部と大腿外側部の間に最大内転幅のタオルを挟み込む。
- 測定者の下肢でタオルを挟み込んだ下肢を支持し，安定させる。

【被測定者への指示】
- 完全に脱力させ，疼痛の有無について確認する。
- 大腿部を側方から圧迫支持するため，圧迫痛については速やかに訴えてもらう。

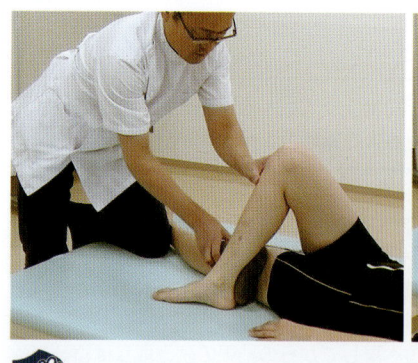

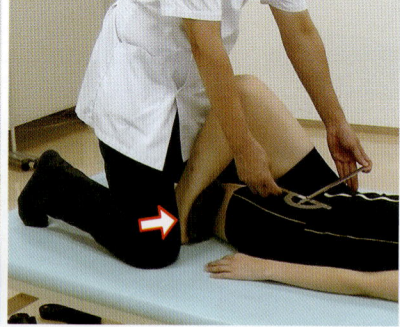

※測定の直前に両側のASISを再度確認する。

制動操作のキーポイント

- 交差させた被測定者の足部と大腿外側部の間に最大内転幅のタオルを挟み込み，測定者の下肢でタオルを挟み込んだ下肢を支持し，安定させる。

大腿部を側方から圧迫支持

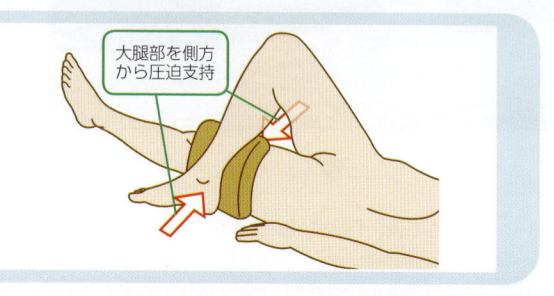

臨床応用演習（臨床を想定した背臥位での測定）

- 骨盤における代償運動を最小限に抑え，最大内転可動域までの測定を可能にするため，交差させた被測定者の両下肢間に測定者の膝部を置いて測定する。
- 最大可動域を測定するための設定として測定者の下肢を活用するが，疼痛の有無については細心の注意を要する。

■片側股関節内転で出現する代償運動

前額面	矢状面・水平面
骨盤の同側下方への傾斜（++） 体幹下部の反対側への側屈（++）	特になし

※両側では（−）

■股関節の片側内転　　　　　■股関節の両側内転

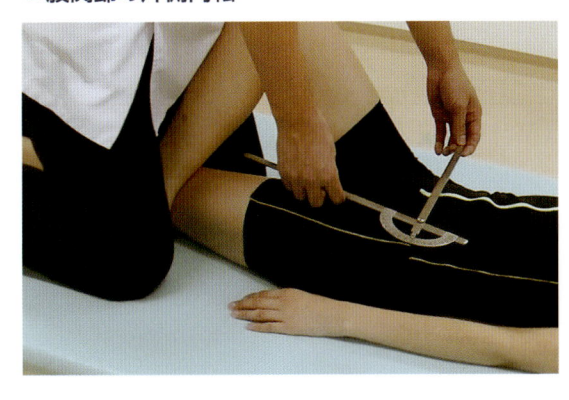

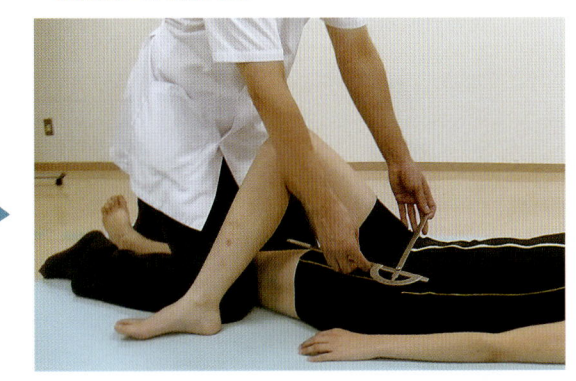

測定のキーポイント

- 被測定者の大腿部と足部間を測定者の膝部により広げ，より大きな内転操作を行い，代償運動を抑えつつ測定する。
- 股関節の内転操作に伴い出現する骨盤の代償運動を両側同時に内転操作することで完全に制動する。
- 被測定者へは，完全に脱力させ，疼痛の有無について確認する。
- 両側のASISを確認し，基本軸にズレが生じないように注意する。
- ゴニオメーターを身体に接触させないように，指1本分のスペースを確保する。

■ゴニオメーターの操作

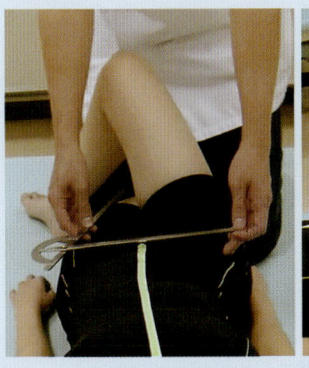

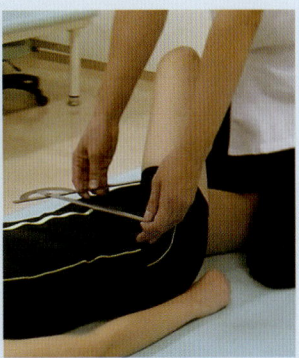

5 股関節外旋

3章 下肢関節に対するROM測定法

Hip Joint External Rotation

Outline

運動の特徴

- 前額面上，矢状・水平軸による関節運動である。
- 股関節は下肢の基盤関節であり，外旋運動は移動動作や支持動作のみならず，足部を含めた下肢の方向調整において重要である。

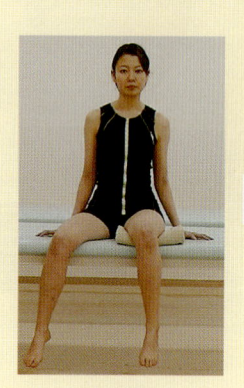

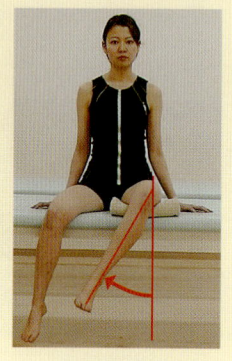

■股関節外旋

基本軸	膝蓋骨より下ろした垂直線
移動軸	下腿中央線（膝蓋骨中心より足関節内外果中央を結ぶ線）
参考可動域	0～45°

開始肢位　　可動最終位

制限因子

股関節前・外側の軟部組織
- 小殿筋（①）・中殿筋前方線維（②）
- 大腿筋膜張筋（③）
- 半腱様筋（④）・半膜様筋（⑤）
- 腸骨大腿靱帯（⑥）・恥骨大腿靱帯（⑦）
- 関節包後方線維，など

■制限因子

a 背面（表層）　　b 背面（深層）　　c 前面

注意すべき代償運動（次ページ参照）

- 骨盤の反対側の挙上
- 体幹の側屈・傾斜

*写真中の矢印　➡：測定者による操作，⇨：測定者による制動，⇨：代償運動

基本測定肢位と他体位での測定条件比較（代償運動の比較）

	座 位 前額面	背臥位 前額面
開始肢位		
可動最終位		
代償運動	骨盤の反対側の挙上（+） 体幹の反対側への側屈（+）	特になし

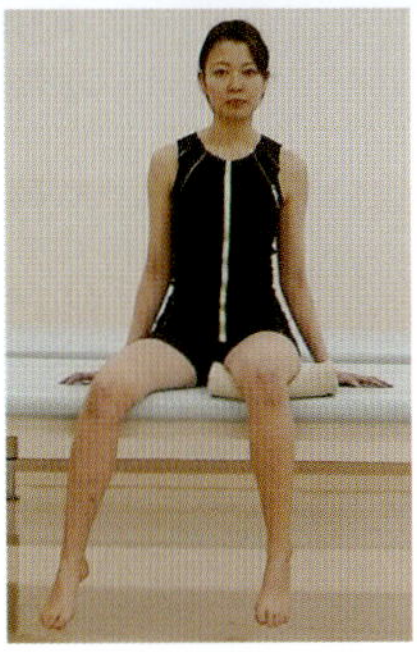

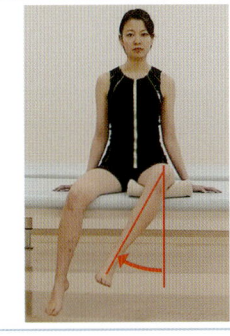

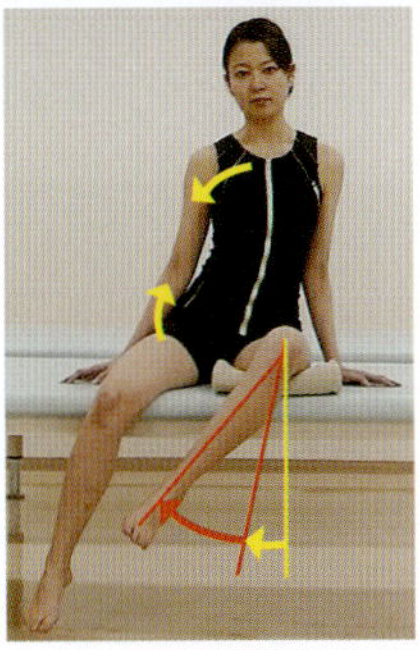

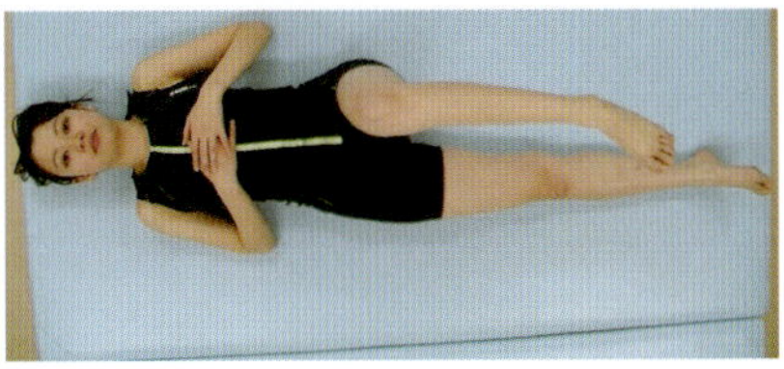

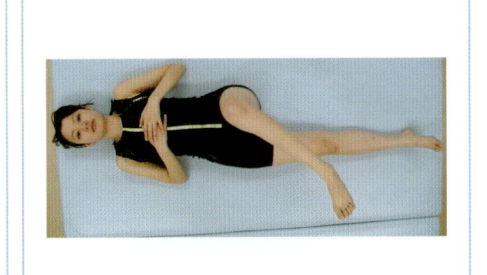

	前額面	水平面
過剰に運動すると…		
代償運動	骨盤の反対側の挙上（++） 体幹の反対側への側屈（+）	体幹上部の同側への偏倚（++）

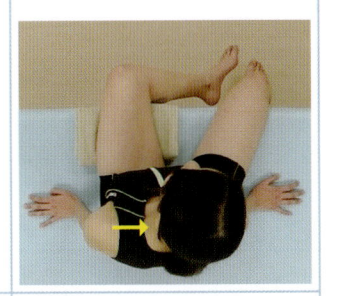

MEMO
臥位での代償運動は限定的。

観察ポイント

- 原則的な測定肢位は座位または背臥位であるが，座位では上述のように体幹や骨盤による代償運動が著明となる。背臥位では，体幹の安定が得られており，骨盤などの代償運動は限定的である。
- 確実に代償運動を抑制するため，背臥位での測定が推奨される。

基礎演習①

測定においての注意点

- 代償運動として股関節外旋運動に伴う骨盤の傾斜に注目する。
- 骨盤の傾斜により，反対側の大腿部の頭方への軸性挙上が出現する。
- 骨盤の傾斜やそれに伴う大腿部の軸性挙上運動出現の直前までを指標に測定する。
- 被測定者の既往に注意し，疼痛についても表情や声かけにより確認する。

■股関節外旋

基本軸	膝蓋骨より下ろした垂直線
移動軸	下腿中央線（膝蓋骨中心より足関節内外果中央を結ぶ線）
運動面	前額面
参考可動域	0～45°

測定の流れ

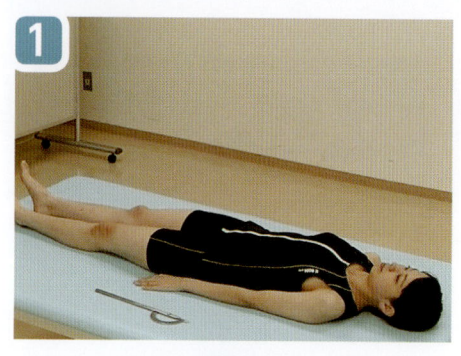

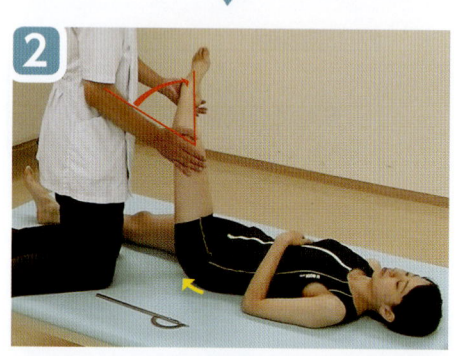

1
- 開始肢位

2
- 最大他動可動域を確認する。
- 股関節外旋の場合，骨盤の同側下制により代償される可能性があるため，骨盤を安定させる。
- 「誤読」が生じないように，45°を超えているかといった目安を設定して概角度を読んでおく。

- 確認した観察角度にゴニオメーターをセットしておく。
- 再び最大可動域まで稼動させる。

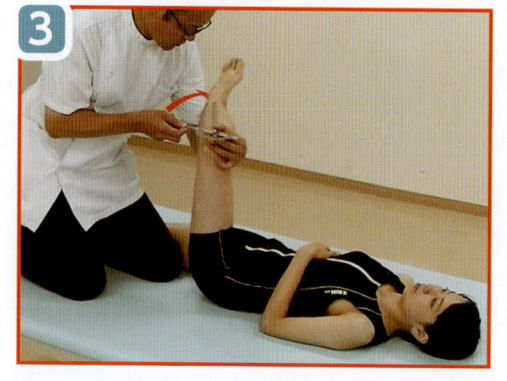

3
- ゴニオメーターを各軸にセットし，測定値は慎重に真上から「その場で」読む。
- ※被測定者を開始肢位へ戻してからの結果の読み取りは誤読を生じさせる。

▶ 測定後，開始肢位へ戻す

基礎演習②

測定においての注意点

- 代償運動として股関節外旋運動に伴う骨盤の傾斜に注目する。
- 骨盤の傾斜により，反対側への体幹の側屈が出現する。
- 骨盤の傾斜やそれに伴う体幹の側屈が出現する直前までを指標に測定する。
- 被測定者の既往に注意し，疼痛についても表情や声かけにより確認する。

■股関節外旋

基本軸	膝蓋骨より下ろした垂直線
移動軸	下腿中央線（膝蓋骨中心より足関節内外果中央を結ぶ線）
運動面	前額面
参考可動域	0〜45°

測定の流れ

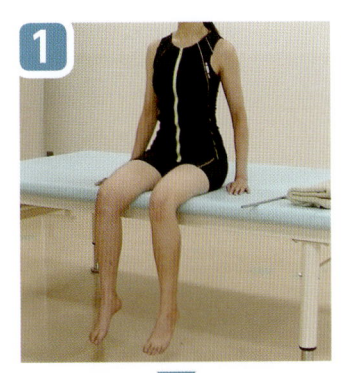

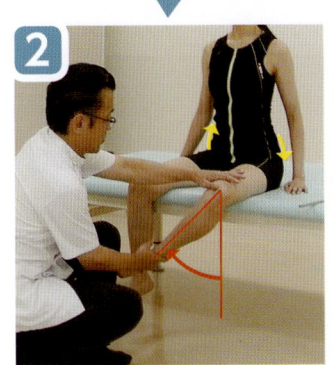

1
- 開始肢位

2
- 最大他動可動域を確認する。
- 股関節外旋の場合，骨盤の反対側が挙上することにより代償される可能性があるため，骨盤を安定させる。
- 「誤読」が生じないように，45°を超えているかといった目安を設定して概角度を読んでおく。

- 確認した観察角度にゴニオメーターをセットしておく。
- 再び最大可動域まで稼動させる。

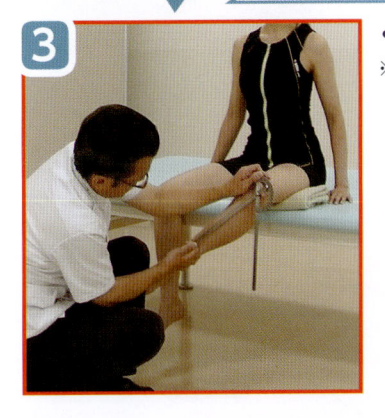

3
- ゴニオメーターを各軸にセットし，測定値は慎重に真横から「その場で」読む。
※被測定者を開始肢位へ戻してからの結果の読み取りは誤読を生じさせる。

▶ 測定後，開始肢位へ戻す

応用演習（代償運動の見極めと制動した測定法）

■股関節外旋に伴う骨盤の代償運動

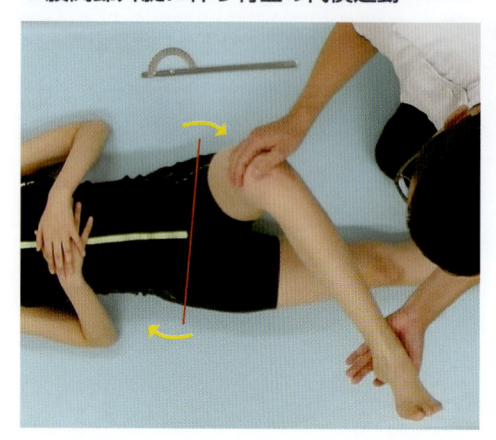

■背臥位にて過剰運動により出現する代償運動

前額面	矢状面・水平面
骨盤の同側の下制（+） 体幹下部の側屈（+）	特になし

測定のキーポイント

- 骨盤の傾斜により，基本軸（膝蓋骨より下ろした垂直線）が不安定となり，大きな可動性があると錯覚してしまう。
- 股関節外旋の測定は骨盤と大腿骨との相対的な角度変化をとらえなければならないため，骨盤を確実に安定させる必要がある。
- 基本的な測定方法は，基礎演習で示した内容と同様である。

制動方法

【徒手操作】
- 骨盤の傾斜に伴い大腿骨が軸性に挙上するため，観察により確実に代償運動をとらえる。
- 移動軸は測定者の前腕で支持し，上腕部にて押し込むように外旋操作する。
- 運動軸・運動面を維持するために股関節と膝関節を90°に保持し，安定させる。
- 骨盤を安定させるため，反対側大腿部を測定者の下腿により圧迫し，固定する。

【被測定者への指示】
- 完全に脱力させ，疼痛の有無について確認する。
- 大腿部を上方から圧迫支持するため，圧迫痛については速やかに訴えてもらう。

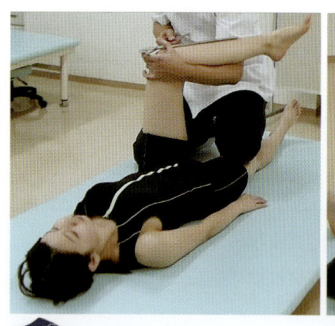

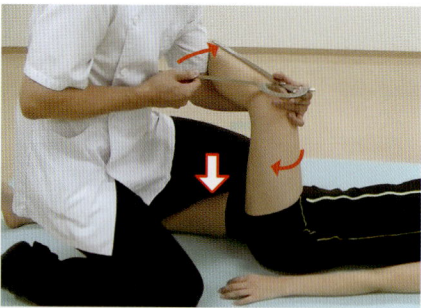

制動操作のキーポイント

- 骨盤の傾斜に伴い軸性に挙上する大腿部を測定者の下腿により圧迫し，固定することで骨盤を安定させ，測定者の上腕による外旋操作とともにゴニオメーターの操作も行う。

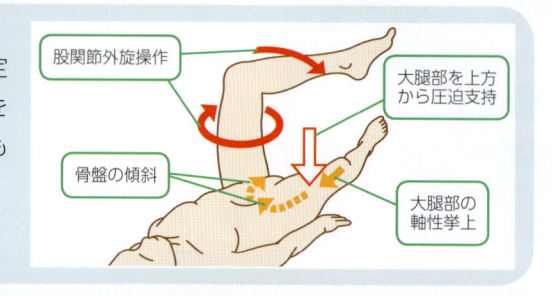

臨床応用演習（臨床を想定した座位での測定）

端座位での測定において出現する代償運動

■代償運動なし

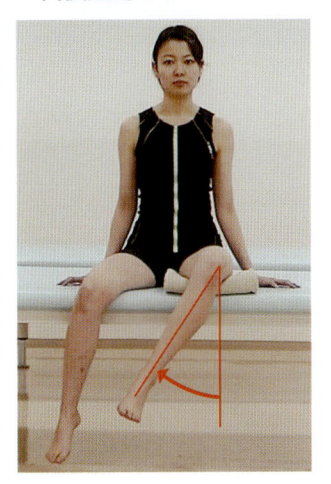

■代償運動あり

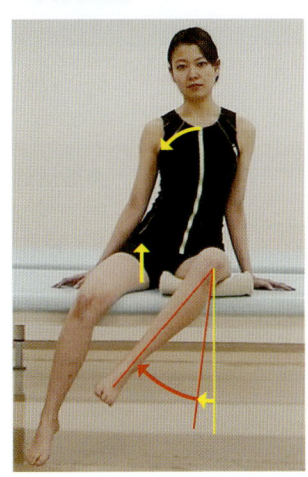

■座位で出現する代償運動

前額面	水平面
骨盤の反対側の挙上（++） 体幹の反対側への側屈（++）	体幹上部の同側への偏倚（++）

椅座位での測定

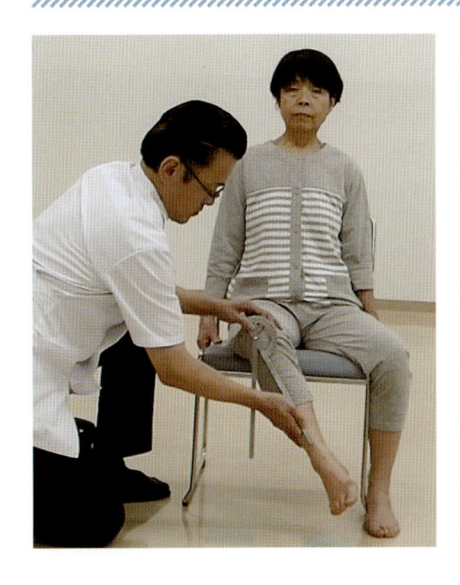

測定のキーポイント

- 股関節の外旋操作に伴い出現する骨盤の代償運動を制動する。
- 骨盤による代償運動の制動のため，被測定者の手で椅子を支持させ，坐骨結節が持ち上がらないように被測定者にも意識させる。
- 被測定者へは，完全に脱力させ，疼痛の有無について確認する。
- 測定にあたり，骨盤が水平設定されているかを確認し，基本軸にズレが生じないように注意する。
- ゴニオメーターを身体に接触させないように，指１本分のスペースを確保する。

■ゴニオメーターの操作

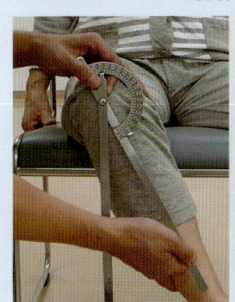

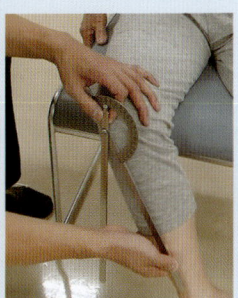

6 股関節内旋

3章　下肢関節に対するROM測定法

Hip Joint Internal Rotation

Outline

運動の特徴

- 前額面上，矢状・水平軸による関節運動である。
- 股関節は下肢の基盤関節であり，内旋運動は移動動作や支持動作のみならず，足部を含めた下肢の方向調整において重要である。

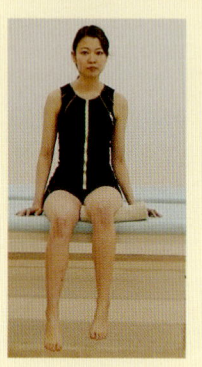

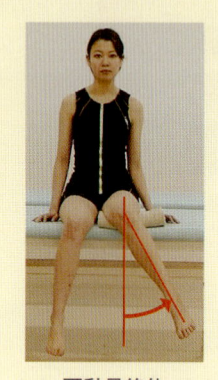

■股関節内旋

基本軸	膝蓋骨より下ろした垂直線
移動軸	下腿中央線（膝蓋骨中心より足関節内外果中央を結ぶ線）
参考可動域	0〜45°

開始肢位　　可動最終位

制限因子

股関節後・内側の軟部組織
- 大殿筋（p.138参照）・梨状筋（①）
- 内閉鎖筋（②）・外閉鎖筋（③）
- 大腿方形筋（④）・恥骨筋（⑤）
- ハムストリングス（⑥）
- 長内転筋（⑦）・短内転筋（⑧）
- 坐骨大腿靱帯（p.143参照）
- 関節包前方線維，など

■制限因子

a　背面　　b　前面

注意すべき代償運動（次ページ参照）

- 骨盤の同側上方への傾斜
- 体幹の側屈・傾斜

*写真中の矢印　⇒：測定者による操作，⇒：測定者による制動，⇒：代償運動

基本測定肢位と他体位での測定条件比較（代償運動の比較）

	座 位	背臥位
	前額面	前額面
開始肢位	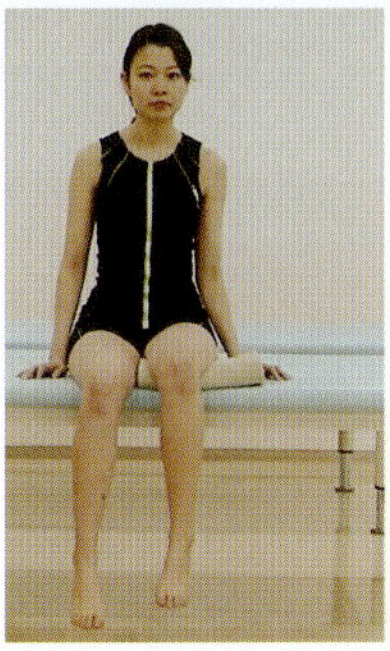	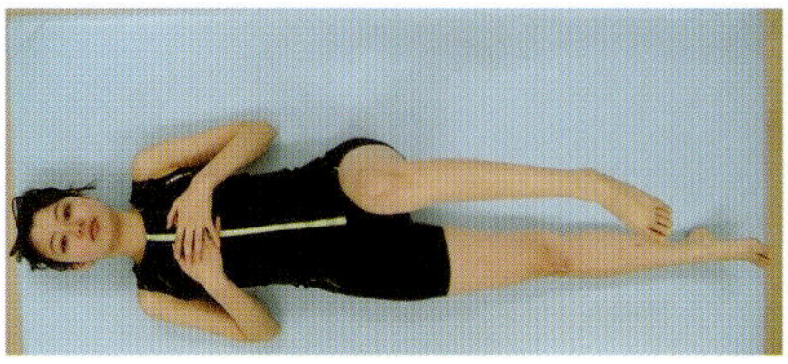
可動最終位	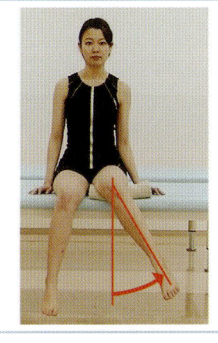	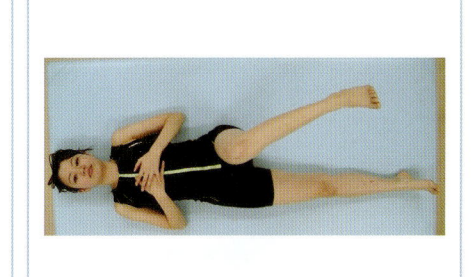
代償運動	体幹の同側への側屈(+)	特に変化なし

	前額面	水平面
過剰に運動すると…	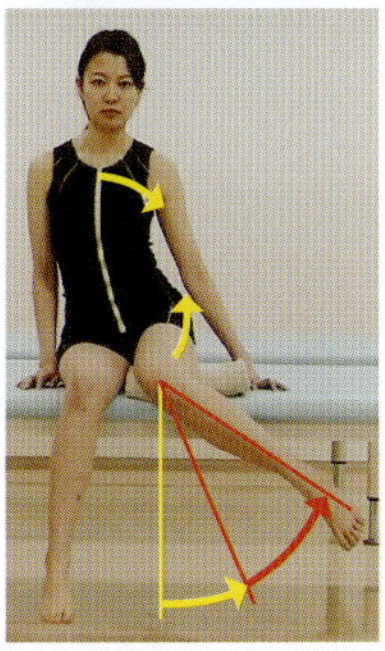	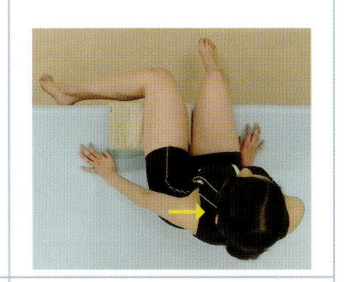
代償運動	骨盤の挙上(++) 体幹の同側への側屈(++)	体幹上部の反対側への偏倚(++)

MEMO

臥位での代償運動は限定的。

観察ポイント

- 原則的な測定肢位は座位または背臥位であるが，座位では上述のように体幹や骨盤による代償運動が著明となる。背臥位では，体幹の安定が得られており，骨盤などの代償運動は限定的である。
- 確実に代償運動を抑制するため，背臥位での測定が推奨される。

③ 下肢関節に対するROM測定法

基礎演習①

測定においての注意点

- 代償運動として股関節内旋運動に伴う骨盤の傾斜に注目する。
- 骨盤の傾斜により，反対側の大腿部の足方への軸性下制が出現する。
- 骨盤の傾斜やそれに伴う大腿部の軸性下制運動出現の直前までを指標に測定する。
- 被測定者の既往に注意し，疼痛についても表情や声かけにより確認する。

■股関節内旋

基本軸	膝蓋骨より下ろした垂直線
移動軸	下腿中央線（膝蓋骨中心より足関節内外果中央を結ぶ線）
運動面	前額面
参考可動域	0～45°

測定の流れ

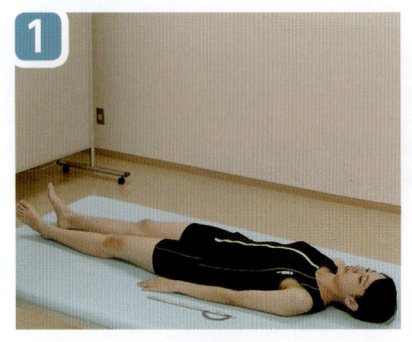

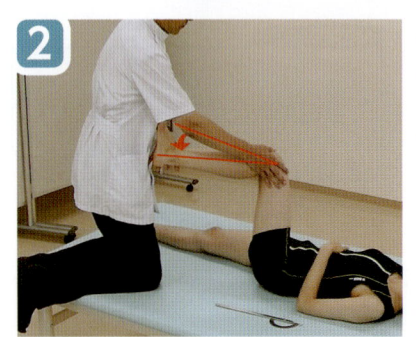

1
- 開始肢位

2
- 最大他動可動域を確認する。
- 股関節内旋の場合，骨盤の同側が挙上することにより代償される可能性があるため，骨盤を安定させる。
- 「誤読」が生じないように，45°を超えているかといった目安を設定して概角度を読んでおく。

- 確認した観察角度にゴニオメーターをセットしておく。
- 再び最大可動域まで稼動させる。

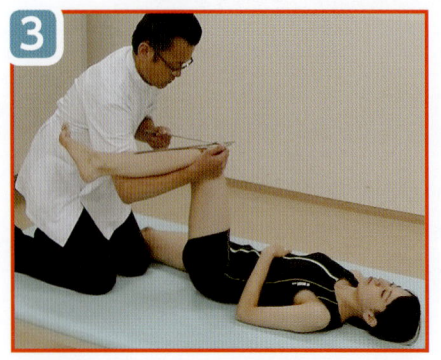

3
- ゴニオメーターを各軸にセットし，測定値は慎重に真上から「その場で」読む。
※被測定者を開始肢位へ戻してからの結果の読み取りは誤読を生じさせる。

▶ 測定後，開始肢位へ戻す

基礎演習②

測定においての注意点

- 代償運動として股関節内旋運動に伴う骨盤の傾斜に注目する。
- 骨盤の傾斜により，同側への体幹の側屈が出現する。
- 骨盤の傾斜やそれに伴う体幹の側屈出現の直前までを指標に測定する。
- 被測定者の既往に注意し，疼痛についても表情や声かけにより確認する。

■股関節内旋

基本軸	膝蓋骨より下ろした垂直線
移動軸	下腿中央線（膝蓋骨中心より足関節内外果中央を結ぶ線）
運動面	前額面
参考可動域	0～45°

測定の流れ

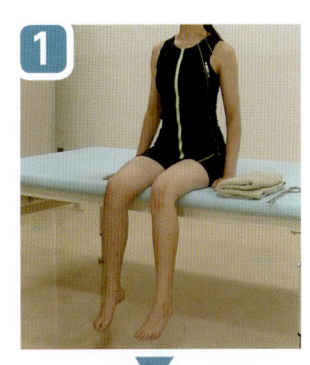

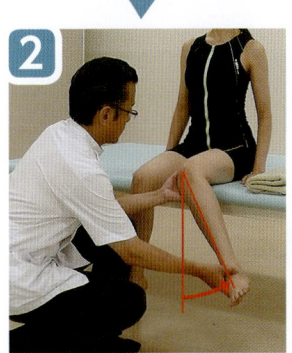

1
- 開始肢位

2
- 最大他動可動域を確認する。
- 股関節内旋の場合，骨盤の同側が挙上することにより代償される可能性があるため，骨盤を安定させる。
- 「誤読」が生じないように，45°を超えているかといった目安を設定して概角度を読んでおく。

- 確認した観察角度にゴニオメーターをセットしておく。
- 再び最大可動域まで稼動させる。

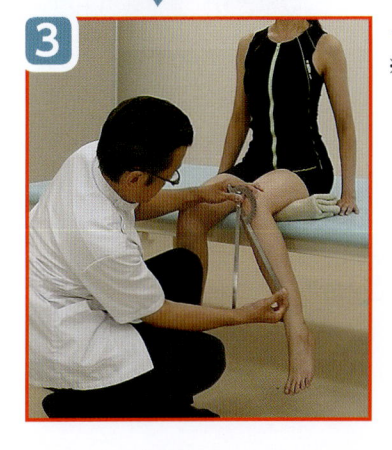

3
- ゴニオメーターを各軸にセットし，測定値は慎重に真横から「その場で」読む。
※被測定者を開始肢位へ戻してからの結果の読み取りは誤読を生じさせる。

▶ 測定後，開始肢位へ戻す

応用演習（代償運動の見極めと制動した測定法）

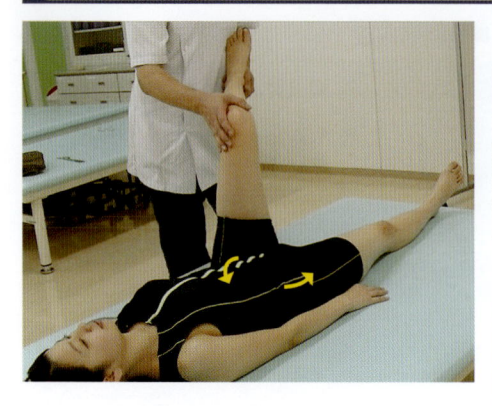

■背臥位にて過剰運動により出現する代償運動

前額面	矢状面・水平面
骨盤の同側の挙上(+) 骨盤の反対側の下制(+) 体幹下部の側屈(+)	特になし

測定のキーポイント

- 骨盤の傾斜により，基本軸（膝蓋骨より下ろした垂直線）が不安定となり，大きな可動性があると錯覚してしまう。
- 股関節内旋の測定は骨盤と大腿骨との相対的な角度変化をとらえなければならないため，骨盤を確実に安定させる必要がある。
- 基本的な測定方法は，基礎演習で示した内容と同様である。

制動方法

【徒手操作】
- 骨盤の傾斜に伴い大腿骨が軸性に下制するため，観察により確実に代償運動をとらえる。
- 移動軸は測定者の前腕で支持し，上腕部にて押し込むように内旋操作する。
- 運動軸・運動面を維持するために股関節と膝関節を90°に保持し，安定させる。
- 骨盤を安定させるため，反対側大腿部を測定者の下腿により圧迫し，固定する。

【被測定者への指示】
- 完全に脱力させ，疼痛の有無について確認する。
- 大腿部を上方から圧迫支持するため，圧迫痛については速やかに訴えてもらう。

■大腿部を上方から圧迫支持

■大腿部を側方から圧迫支持

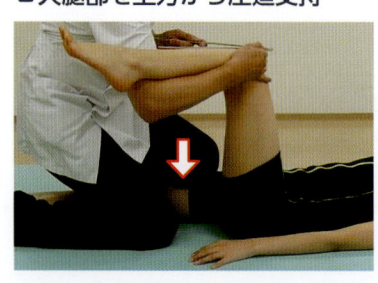

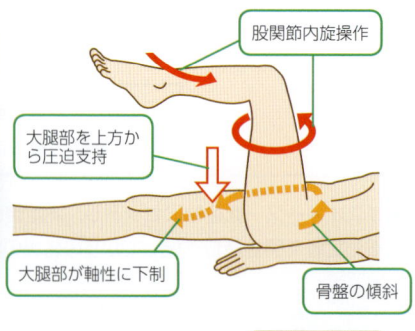

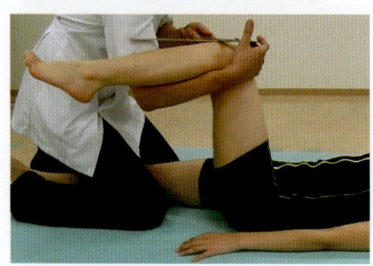

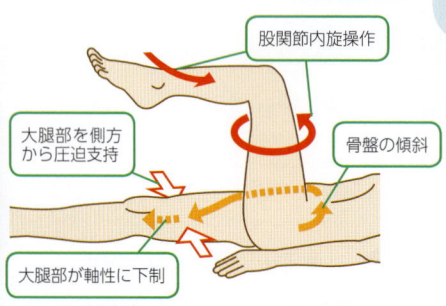

制動操作のキーポイント

- 大腿部を測定者の下腿により圧迫支持し，骨盤を安定させ，測定者の上腕部による内旋操作とともにゴニオメーターを操作する。

● 大腿部の軸性下制の制動により骨盤の回転を制動。

臨床応用演習（臨床を想定した座位での測定）

端座位での測定において出現する代償運動

■代償運動なし　　　　■代償運動あり

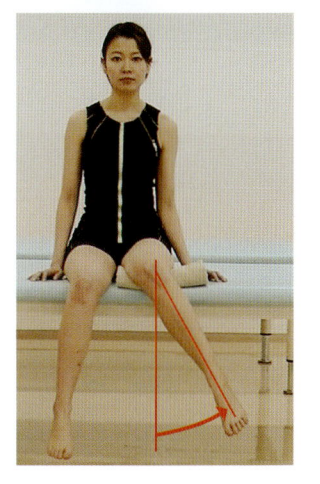

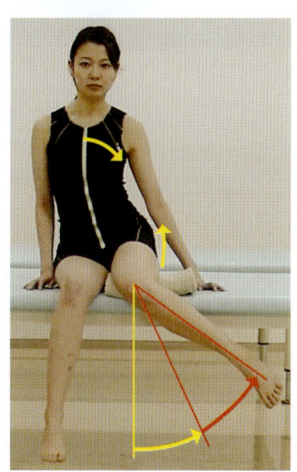

■座位で出現する代償運動

前額面	水平面
骨盤の挙上（++） 体幹の同側への側屈（++）	体幹上部の反対側への偏倚（++）

椅座位での測定

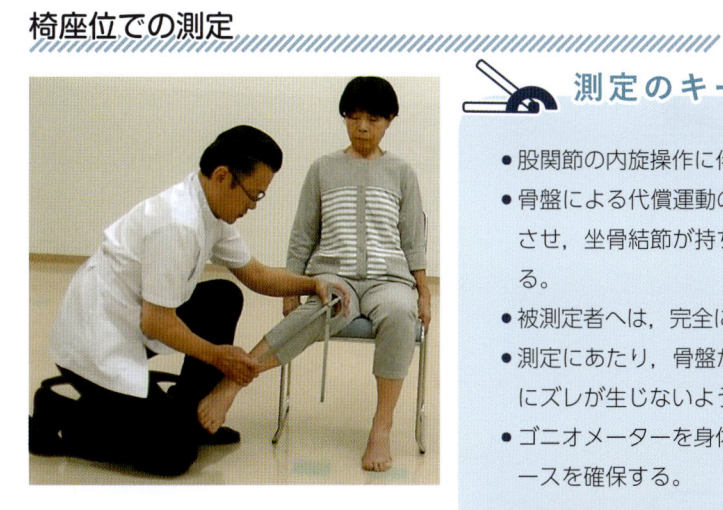

測定のキーポイント

- 股関節の内旋操作に伴い出現する骨盤の代償運動を制動する。
- 骨盤による代償運動の制動のため，被測定者の手で椅子を支持させ，坐骨結節が持ち上がらないように被測定者にも意識させる。
- 被測定者へは，完全に脱力させ，疼痛の有無について確認する。
- 測定にあたり，骨盤が水平設定されているかを確認し，基本軸にズレが生じないように注意する。
- ゴニオメーターを身体に接触させないように，指1本分のスペースを確保する。

■ゴニオメーターの操作

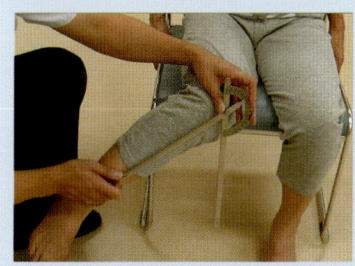

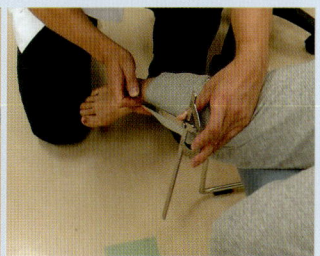

7 膝関節屈曲

3章 下肢関節に対するROM測定法

Knee Joint Flexion

Outline

運動の特徴

- 矢状面上，前額・水平軸による関節運動である。
- 膝関節は下肢の中間関節であり，屈曲運動は歩行時立脚中期の駆動や遊脚後期の制動において重要である。

■膝関節屈曲

基本軸	大腿骨
移動軸	腓骨（腓骨頭と外果を結ぶ線）
参考可動域	0〜130°

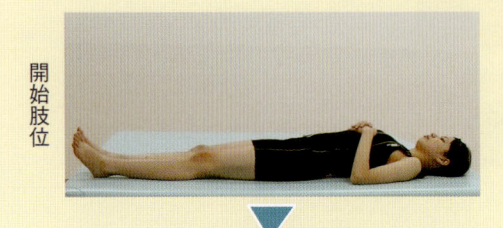

開始肢位

可動最終位

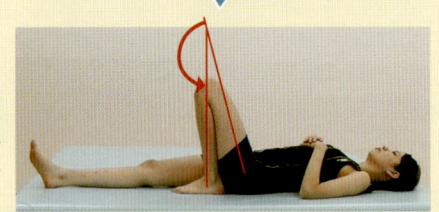

制限因子

股関節前方の軟部組織
- 大腿四頭筋（①）
  ※大腿直筋（特に股関節伸展位）
- 関節包前方線維，など

■制限因子

①
- 大腿直筋
- 外側広筋
- 内側広筋
- 中間広筋（大腿直筋の下に位置）

前面

注意すべき代償運動（次ページ参照）

- 骨盤が不安定となれば，基本軸の読み取りに誤差が生じる可能性がある。
- 股関節が不安定となれば，運動面にズレを生じる。

＊写真中の矢印　■▶：測定者による操作，▷：測定者による制動，▷：代償運動

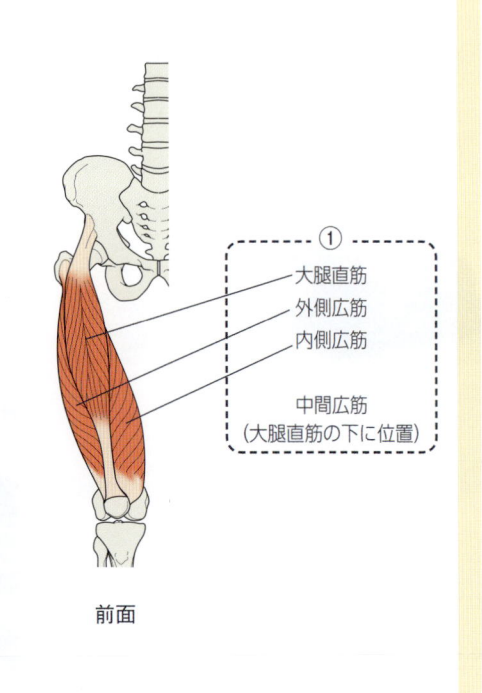

基本測定肢位と他体位での測定条件比較（代償運動の比較）

	座　位	背臥位
	前額面	矢状面
開始肢位		
可動最終位		
代償運動	同側骨盤の挙上（＋）	特に変化なし

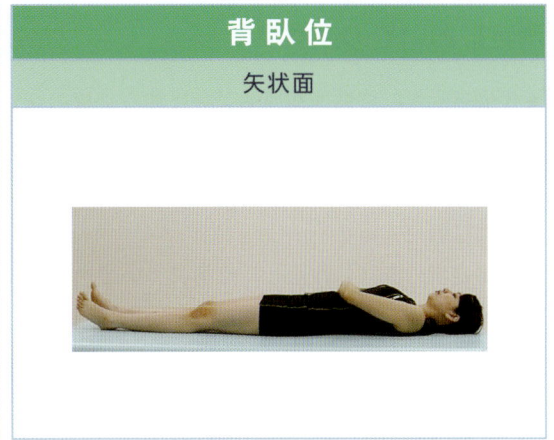

過剰に運動すると…	前額面	矢状面
代償運動	同側骨盤の挙上（＋＋） 体幹の反対側への側屈（＋＋）	骨盤の後傾（＋＋）

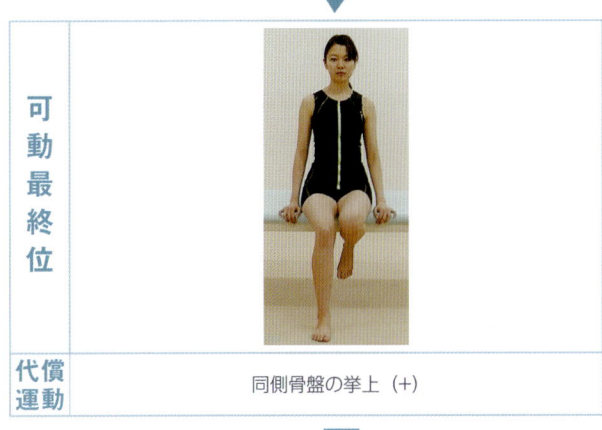

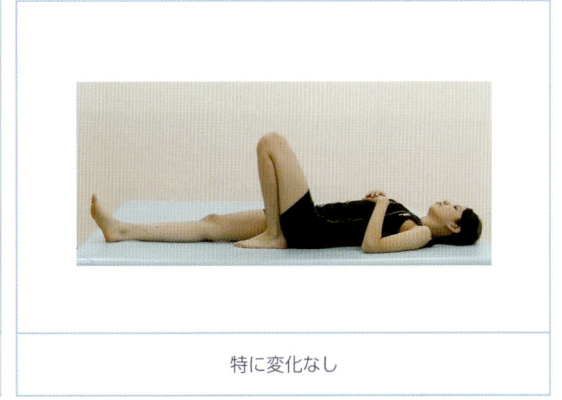

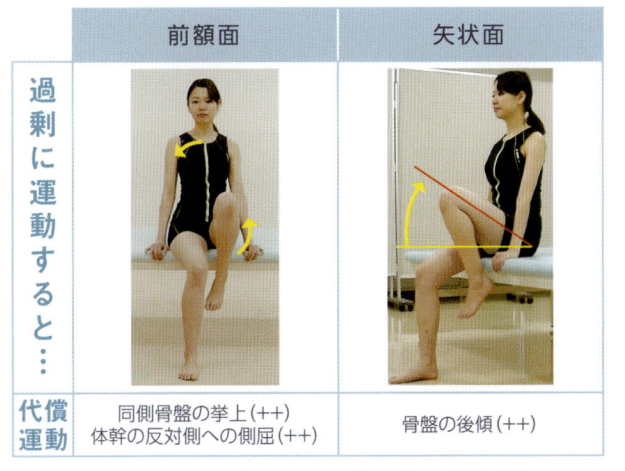

MEMO
臥位での代償運動は限定的。

観察ポイント

- 原則的な測定肢位は背臥位である。座位では上述のように体幹や骨盤による代償運動が著明となる。背臥位では、体幹や骨盤の安定が得られており、代償運動は限定的である。
- 確実に代償運動を抑制するため、背臥位での測定が推奨される。

基礎演習

測定においての注意点

- 代償運動として膝関節屈曲運動に伴う骨盤の浮き上がりに注目する。
- 同側の後上腸骨棘部の浮き上がりが出現する直前までを指標に測定する。
- 被測定者の既往に注意し，疼痛についても表情や声かけにより確認する。

■膝関節屈曲

基本軸	大腿骨
移動軸	腓骨（腓骨頭と外果を結ぶ線）
運動面	矢状面
参考可動域	0〜130°

測定の流れ

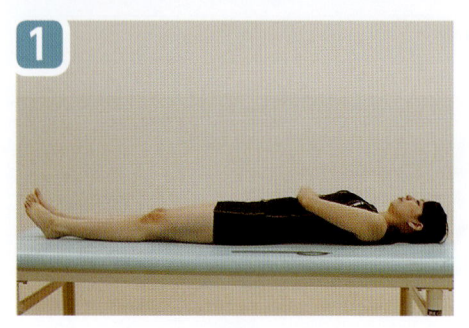

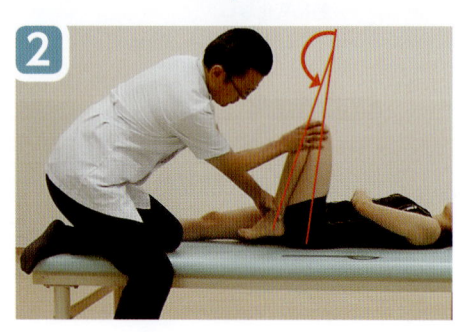

1
- 開始肢位

2
- 最大他動可動域を確認する。
- 膝関節屈曲の場合，骨盤の後傾による代償運動が出現する可能性があるため，骨盤を安定させる。
- 健常可動域では，踵骨部が坐骨へ到達する。
- 「誤読」が生じないように，90°・135°を超えているかといった目安を設定して概角度を読んでおく。

> - 確認した観察角度にゴニオメーターをセットしておく。
> - 再び最大可動域まで稼動させる。

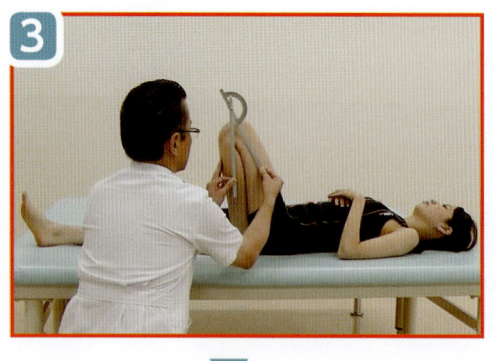

3
- 健常者では踵部が同側坐骨部まで稼動する。
- ゴニオメーターを各軸にセットし，測定値は慎重に真横から「その場で」読む。
- ※被測定者を開始肢位へ戻してからの結果の読み取りは誤読を生じさせる。

測定後，開始肢位へ戻す

応用演習(代償運動の見極めと制動した測定法)

■代償運動なし

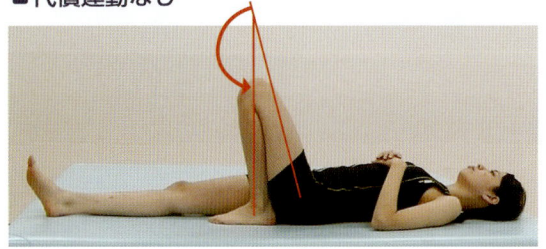

■代償運動あり

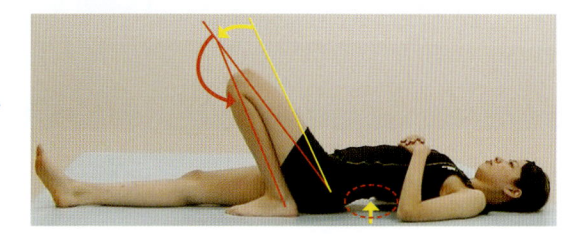

● 腰椎の著明な前弯が出現している(○部)。

■背臥位にて過剰運動により出現する代償運動

矢状面	前額面
骨盤の前傾(+) 腰椎の前弯(+)	特になし

制動方法

- 骨盤の前傾により,基本軸(大腿骨)が移動したと錯覚してしまう。
- 膝関節は大腿骨と腓骨との相対的な角度変化をとらえなければならないため,骨盤を確実に安定させておくと誤差が生じない。

【徒手操作】
- 最大域で膝部を床方へ向けて圧迫支持する(右図)。
- 大腿骨を股関節屈曲方向に向け押し込み圧迫することで,骨盤を適正な位置に設定する。
- 大腿骨が不安定にならないように安定させる。

【被測定者への指示】
- 完全に脱力させ,疼痛の有無について確認する。
- 膝部を上方から圧迫支持するため,圧迫痛については速やかに訴えてもらう。

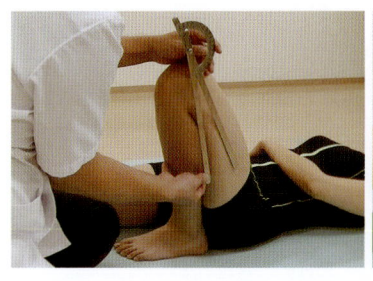

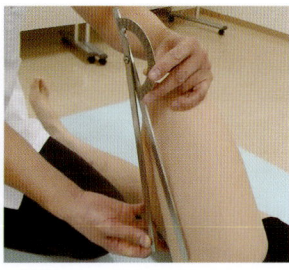

■最大可動域での支持方法

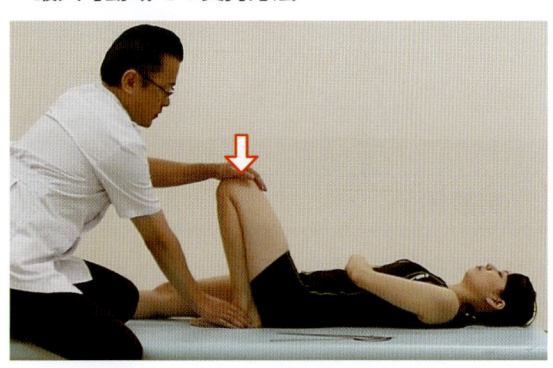

制動操作のキーポイント

- 膝部を床方へ圧迫支持し,骨盤の前傾を解消して安定させる。

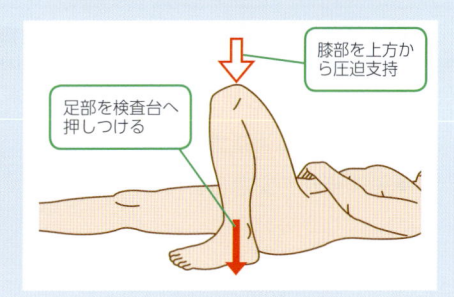

膝部を上方から圧迫支持
足部を検査台へ押しつける

8 膝関節伸展

3章 下肢関節に対するROM測定法

Knee Joint Extension

Outline

運動の特徴

- 矢状面上，前額・水平軸による関節運動である。
- 膝関節は下肢の中間関節であり，伸展運動は立位や歩行など抗重力運動の遂行において重要である。

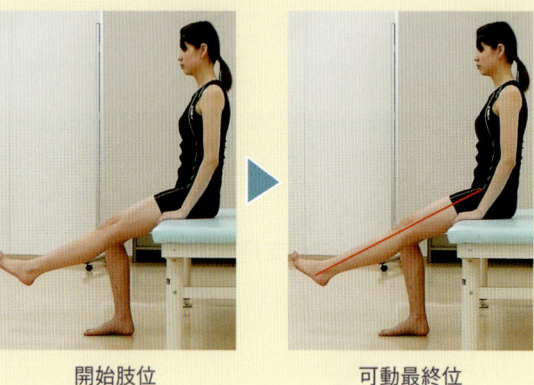

■膝関節伸展

基本軸	大腿骨
移動軸	腓骨（腓骨頭と外果を結ぶ線）
参考可動域	0〜0°

開始肢位　　　可動最終位

制限因子

膝関節後方の軟部組織
- ハムストリングス（①）
- 膝窩筋（②）
- 側副靱帯
- 関節包前方線維，など

■制限因子

① 大腿二頭筋／半腱様筋／半膜様筋
②

背面

注意すべき代償運動（次ページ参照）

- 骨盤が不安定となれば，基本軸の読み取りに誤差が生じる可能性がある。
- 股関節が不安定となれば，運動面にズレを生じる。

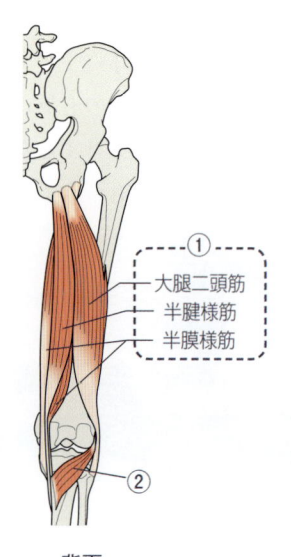

*写真中の矢印　➡：測定者による操作，⇨：測定者による制動，➡：代償運動

基本測定肢位と他体位での測定条件比較（代償運動の比較）

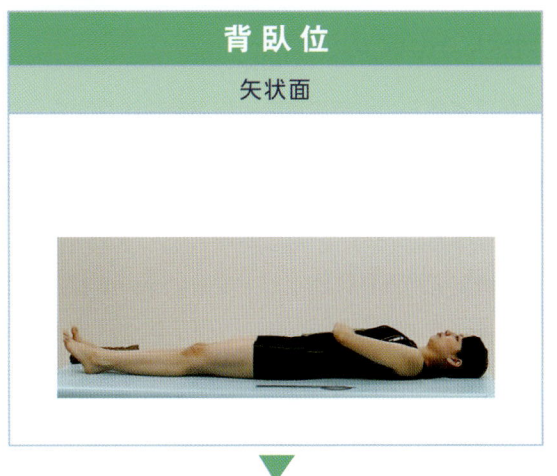

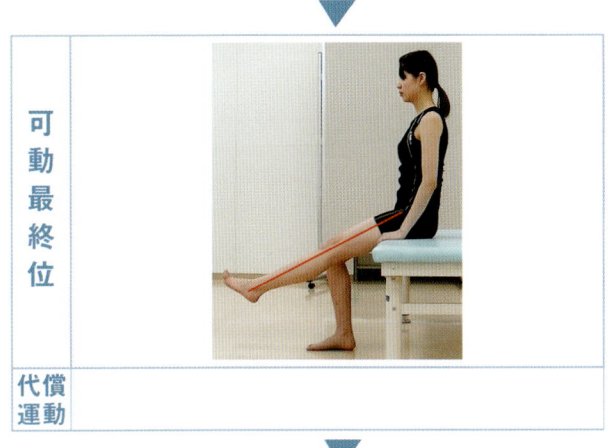

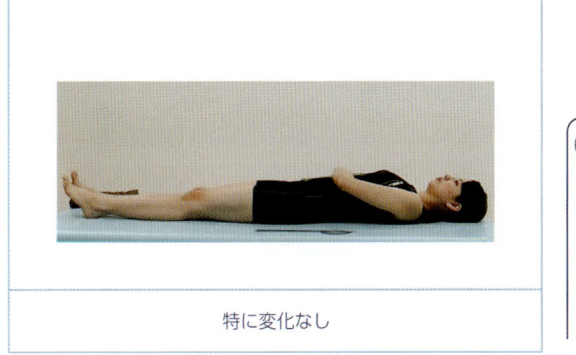

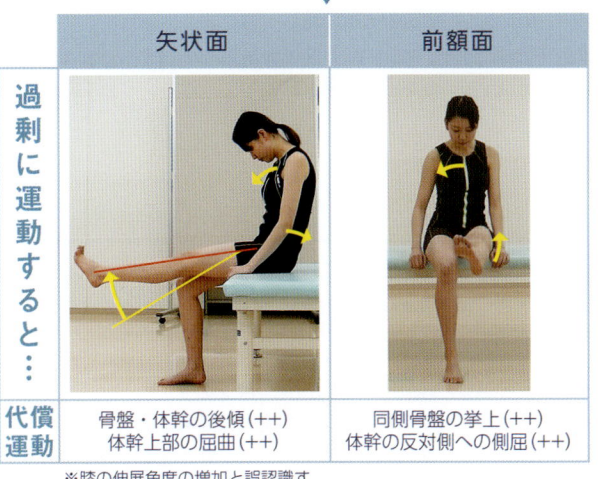

	座 位 矢状面	背臥位 矢状面
開始肢位		
可動最終位		
代償運動		特に変化なし

	矢状面	前額面
過剰に運動すると…		
代償運動	骨盤・体幹の後傾（++） 体幹上部の屈曲（++）	同側骨盤の挙上（++） 体幹の反対側への側屈（++）

※膝の伸展角度の増加と誤認識する可能性がある。

MEMO

臥位での代償運動は限定的。

🔍 観察ポイント

- 原則的な測定肢位は背臥位もしくは腹臥位である。座位では上述のように体幹や骨盤による代償運動が著明となる。臥位では，体幹や骨盤の安定が得られており，代償運動は限定的である。
- 確実に代償運動を抑制するため，背臥位での測定が推奨される。

基礎演習

測定においての注意点

- 代償運動として股関節の回旋運動に注目する。
- 男性では股関節外旋運動，女性では股関節内旋運動が混入することが多く，運動面のズレにつながるため注意が必要である。
- 被測定者の既往に注意し，疼痛についても表情や声かけにより確認する。

■膝関節伸展

基本軸	大腿骨
移動軸	腓骨（腓骨頭と外果を結ぶ線）
運動面	矢状面
参考可動域	0～0°

測定の流れ

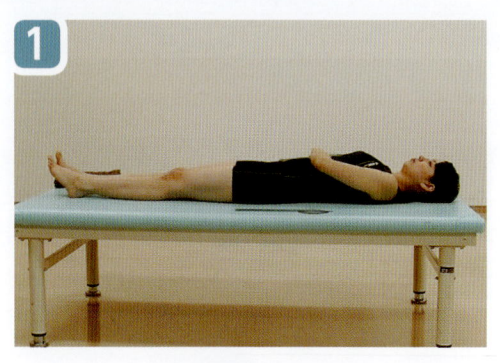

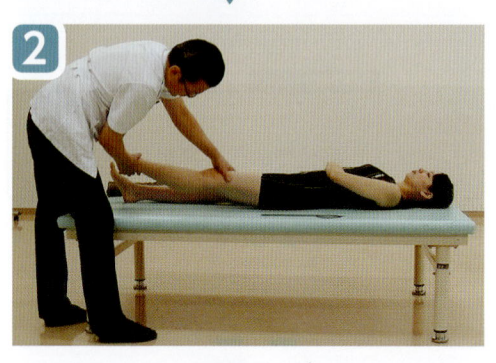

1
- 開始肢位

2
- 最大他動可動域を確認する。
- 膝関節伸展の場合，股関節の回旋運動の混入に注意する。
- 「誤読」が生じないように，運動開始肢位からのわずかな動きが存在するのかについて注意深く観察する。

- 確認した観察角度にゴニオメーターをセットしておく。
- 再び最大可動域まで稼動させる。

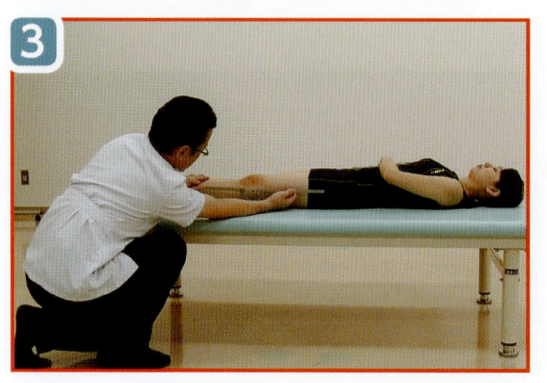

3
- 踵部に補高し，膝窩部を検査台から離す。
- 重力により伸展する膝関節の角度を測定する。
- ゴニオメーターを各軸にセットし，測定値は慎重に真横から「その場で」読む。
- ※被測定者を開始肢位へ戻してからの結果の読み取りは誤読を生じさせる。

▶ 測定後，開始肢位へ戻す

応用演習（代償運動の見極めと制動した測定法）

- 膝関節は大腿骨と腓骨との相対的な角度変化をとらえなければならないため，誤差につながる骨盤と股関節の不安定さを確実に解消させておかなければならない。

■ 背臥位での測定

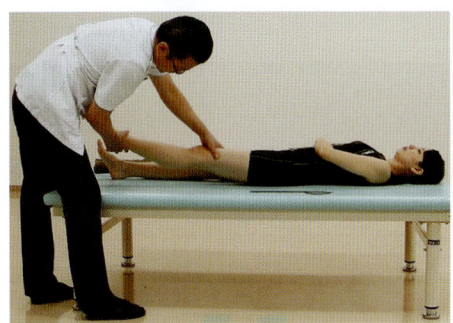

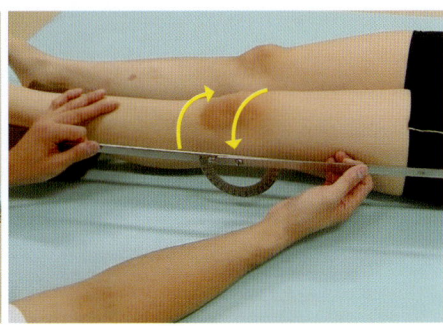

- 股関節の回旋運動出現により，運動面が不安定(++)になる。

制動方法

【徒手操作】
- 腹臥位にて測定する。
- 最大域で下腿部を床方へ向けて圧迫操作する。
- 坐骨部（骨盤）を床方へ測定者の前腕にて支持することで骨盤を適正な位置に設定する。
- 骨盤の代償による大腿骨の不安定さを解消する。

【被測定者への指示】
- 完全に脱力させ，疼痛の有無について確認する。
- 下腿部および殿部に対する圧迫痛と膝伸展痛については速やかに訴えてもらう。

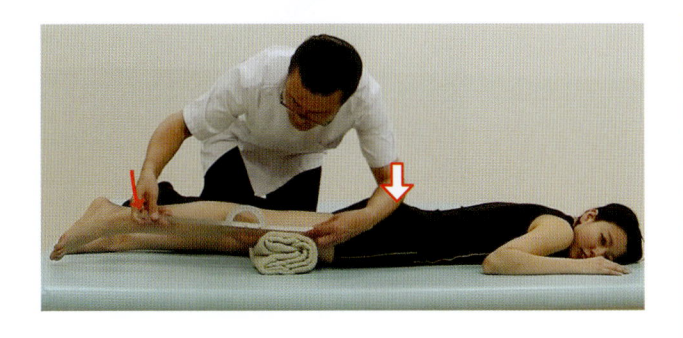

制動操作のキーポイント

- 下腿部を床方へ圧迫操作し，代償として出現する股関節の屈曲を坐骨部の持ち上がりを抑制することで制動する。同時にゴニオメーターの操作も行う。

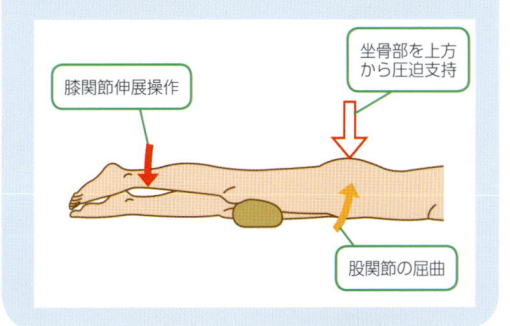

膝関節伸展操作
坐骨部を上方から圧迫支持
股関節の屈曲

臨床応用演習（伸展制限が存在する症例に対する背臥位での測定）

- 膝関節伸展に対する測定の原則的な測定肢位は腹臥位であるが，著しく制限を示す症例においてはその限りではない．
- 反対側下肢を測定者の胸腹部にて挙上させることにより，骨盤を安定させ，反対側からのぞき込むように制限を測定する．

■背臥位で出現する代償運動

股関節の回旋運動出現による運動面の不安定（++）

背臥位での測定

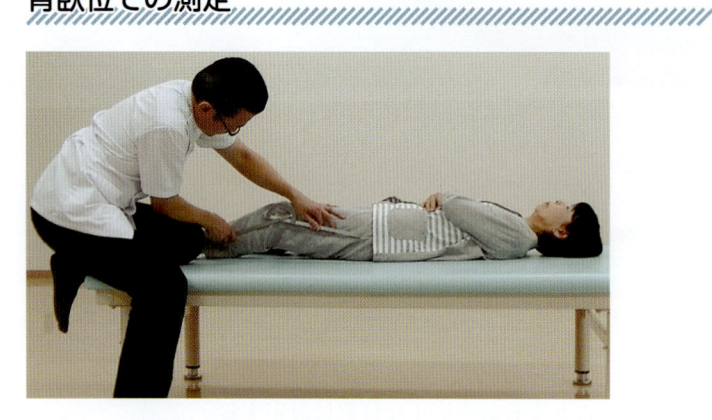

測定のキーポイント

- 測定側大腿前面を測定者の手掌にて圧迫し，膝伸展操作する．
- 股関節の回旋運動の抑制も大腿部への操作により行う．
- 基本軸および移動軸の操作と同時にゴニオメーターを操作する．
- 運動面を意識し，ゴニオメーターは被測定者に密着させない．

■ゴニオメーターの操作

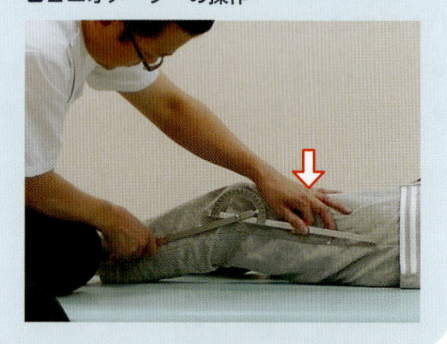

9 足関節底屈

3章 下肢関節に対するROM測定法

Ankle Joint Plantar Flexion

Outline

運動の特徴

- 矢状面上，前額・水平軸による関節運動である。
- 足関節は下肢の大関節のうち最も遠位に位置する関節である。立位でのバランス調整や移動動作での推進力の発揮において重要である。

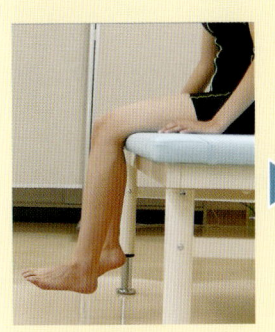

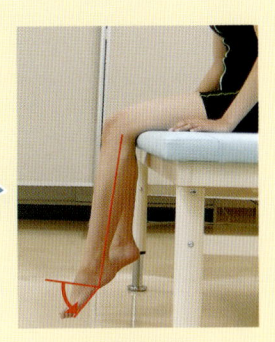

■足関節底屈

基本軸	矢状面における腓骨長軸への垂直線
移動軸	足底面
参考可動域	0〜45°

開始肢位　　　　可動最終位

制限因子

足関節前方の軟部組織
- 前脛骨筋（①）
- 長母趾伸筋（②）
- 長趾伸筋（③）
- 第3腓骨筋（④）
- 内側側副靱帯前方および中間線維（⑤）
- 外側側副靱帯前方線維（⑥）
- 三角靱帯（⑦）
- 関節包前方線維，など

■制限因子

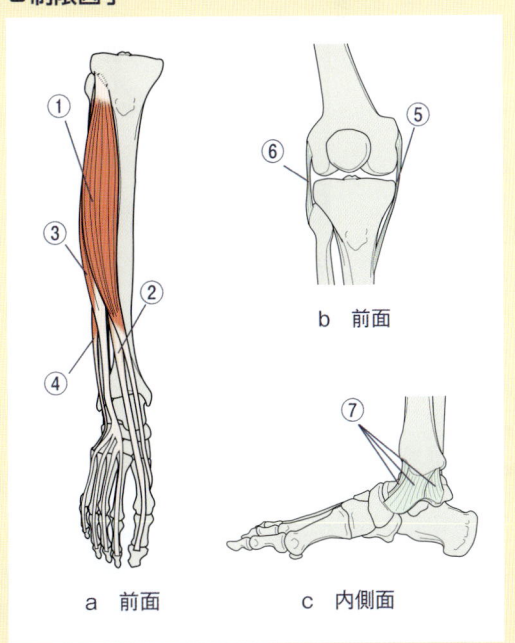

a 前面　　b 前面　　c 内側面

注意すべき代償運動（次ページ参照）

- 下腿が不安定となれば，基本軸の読み取りに誤差が生じる可能性がある。

*写真中の矢印　➡：測定者による操作，⇨：測定者による制動，⇨：代償運動

基本測定肢位と他体位での測定条件比較（代償運動の比較）

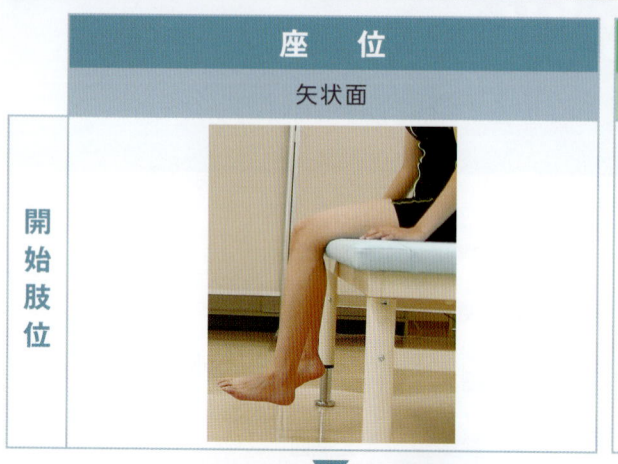

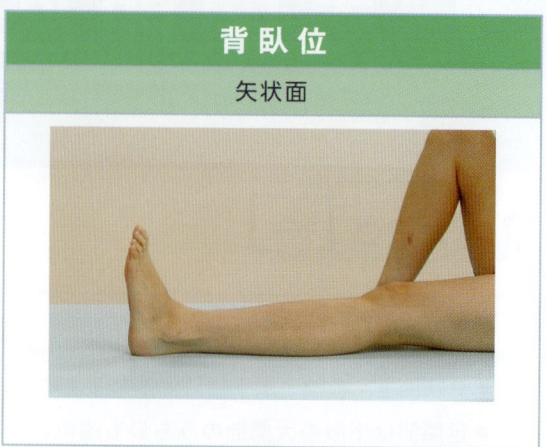

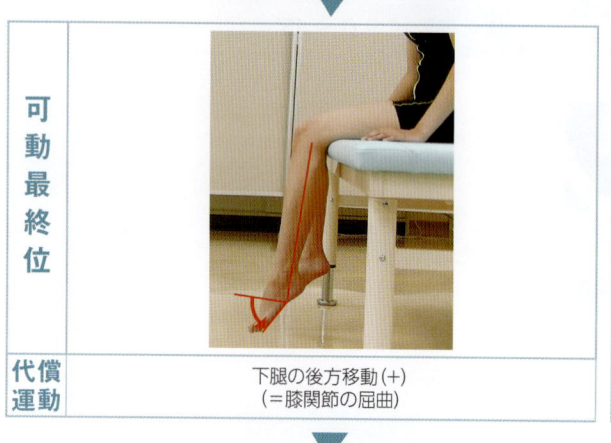

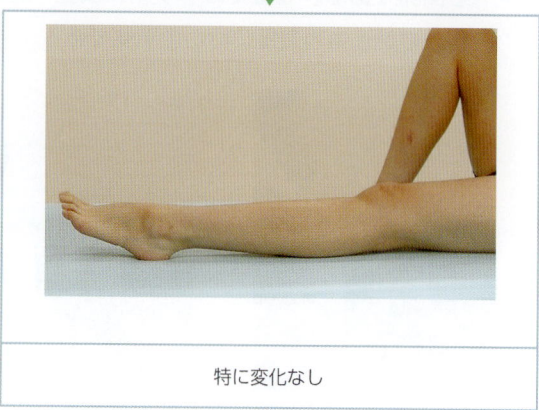

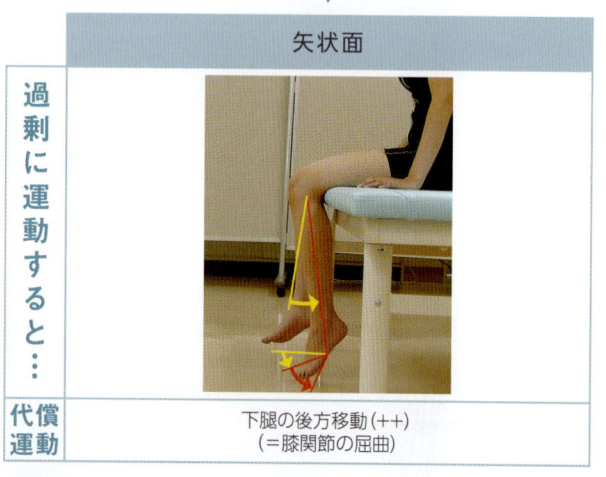

	座位　矢状面	背臥位　矢状面
開始肢位		
可動最終位		
代償運動	下腿の後方移動（+） （＝膝関節の屈曲）	特に変化なし

	矢状面
過剰に運動すると…	
代償運動	下腿の後方移動（++） （＝膝関節の屈曲）

MEMO
臥位での代償運動は限定的。

🔍 観察ポイント

- 原則的な測定肢位は座位または背臥位であるが，座位では上述のように下腿の後方移動（膝関節の屈曲）による代償運動が出現する。背臥位では，下腿部の安定が得られるため基本軸が安定する。
- 確実に代償運動を抑制するため，背臥位での測定が推奨される。

基礎演習

測定においての注意点

- 代償運動として膝窩部の浮き上がり（膝関節の屈曲）に伴う下腿部の傾斜増大に注目する。
- 膝窩部の浮き上がりが始まる直前までを指標に測定する。
- 測定開始肢位は腓骨への垂直線で，ゴニオメーターは90°からの軸移動となるため，誤読に注意が必要である。
- 被測定者の既往に注意し，疼痛についても表情や声かけにより確認する。

■ 足関節底屈

基本軸	矢状面における腓骨長軸への垂直線
移動軸	足底面
運動面	矢状面
参考可動域	0〜45°

測定の流れ

1 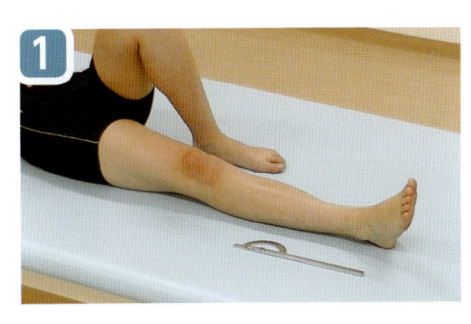
- 開始肢位

2 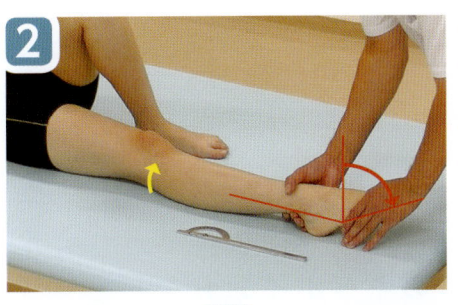
- 最大他動可動域を確認する。
- 足関節底屈の場合，下腿部の傾斜拡大による代償運動が出現する可能性があるため，下腿部を安定させる。
- 腓骨に対して90°を開始肢位として実施できているかを意識する。
- 「誤読」が生じないように，30°・45°を超えているかといった目安を設定して概角度を読んでおく。

- 確認した観察角度にゴニオメーターをセットしておく。

3 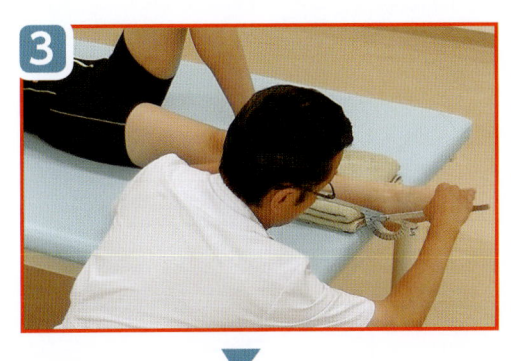
- 踵部が接触しないように，足部を検査台から出しておく。
- 検査台と接触するアキレス腱部にはクッションを使用する。
- 再び最大可動域まで稼動させる。
- 膝窩部が浮き上がり，下腿が不安定とならないように稼動する。
- ゴニオメーターを各軸にセットし，測定値は慎重に真横から「その場で」読む。
- ※被測定者を開始肢位へ戻してからの結果の読み取りは誤読を生じさせる。
- 足関節底屈位でゴニオメーターを基本軸である腓骨長軸に合わせながら移動軸を足底面にセットすると，足底面の一部に短くゴニオメーターを当てることとなり，読み取りエラーが生じやすい。
- より長い移動軸を確保するため，第5中足骨位に足底線を投影するように平行移動して測定している。

測定後，開始肢位へ戻す

応用演習（代償運動の見極めと制動した測定法）

■代償運動なし

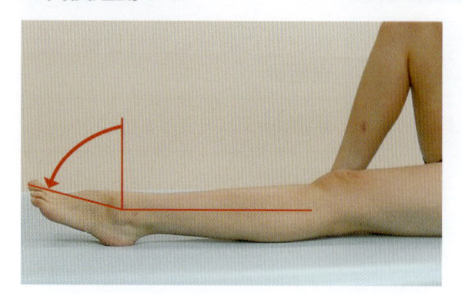

- 写真中で移動軸を長く示すため，足底線を平行移動している。

■代償運動あり

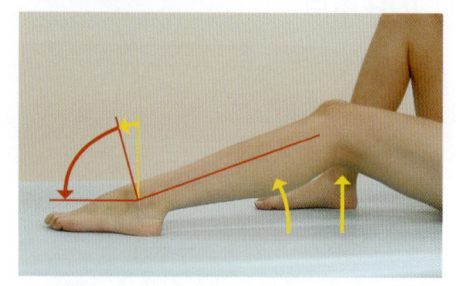

- 膝関節や股関節の屈曲による下腿部の傾斜（基本軸の不安定）が出現している。

■背臥位にて過剰運動により出現する代償運動

矢状面	前額面
膝窩部の浮き上がり（＋） ※膝関節の屈曲	特になし

MEMO
- 膝関節の屈曲により，基本軸（腓骨への垂直線）が移動したと錯覚してしまう。
- 足関節底屈は腓骨と足部の相対的な角度変化をとらえなければならないため，下腿部を確実に安定させておく必要がある。

制動方法

【徒手操作】
- 踵部を補高し，自重による膝関節自動伸展に加えて，下腿部を床方向へ圧迫し支持する。
- 足部の操作は，床への圧迫操作とともに，股関節回旋運動がないように正中支持する。
- 移動軸の操作は足背部への圧迫とし，足趾を屈曲させないように注意する。

【被測定者への指示】
- 完全に脱力させ，疼痛の有無について確認する。
- 下腿部を上方から圧迫支持するため，圧迫痛については速やかに訴えてもらう。

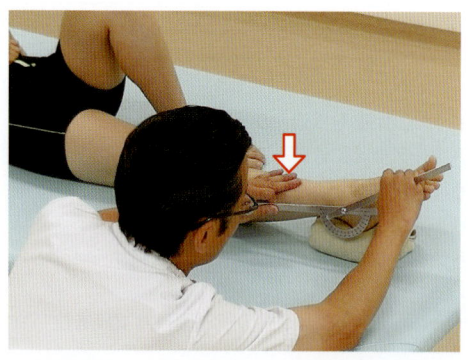

- 移動軸を長く確保するため，第5中足骨位に足底線を投影するように平行移動して測定している。

制動操作のキーポイント

- 膝窩部が浮き上がらないように，下腿部を安定させ足部を踵部を支点として圧迫操作する。

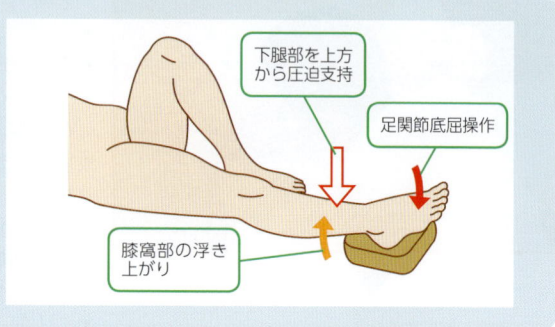

  - 下腿部を上方から圧迫支持
  - 足関節底屈操作
  - 膝窩部の浮き上がり

臨床応用演習（臨床を想定した座位での測定）

- 足関節底屈に対する測定肢位は背臥位が推奨されるが，臨床では座位で測定する場合も多い。
- 測定者の下肢上で操作し，三点支持により下腿を安定させて測定する。

■座位で出現する代償運動

| 膝関節の屈曲代償運動出現による下腿部の不安定（++） |

椅座位での測定

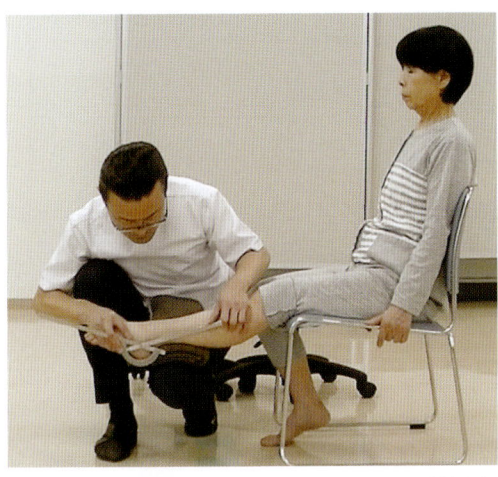

- 移動軸を長く確保するため，第5中足骨位に足底線を投影するように平行移動して測定している。

測定のキーポイント

- 下腿前面部を測定者の前腕にて圧迫し，下腿部を安定させる。
- 測定者の下肢上で支持し，三点支持により下腿を安定させる。
- タオルなどのクッションを用い，圧迫疼痛のないように注意する。
- 基本軸および移動軸の操作と同時にゴニオメーターを操作する。
- 運動面を意識し，ゴニオメーターは被測定者に密着させない。

■ゴニオメーターの操作

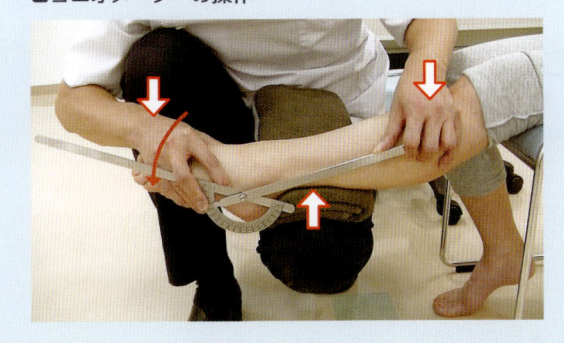

10 足関節背屈

3章 下肢関節に対するROM測定法

Ankle Joint Dorsiflexion

Outline

運動の特徴

- 矢状面上，前額・水平軸による関節運動である。
- 足関節は下肢の大関節のうち最も遠位に位置する関節である。立位でのバランス調整や移動動作での推進力の発揮において重要である。

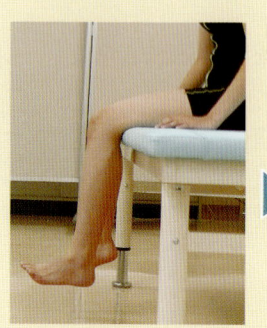

開始肢位 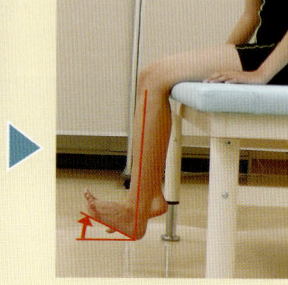 / 可動最終位

制限因子

足関節後方の軟部組織
- 下腿三頭筋（ヒラメ筋）（①）
- 長腓骨筋（②）・短腓骨筋（③）
- 後脛骨筋（④）
- 長母趾屈筋（⑤）・長趾屈筋（⑥）
- 内側側副靱帯中間および後方線維（⑦）
- 外側側副靱帯中間および後方線維（⑧）
- 関節包後方線維，など

注意すべき代償運動（次ページ参照）

- 下腿が不安定となれば，基本軸の読み取りに誤差が生じる可能性がある。

■足関節背屈

基本軸	矢状面における腓骨長軸への垂直線
移動軸	足底面
参考可動域	0～20°

■制限因子

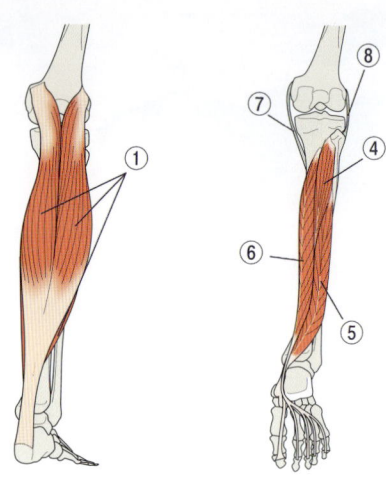

a 背面（表層） / b 背面（深層） 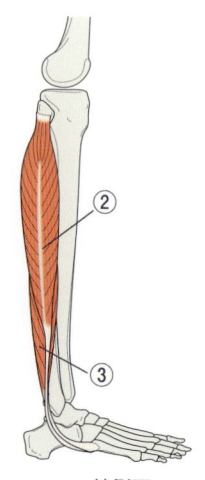 / c 外側面

*写真中の矢印 ➡：測定者による操作，⇨：測定者による制動，⇨：代償運動

	座 位 矢状面	背臥位 矢状面
開始肢位	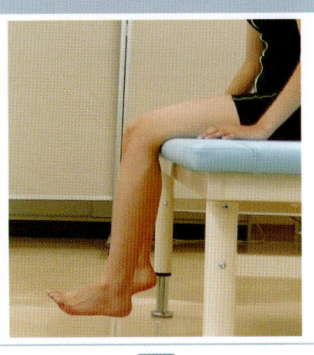	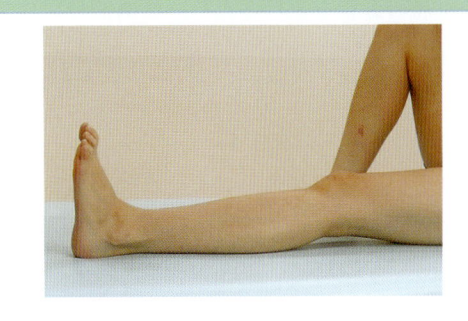
可動最終位	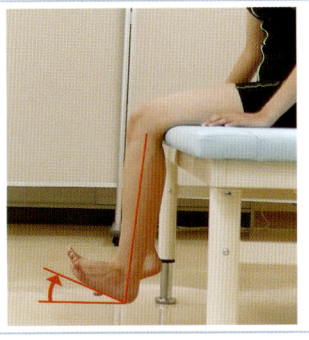	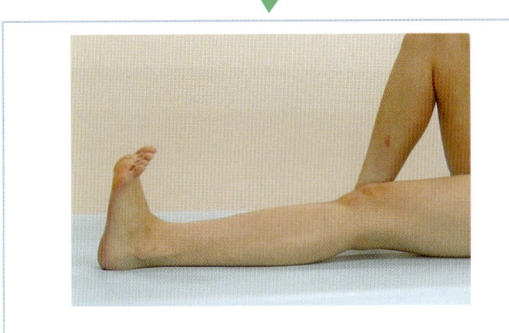
代償運動	下腿の前方移動（+） （＝膝関節の伸展）	特に変化なし
	矢状面	
過剰に運動すると…		
代償運動	下腿の前方移動（++） （＝膝関節の伸展）	

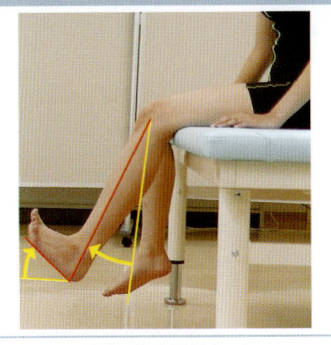

MEMO

臥位での代償運動は限定的。

観察ポイント

- 原則的な測定肢位は座位または背臥位であるが，座位では上述のように下腿の前方移動（膝関節の伸展）による代償運動が出現する。背臥位では，下腿部の安定が得られるため基本軸が安定する。
- 確実に代償運動を抑制するため，背臥位での測定が推奨される。

③ 下肢関節に対するROM測定法

基礎演習

測定においての注意点

- 腓腹筋の影響を避けるため，膝関節は屈曲位で測定する。
- 代償運動として膝関節および股関節の屈曲運動に伴う下腿部の傾斜増大に注目する。
- 踵部の頭側への移動が始まる直前までを指標に測定する。
- 測定開始肢位は腓骨への垂直線で，ゴニオメーターは90°からの軸移動となるため，誤読に注意が必要である。
- 被測定者の既往に注意し，疼痛についても表情や声かけにより確認する。

■ 足関節背屈

基本軸	矢状面における腓骨長軸への垂直線
移動軸	足底面
運動面	矢状面
参考可動域	0〜20°

測定の流れ

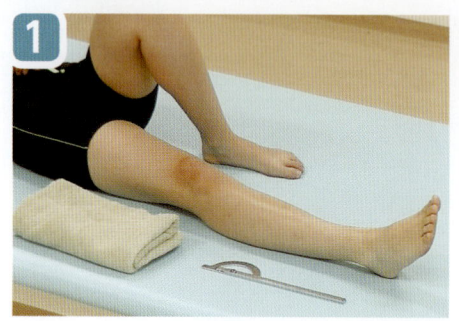

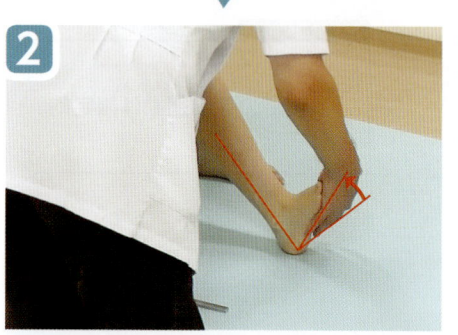

1
- 開始肢位

2
- 最大他動可動域を確認する。
- 足関節背屈の場合，下腿部の傾斜拡大により代償される可能性があるため，下腿部を安定させる。
- 「誤読」が生じないように，腓骨に対して90°を開始肢位として実施できているかを意識する。

- 確認した観察角度にゴニオメーターをセットしておく。
- 再び最大可動域まで稼動させる。

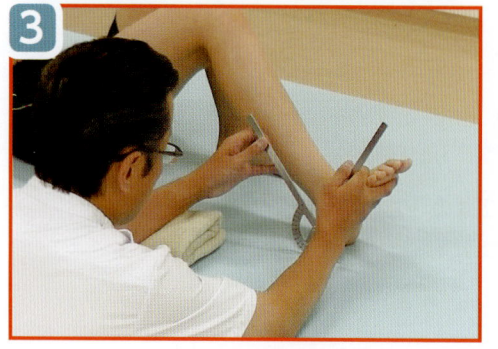

3
- 踵部が頭側へ移動して下腿が不安定とならないように稼動する。
- ゴニオメーターを各軸へセットし，測定値は慎重に真横から「その場で」読む。
- ※被測定者を開始肢位へ戻してからの結果の読み取りは誤読を生じさせる。
- 足関節背屈操作を行いながらゴニオメーターをセットするため，第5中足骨位に足底線を投影するように移動軸を平行移動して測定している。

▶ 測定後，開始肢位へ戻す

応用演習（代償運動の見極めと制動した測定法）

■代償運動なし　　　　　　　　　■代償運動あり

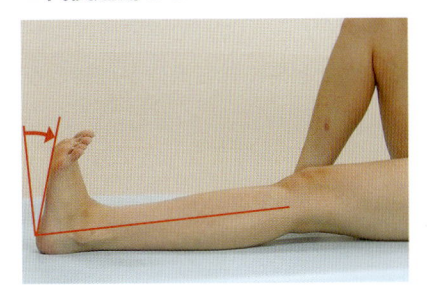

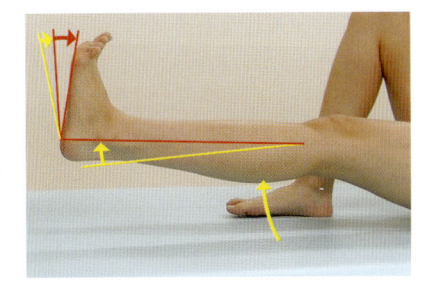

- 股関節の屈曲による下腿部の前方移動（基本軸の不安定）が出現している。

■背臥位にて過剰運動により出現する代償運動

矢状面	前額面
下腿部の前方移動(+) ※股関節の屈曲	特になし

MEMO
- 股関節の屈曲により，基本軸（腓骨への垂直線）が移動したと錯覚してしまう。
- 足関節背屈は腓骨と足部の相対的な角度変化をとらえなければならないため，下腿部を確実に安定させておく必要がある。

制動方法

【徒手操作】
- 足関節背屈操作を測定者の前腕部で圧迫し，操作する。
- 前腕部での圧迫操作は，測定者の重心移動により行う。
- 股関節の屈曲による代償を制動するために大腿部前面へも伸展方向へ圧迫制動を加える。

【被測定者への指示】
- 完全に脱力させ，疼痛の有無について確認する。
- 大腿部を前面から圧迫支持するため，圧迫痛については速やかに訴えてもらう。

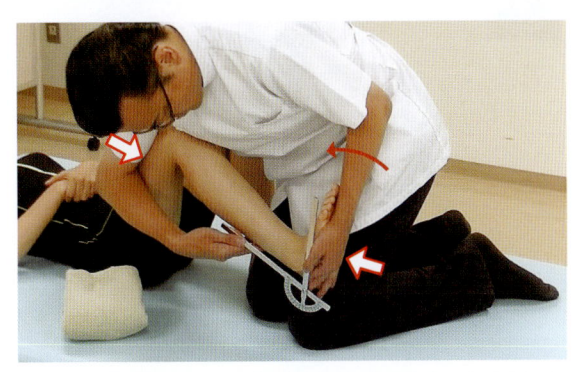

- 足関節背屈操作を行いながらゴニオメーターをセットするため，第5中足骨位に足底線を投影するように移動軸を平行移動して測定している。

制動操作のキーポイント

大腿部を足方へ，足底部を頭方へ圧迫操作する。測定者の重心移動により操作する。

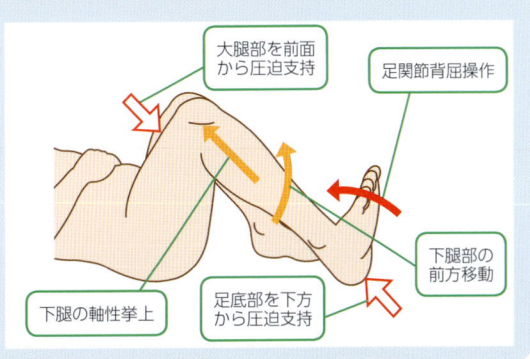

- 大腿部を前面から圧迫支持
- 足関節背屈操作
- 下腿の軸性挙上
- 足底部を下方から圧迫支持
- 下腿部の前方移動

3　下肢関節に対するROM測定法

臨床応用演習（臨床を想定した座位での測定）

- 足関節背屈に対する測定肢位は背臥位が推奨されるが，臨床では座位で測定する場合も多い．下腿部の安定に留意し，前腕にて背屈操作を行う．
- 測定者の重心移動はもちろんであるが，下肢の内転運動をも活用することで容易に背屈操作が可能となる．

■座位で出現する代償運動

股関節の屈曲代償運動出現による下腿部の不安定（++）

椅座位での測定

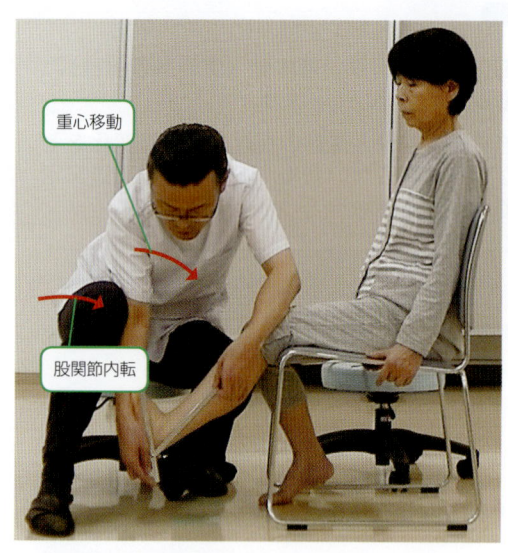

重心移動
股関節内転

- 足関節背屈操作を行いながらゴニオメーターをセットするため，第5中足骨位に足底線を投影するように移動軸を平行移動して測定している．

測定のキーポイント

- 大腿前面（膝部）を測定者の前腕にて圧迫し，下腿部を安定させる．
- 足底部を測定者の前腕にて圧迫し，重心移動と測定者下肢の内転により背屈操作する．
- 基本軸および移動軸の操作と同時にゴニオメーターを操作する．
- 運動面を意識し，ゴニオメーターは，被測定者に密着させない．

■ゴニオメーターの操作

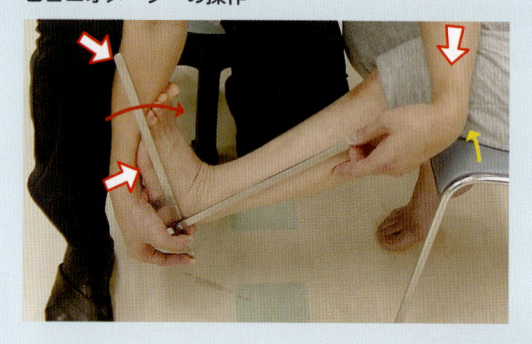

11 足部外がえし

3章　下肢関節に対するROM測定法

Foot Eversion

Outline

運動の特徴

- 前額面上，矢状・水平軸による関節運動である。
- 足関節は下肢の大関節のうち最も遠位に位置する関節である。足部外がえしは立位でのバランス調整，特に前額面上のバランス調整において重要である。

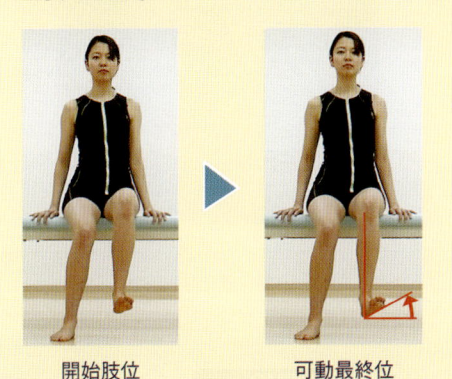

開始肢位　　可動最終位

■ 足部外がえし

基本軸	前額面における下腿軸への垂直線
移動軸	足底面
参考可動域	0 〜 20°
図	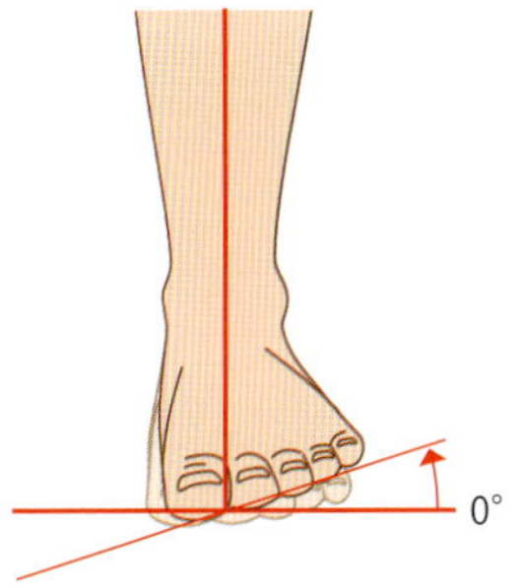

制限因子

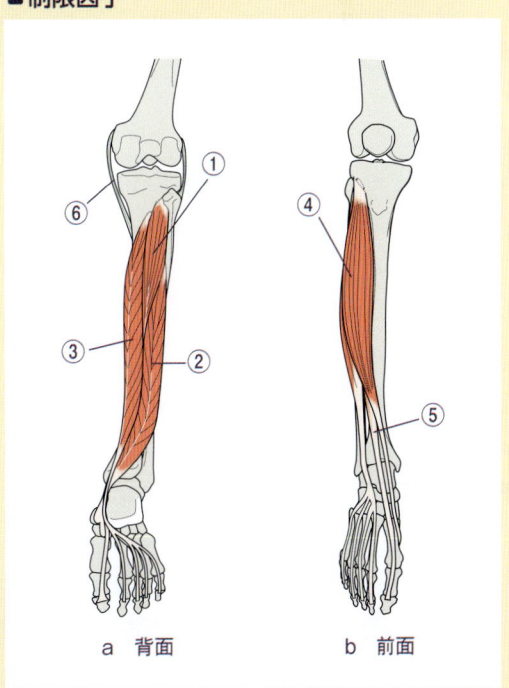

足関節後内方の軟部組織
- 後脛骨筋（①）
- 長母趾屈筋（②）
- 長趾屈筋（③）
- 前脛骨筋（④）・長母趾伸筋（⑤）
- 内側側副靱帯（⑥）
- 三角靱帯（p.179 参照）
- 関節包内方線維，など

■ 制限因子

a　背面　　b　前面

注意すべき代償運動（次ページ参照）

- 下腿および股関節が不安定となれば，基本軸の読み取りに誤差が生じる可能性がある。

*写真中の矢印　⇒：測定者による操作，⇨：測定者による制動，⇨：代償運動

基本測定肢位と他体位での測定条件比較（代償運動の比較）

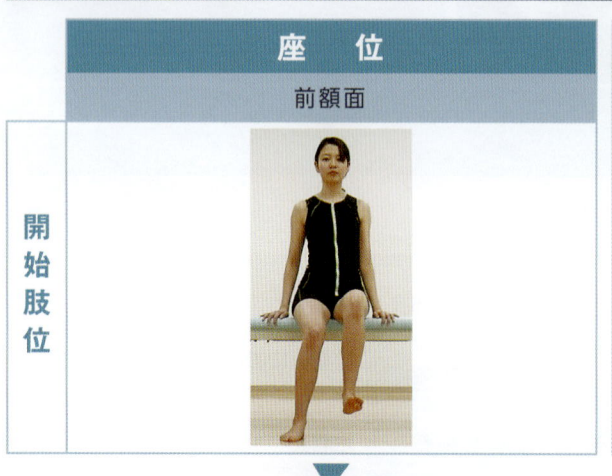

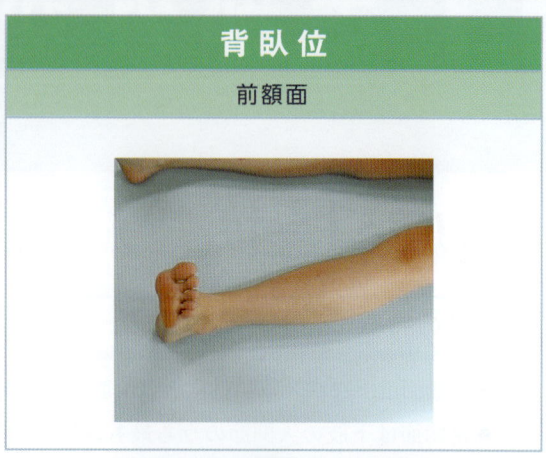

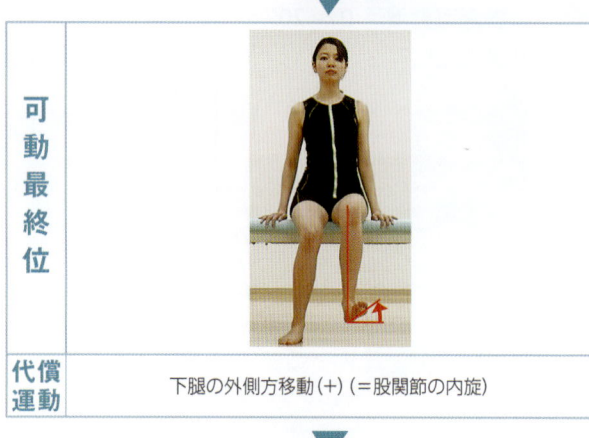

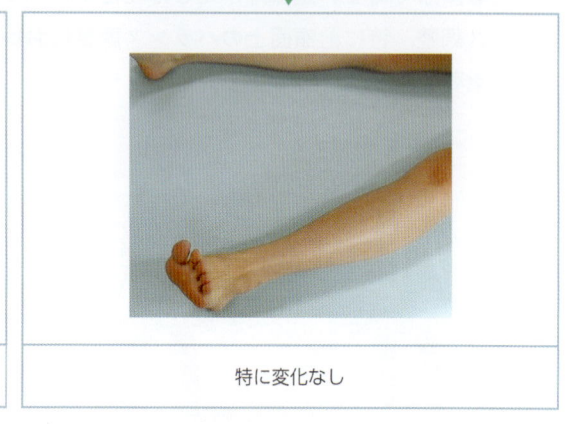

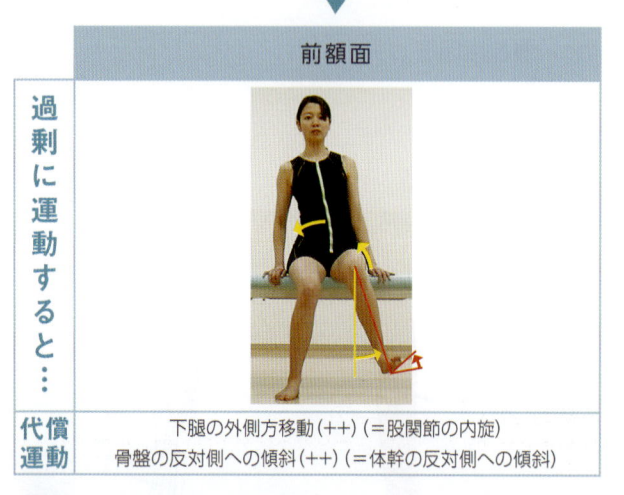

	座 位　前額面	背 臥 位　前額面
開始肢位		
可動最終位		
代償運動	下腿の外側方移動（+）（＝股関節の内旋）	特に変化なし

	前額面
過剰に運動すると…	
代償運動	下腿の外側方移動（++）（＝股関節の内旋） 骨盤の反対側への傾斜（++）（＝体幹の反対側への傾斜）

MEMO
臥位での代償運動は限定的。

観察ポイント

- 原則的な測定肢位は座位または背臥位であるが，座位では上述のように下腿の外側方移動（股関節の内旋）による代償運動が出現する。背臥位では，下腿部の安定が得られるため基本軸が安定する。
- 確実に代償運動を抑制するため，背臥位での測定が推奨される。

基礎演習

測定においての注意点

- 代償運動は**股関節の外転**に注目する。
- 踵部が外側方へ移動しないように注意する。
- **踵部の外側方移動が始まる直前までを指標に測定**する。
- 測定開始肢位は下腿軸への垂直線で，ゴニオメーターは90°からの軸移動となるため，誤読に注意が必要である。
- 被測定者の既往に注意し，疼痛についても表情や声かけにより確認する。

■足部外がえし

基本軸	前額面における下腿軸への垂直線
移動軸	足底面
運動面	前額面
参考可動域	0～20°

測定の流れ

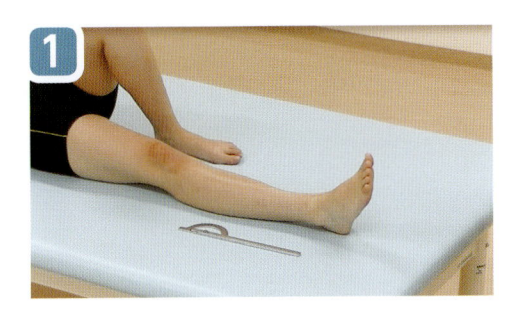

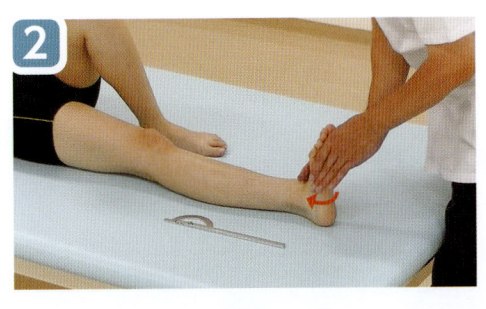

1
- 開始肢位

2
- 最大他動可動域を確認する。
- 足部外がえしの場合，**股関節の外転による代償運動が出現する可能性があるため，下腿部を安定**させる。
- 下腿軸が不安定にならないように注意する。
- 「誤読」が生じないように，10°・20°を超えているかといった目安を設定して概角度を読んでおく。

  - 確認した観察角度にゴニオメーターをセットしておく。
  - 再び最大可動域まで稼動させる。

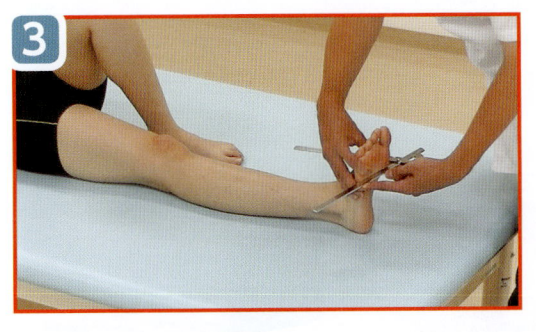

3
- 股関節の外転代償運動により下腿が不安定にならないように注意する。
- ゴニオメーターを各軸にセットし，測定値は慎重に真上から「その場で」読む。
- ※被測定者を開始肢位へ戻してからの結果の読み取りは誤読を生じさせる。

測定後，開始肢位へ戻す

臨床応用演習（臨床を想定した座位での測定）

端座位での測定において出現する代償運動

- 足部外がえしに対する測定肢位は背臥位が推奨されるが，臨床では座位で測定する場合も多い．大腿部を補高し，下腿軸を安定させて測定する．

■代償運動なし　　■代償運動あり

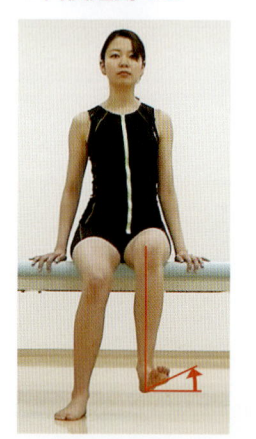

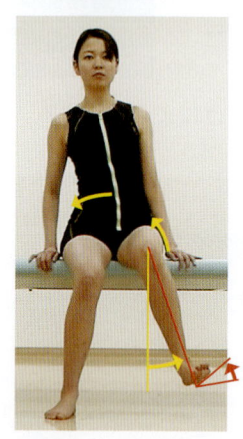

■座位で出現する代償運動

| 股関節の内旋代償運動出現による下腿部の不安定（++） |

椅座位での測定

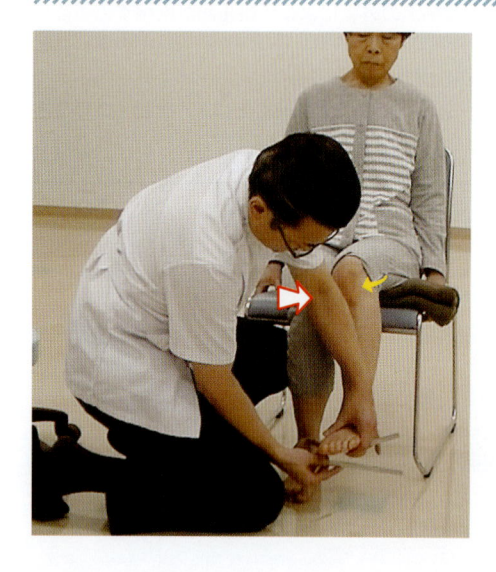

測定のキーポイント

- タオルなどのクッションで大腿部を補高し，足部が床に接地しないように設定する．
- 基本軸の基準となる下腿軸を床面に対して垂直に設定し，傾かないように常に意識する．
- 下腿軸が床に垂直設定されていれば，基本軸は床面に平行設定し測定できる．
- 移動軸の操作と同時にゴニオメーターを操作する．
- 運動面を意識し，ゴニオメーターは足底面に軽く接触させておく．

■ゴニオメーターの操作

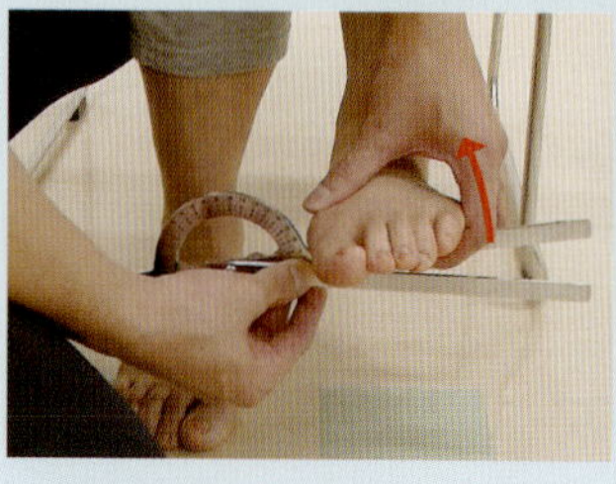

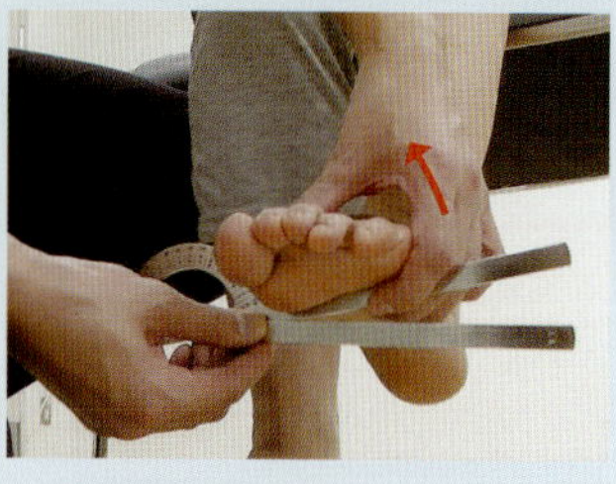

12 足部内がえし

3章　下肢関節に対するROM測定法

Foot Inversion

Outline

運動の特徴

- 前額面上，矢状・水平軸による関節運動である。
- 足関節は下肢の大関節のうち最も遠位に位置する関節である。足部内がえしは立位でのバランス調整，特に前額面上のバランス調整において重要である。

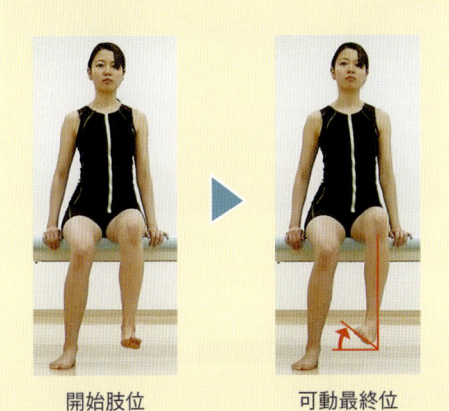

開始肢位　　可動最終位

■ 足部内がえし

基本軸	前額面における下腿軸への垂直線
移動軸	足底面
参考可動域	0〜30°
図	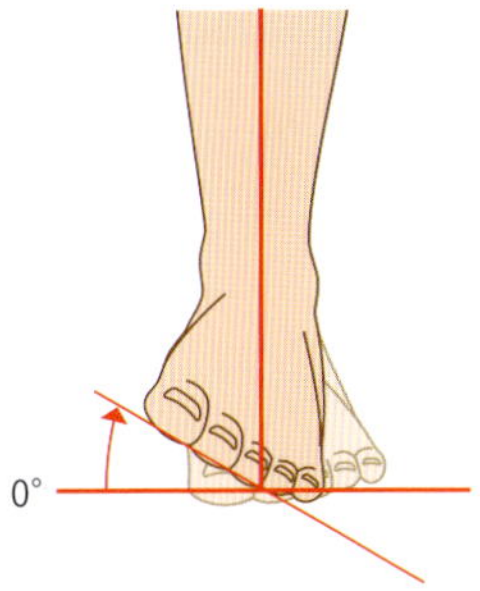

制限因子

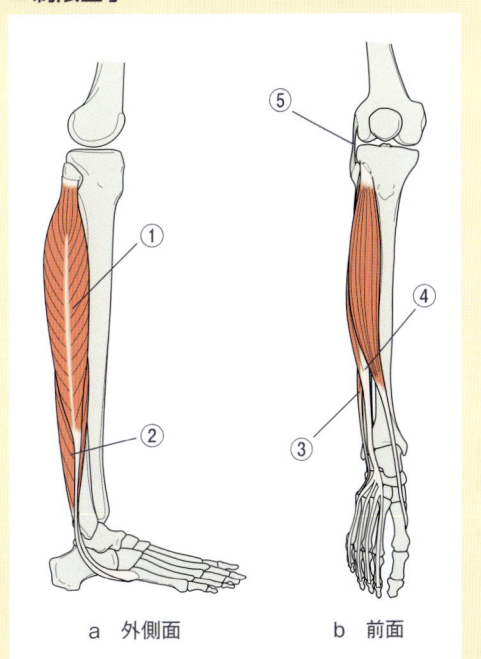

足関節後外方の軟部組織
- 長腓骨筋（①）
- 短腓骨筋（②）
- 第3腓骨筋（③）・長趾伸筋（④）
- 外側側副靱帯（⑤）
- 関節包外方線維，など

注意すべき代償運動（次ページ参照）

- 下腿および股関節が不安定となれば，基本軸の読み取りに誤差が生じる可能性がある。

■ 制限因子

a　外側面　　b　前面

*写真中の矢印　▶：測定者による操作，▷：測定者による制動，▶：代償運動

基本測定肢位と他体位での測定条件比較（代償運動の比較）

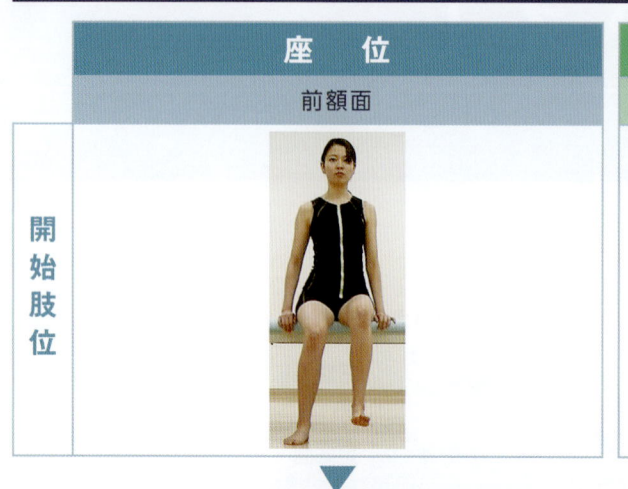

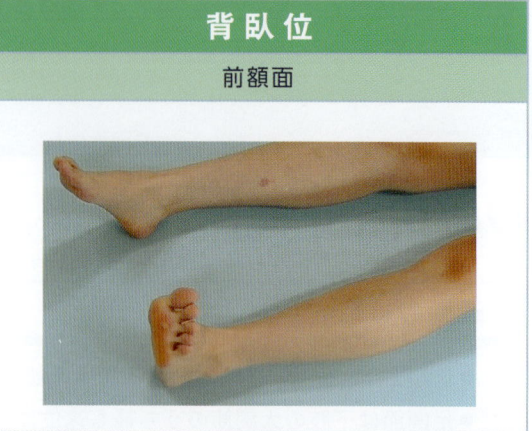

	座位	背臥位
	前額面	前額面
開始肢位		
可動最終位		
代償運動	下腿の内側方移動（+）（＝股関節の外旋）	特に変化なし

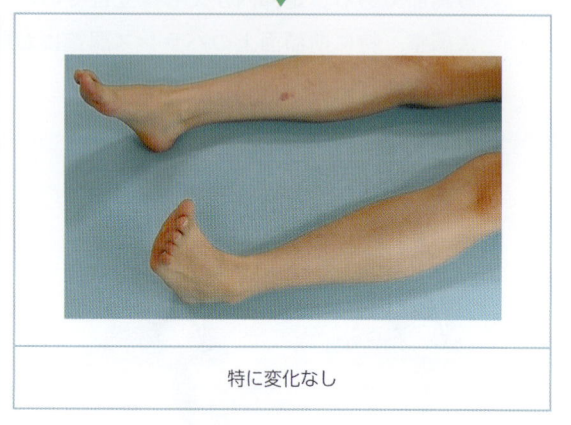

	前額面
過剰に運動すると…	
代償運動	下腿の内側方移動（++）（＝股関節の外旋） 骨盤の同側への傾斜（++）（＝体幹の同側への傾斜）

MEMO
臥位での代償運動は限定的。

観察ポイント

- 原則的な測定肢位は座位または背臥位であるが，座位では上述のように下腿の内側方移動（股関節の外旋）による代償運動が出現する。背臥位では，下腿部の安定が得られるため基本軸が安定する。
- 確実に代償運動を抑制するため，背臥位での測定が推奨される。

基礎演習

測定においての注意点

- 代償運動は股関節の内転に注目する。
- 踵部が内側方へ移動しないように注意する。
- 踵部の内側方移動が始まる直前までを指標に測定する。
- 測定開始肢位は下腿軸への垂直線で，ゴニオメーターは90°からの軸移動となるため，誤読に注意が必要である。
- 被測定者の既往に注意し，疼痛についても表情や声かけにより確認する。

■足部内がえし

基本軸	前額面における下腿軸への垂直線
移動軸	足底面
運動面	前額面
参考可動域	0〜30°

測定の流れ

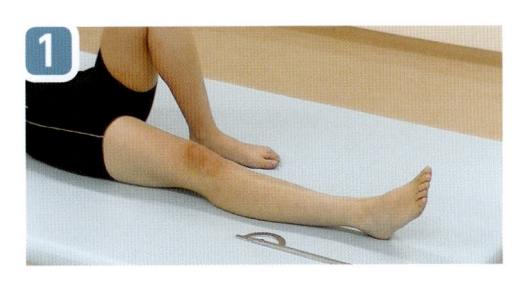

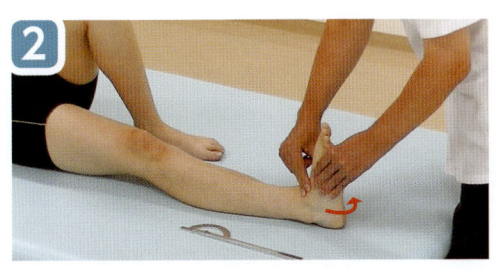

1
- 開始肢位

2
- 最大他動可動域を確認する。
- 足部内がえしの場合，股関節の内転による代償運動が出現する可能性があるため，下腿部を安定させる。
- 下腿軸が不安定にならないように注意する。
- 「誤読」が生じないように，15°・30°を超えているかといった目安を設定して概角度を読んでおく。

  - 確認した観察角度にゴニオメーターをセットしておく。
  - 再び最大可動域まで稼動させる。

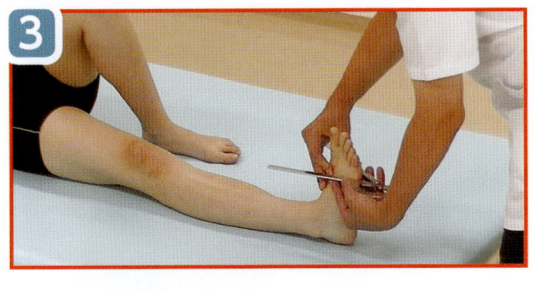

3
- 股関節の内転代償運動により下腿が不安定にならないように注意する。
- ゴニオメーターを各軸にセットし，測定値は慎重に真上から「その場で」読む。
- ※被測定者を開始肢位へ戻してからの結果の読み取りは誤読を生じさせる。

測定後，開始肢位へ戻す

臨床応用演習（臨床を想定した座位での測定）

端座位での測定において出現する代償運動

- 足部内がえしに対する測定肢位は背臥位が推奨されるが，臨床では座位で測定する場合も多い．大腿部を補高し，下腿軸を安定させて測定する．

■代償運動なし　　　■代償運動あり

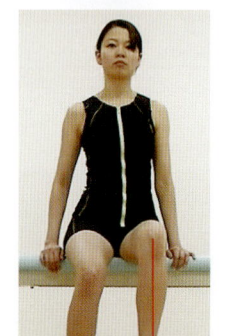

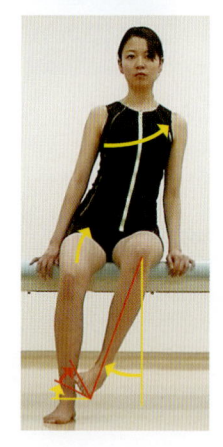

■座位で出現する代償運動

股関節の外旋代償運動出現による下腿部の不安定（++）

椅座位での測定

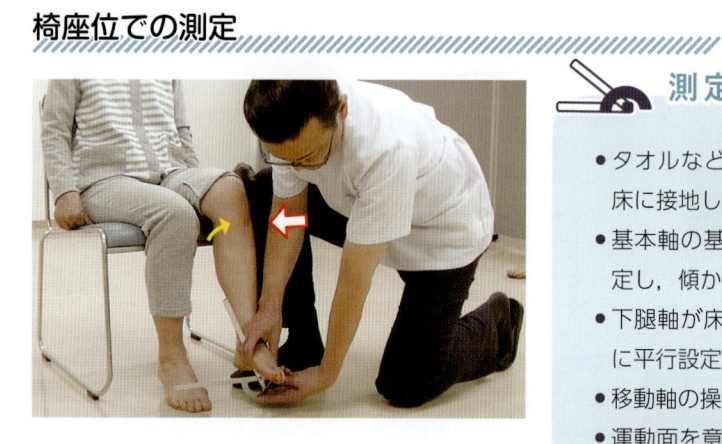

測定のキーポイント

- タオルなどのクッションで大腿部を補高し，足部が床に接地しないように設定する．
- 基本軸の基準となる下腿軸を床面に対して垂直に設定し，傾かないように常に意識する．
- 下腿軸が床に垂直設定されていれば，基本軸は床面に平行設定し測定できる．
- 移動軸の操作と同時にゴニオメーターを操作する．
- 運動面を意識し，ゴニオメーターは足底面に軽く接触させておく．

■ゴニオメーターの操作

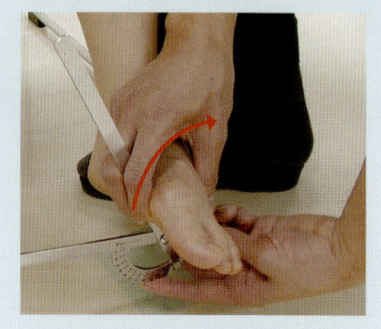

13 足部外転

3章 下肢関節に対するROM測定法

Foot Abduction

Outline

運動の特徴

- 前額面上，矢状・水平軸による関節運動である。
- 足関節は下肢の大関節のうち最も遠位に位置する関節である。足部外転は立位でのバランス調整において重要である。

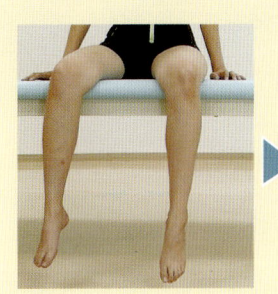

開始肢位 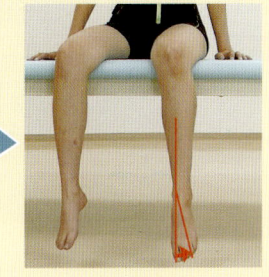 → 可動最終位

■ 足部外転

基本軸	第2中足骨長軸
移動軸	第2中足骨長軸
参考可動域	0〜10°
図	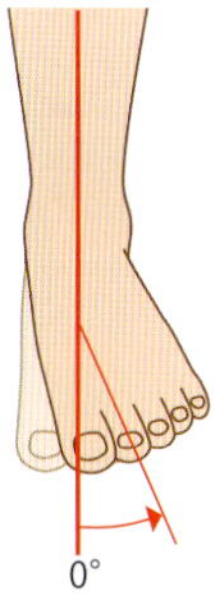

※基本軸は臨床上，下腿中央線とすることもある。

制限因子

足関節前内方の軟部組織
- 前脛骨筋（①）
- 長母趾伸筋（②）
- 内側側副靱帯前方線維（③）
- 三角靱帯（④）
- 関節包内方線維，など

■ 制限因子

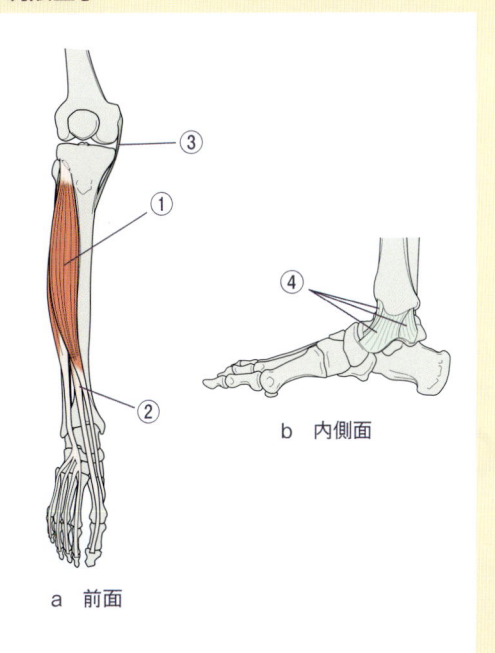

a 前面　　b 内側面

注意すべき代償運動（次ページ参照）

- 下腿および股関節が不安定となれば，基本軸の読み取りに誤差が生じる可能性がある。

*写真中の矢印　■▶：測定者による操作，▷：測定者による制動，▶：代償運動

基本測定肢位と他体位での測定条件比較（代償運動の比較）

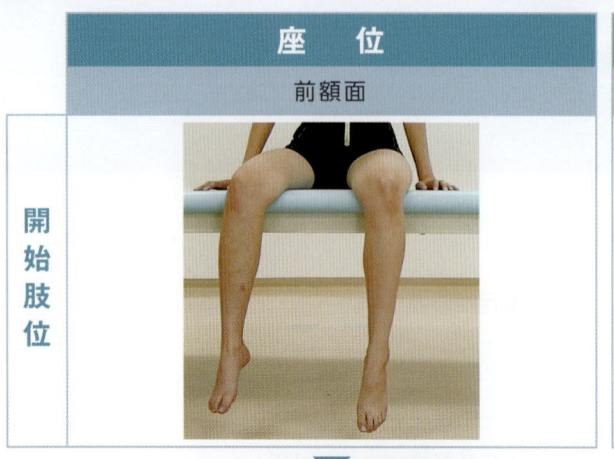

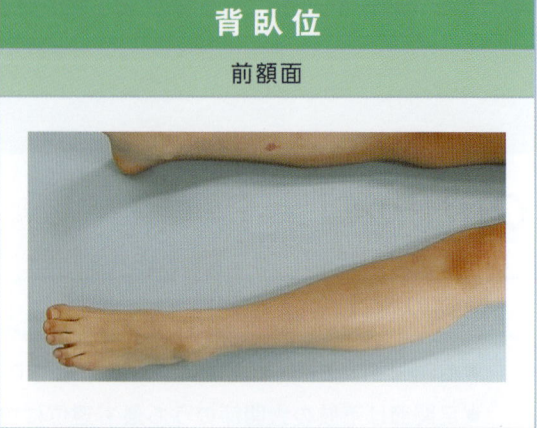

	座 位 前額面	背臥位 前額面
開始肢位		
可動最終位		
代償運動	特に変化なし	特に変化なし

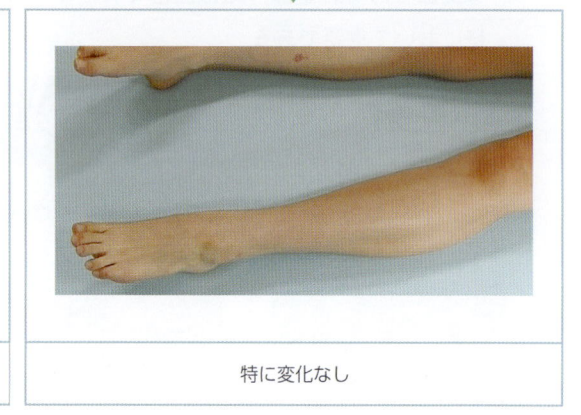

	前額面
過剰に運動すると…	
代償運動	下腿の外側方への移動（++）（＝股関節の内旋） 骨盤の反対側への傾斜（++）（＝体幹の反対側への傾斜）

MEMO

臥位での代償運動は限定的。

🔍 観察ポイント

- 原則的な測定肢位は座位または背臥位であるが，座位では上述のように下腿の外側方移動（股関節の内旋）による代償運動が出現する。背臥位では，下腿部の安定が得られるため基本軸が安定する。
- 確実に代償運動を抑制するため，背臥位での測定が推奨される。

基礎演習

測定においての注意点

- 代償運動は**股関節の外転**に注目する。
- 踵部が外側方へ移動しないように注意する。
- **踵部の外側方移動が始まる直前までを指標に測定する。**
- 測定誤差をなくすため「下腿中央延長線」に基本軸を一致させ，下腿中央線との相対的な変化を測定する（本項で示す）。
- 被測定者の既往に注意し，疼痛についても表情や声かけにより確認する。

■足部外転

基本軸	第2中足骨長軸
移動軸	第2中足骨長軸
運動面	前額面
参考可動域	0～10°

※基本軸は臨床上，下腿中央線とすることもある。

測定の流れ

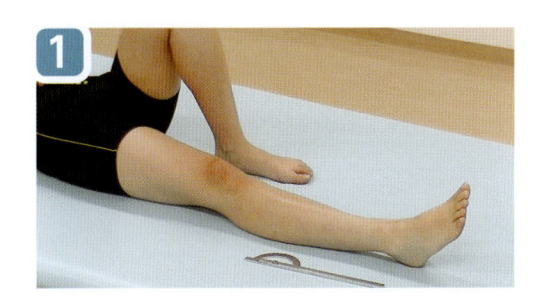

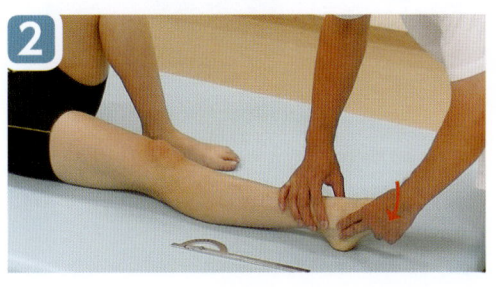

1
- 開始肢位

2
- 最大他動可動域を確認する。
- 足部外転の場合，**股関節の外転による代償運動が出現する可能性があるため，下腿部を安定させる。**
- 下腿中央延長線を基本軸として稼動確認する。
- 「誤読」が生じないように，10°・20°を超えているかといった目安を設定して**概角度を読んでおく。**

- 確認した観察角度にゴニオメーターをセットしておく。
- 再び最大可動域まで稼動させる。

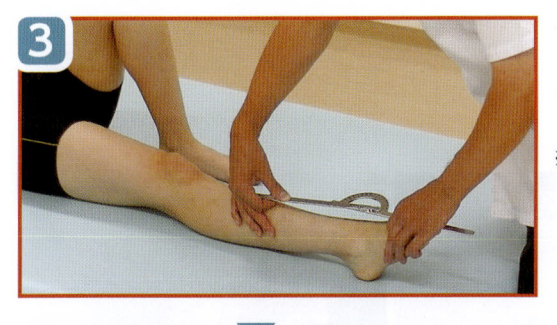

3
- 股関節の外転代償運動により，下腿が不安定にならないように注意する。
- ゴニオメーターを各軸にセットし，測定値は慎重に真上から「その場で」読む。
※被測定者を開始肢位へ戻してからの結果の読み取りは誤読を生じさせる。

測定後，開始肢位へ戻す

臨床応用演習（臨床を想定した座位での測定）

- 足部外転に対する測定肢位は背臥位が推奨されるが，臨床では座位で測定する場合も多い。
- 測定者の下肢上で操作し，三点支持により下腿を安定させ，測定する。

■座位で出現する代償運動

股関節の外転代償運動出現による下腿部の不安定（++）

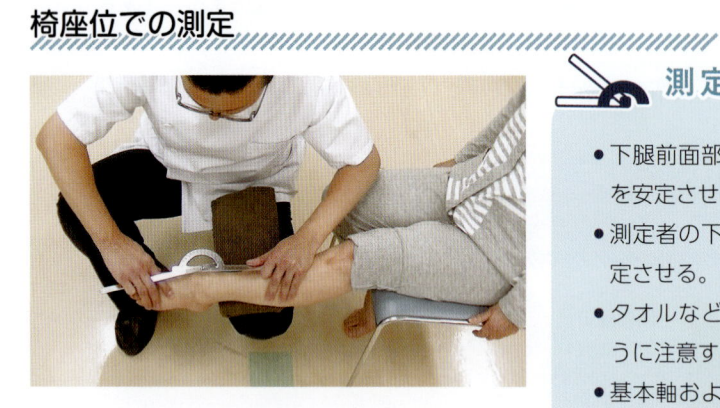

椅座位での測定

測定のキーポイント

- 下腿前面部と足背部を測定者が圧迫支持し，下腿部を安定させる。
- 測定者の下肢上で支持し，三点支持により下腿を安定させる。
- タオルなどのクッションを用い，圧迫疼痛がないように注意する。
- 基本軸および移動軸の操作と同時にゴニオメーターを操作する。
- 運動面を意識し，ゴニオメーターは，被測定者に密着させない。

■ゴニオメーターの操作

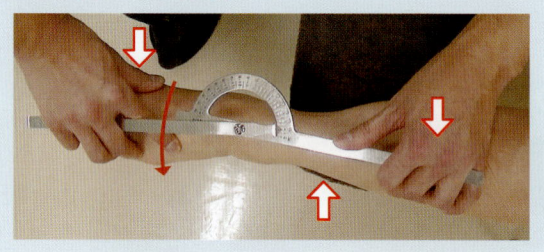

プラスチックゴニオメーターによる測定

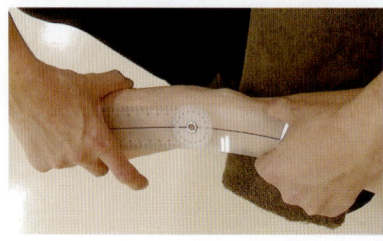

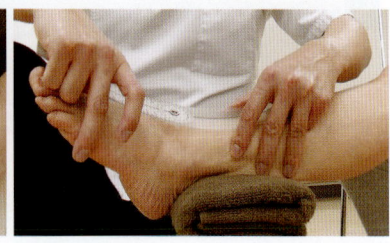

- 足部外転は，足関節底屈にて測定するため，金属製のゴニオメーターを使用する場合，関節運動面から離した位置での測定となる。
- プラスチックゴニオメーターでは，より関節運動面に近接して測定することができる。当該測定では，当法が正確な測定を可能にする。

■プラスチックゴニオメーター

14 足部内転

3章 下肢関節に対する ROM 測定法

Foot Adduction

Outline

運動の特徴

- 前額面上，矢状・水平軸による関節運動である。
- 足関節は下肢の大関節のうち最も遠位に位置する関節である。足部内転は立位でのバランス調整において重要である。

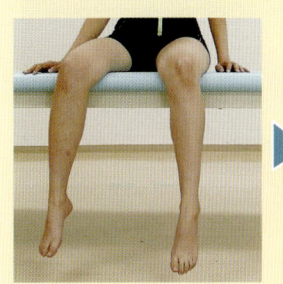

開始肢位 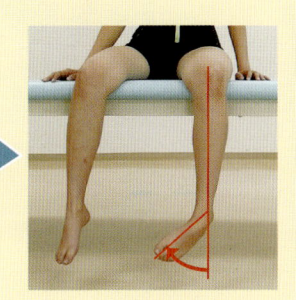 → 可動最終位

■足部内転

基本軸	第2中足骨長軸
移動軸	第2中足骨長軸
参考可動域	0～20°
図	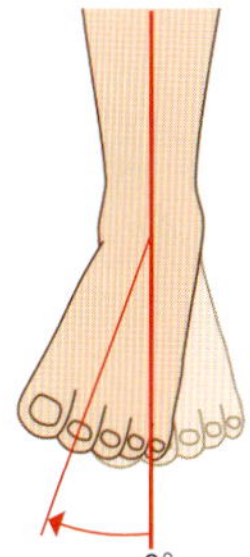

※基本軸は臨床上，下腿中央線とすることもある。

制限因子

足関節前外方の軟部組織
- 長趾伸筋（①）
- 第3腓骨筋（②）
- 外側側副靱帯前方線維（③）
- 関節包内方線維，など

注意すべき代償運動（次ページ参照）

- 下腿および股関節が不安定となれば，基本軸の読み取りに誤差が生じる可能性がある。

■制限因子

前面

*写真中の矢印 ▶：測定者による操作，▷：測定者による制動，▷：代償運動

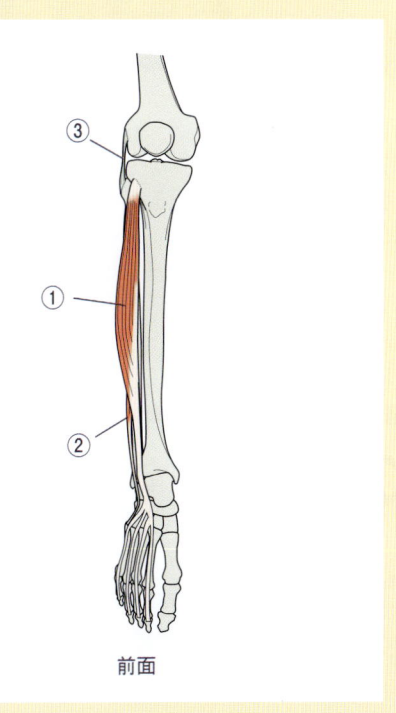

基本測定肢位と他体位での測定条件比較（代償運動の比較）

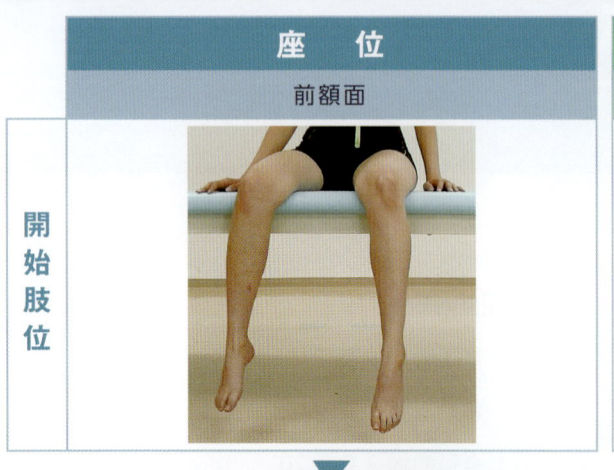

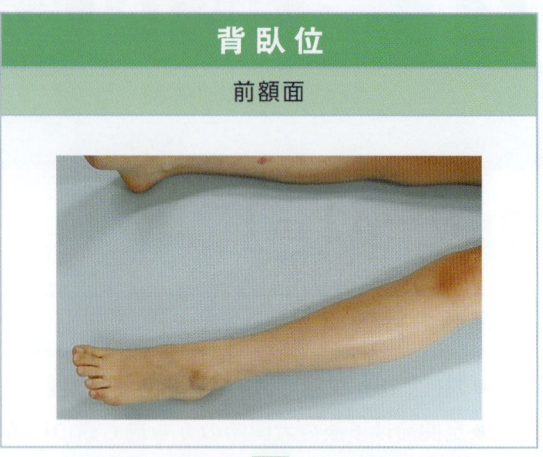

	座　位　前額面	背臥位　前額面
開始肢位		
可動最終位	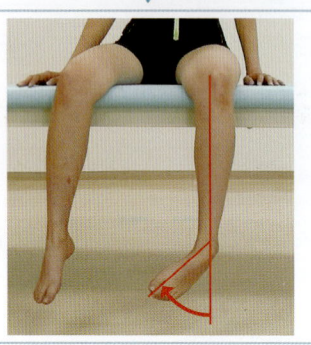	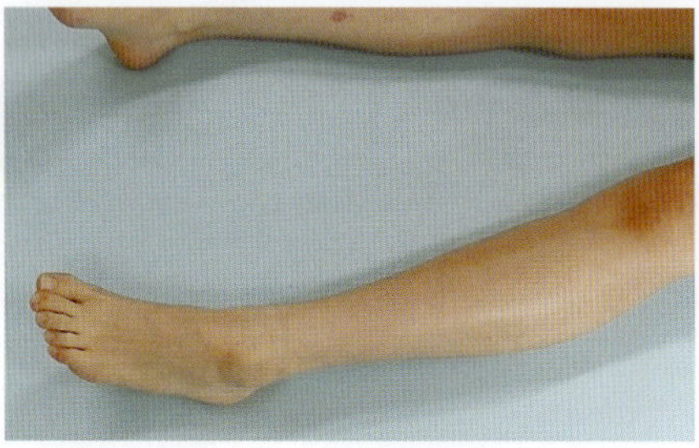
代償運動	下腿の内側方移動(+) (＝股関節の外旋)	特に変化なし

	前額面
過剰に運動すると…	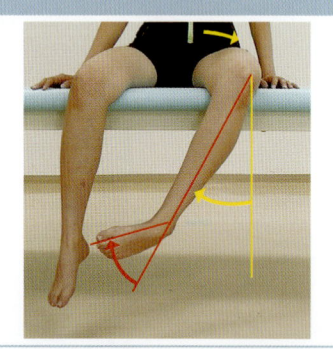
代償運動	下腿の内側方移動(++)(＝股関節の外旋) 骨盤の同側への傾斜(++)(＝体幹の同側への傾斜)

MEMO
臥位での代償運動は限定的。

観察ポイント

- 原則的な測定肢位は座位または背臥位であるが，座位では上述のように下腿の内側方移動（股関節の外旋）による代償運動が出現する。背臥位では，下腿部の安定が得られるため基本軸が安定する。
- 確実に代償運動を抑制するため，背臥位での測定が推奨される。

基礎演習

測定においての注意点

- 代償運動は**股関節の内転**に注目する。
- 踵部が内側方へ移動しないように注意する。
- **踵部の内側方移動が始まる直前までを指標に測定する。**
- 測定誤差をなくすため「下腿中央延長線」に基本軸を一致させ，下腿中央線との相対的な変化を測定する（本項で示す）。
- 被測定者の既往に注意し，疼痛についても表情や声かけにより確認する。

■足部内転

基本軸	第2中足骨長軸
移動軸	第2中足骨長軸
運動面	前額面
参考可動域	0〜20°

※基本軸は臨床上，下腿中央線とすることもある。

測定の流れ

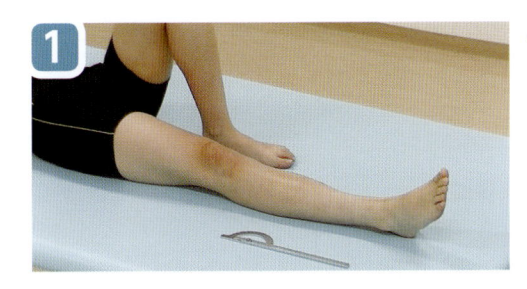

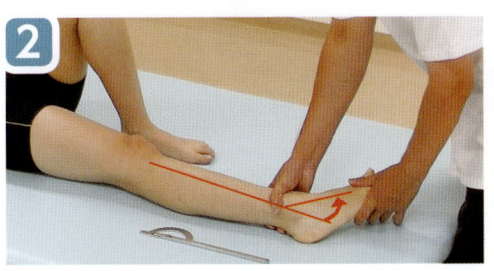

1
- 開始肢位

2
- 最大他動可動域を確認する。
- 足部内転の場合，**股関節の内転による代償運動が出現する可能性があるため，下腿部を安定**させる。
- 下腿中央延長線を基本軸として稼動確認する。
- 「誤読」が生じないように，30・45°を超えているかといった目安を設定して**概角度を読んでおく**。

- 確認した観察角度にゴニオメーターをセットしておく。
- 再び最大可動域まで稼動させる。

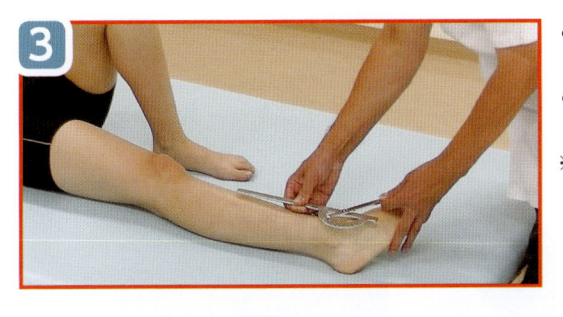

3
- 股関節の内転代償運動により下腿が不安定にならないように注意する。
- ゴニオメーターを各軸にセットし，測定値は慎重に真上から「その場で」読む。
- ※被測定者を開始肢位へ戻してからの結果の読み取りは誤読を生じさせる。

測定後，開始肢位へ戻す

臨床応用演習（臨床を想定した座位での測定）

- 足部内転に対する測定肢位は背臥位が推奨されるが，臨床では座位で測定する場合も多い。
- 測定者の下肢上で操作し，三点支持により下腿を安定させ，測定する。

■座位で出現する代償運動

股関節の内転代償運動出現による下腿部の不安定（++）

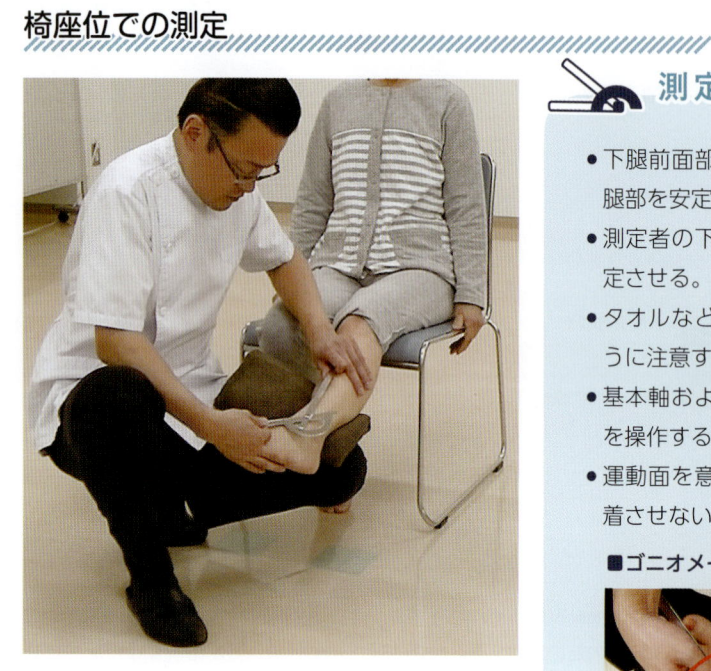

椅座位での測定

測定のキーポイント

- 下腿前面部と足背外足部を測定者が圧迫支持し，下腿部を安定させる。
- 測定者の下肢上で支持し，三点支持により下腿を安定させる。
- タオルなどのクッションを用い，圧迫疼痛のないように注意する。
- 基本軸および移動軸の操作と同時にゴニオメーターを操作する。
- 運動面を意識し，ゴニオメーターは，被測定者に密着させない。

■ゴニオメーターの操作

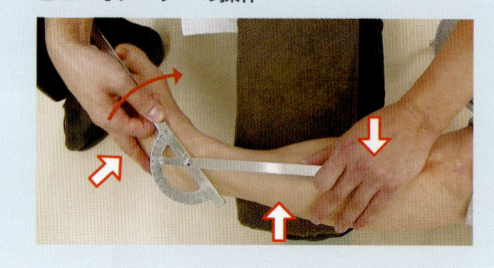

プラスチックゴニオメーターによる測定

- 足部内転は足関節底屈にて測定するため，金属製のゴニオメーターを使用する場合，関節運動面から離した位置での測定となる。
- プラスチックゴニオメーターでは，より関節運動面に近接して測定することができる。当該測定では，当法が正確な測定を可能にする。

■プラスチックゴニオメーター

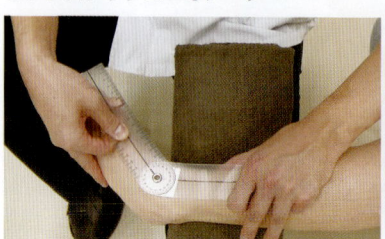

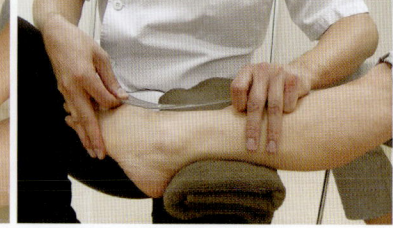

15 母趾・足趾総論

3章 下肢関節に対するROM測定法

Outline

運動の特徴

- 足部と同様に床とのインターフェースの役割を担う。
- 立位でのバランス調整や移動動作では推進力を床へと伝える。
- 感覚器官としても優れており、身体の傾きを足底圧にて検知し、修正する。

制限因子

- 測定においての制限因子は、主に「関節骨性」「関節周囲軟部組織性」「筋・腱性」「皮膚性」などに分類できる。
  - 関節骨性：関節面の破壊や変形・アライメントの不整など
  - 関節周囲軟部組織性：関節包・靱帯など
  - 筋・腱性：拮抗側の通過筋腱
  - 皮膚性：瘢痕形成や疾病による強皮化など

■ 母趾・足趾運動の制限に関与する皮下組織

- 下図に緑枠で示した皮下組織は、各関節の拮抗側への運動における制限因子となる。

足趾背側
- 筋腱：長趾伸筋(腱)、短趾伸筋(腱)など
- 軟部組織：背側の関節包や側副靱帯など

母趾背側
- 筋腱：長母趾伸筋(腱)、短母趾伸筋(腱)など
- 軟部組織：背側の関節包や側副靱帯など

足趾足底側
- 筋腱：長趾屈筋(腱)、短趾屈筋(腱)など
- 軟部組織：掌側の関節包や側副靱帯など

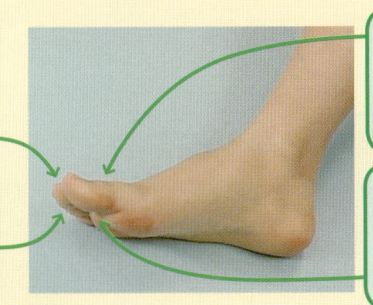

母趾足底側
- 筋腱：長母趾屈筋(腱)、短母趾屈筋(腱)など
- 軟部組織：掌側の関節包や側副靱帯など

■ MTP関節伸展（IP関節伸展位）

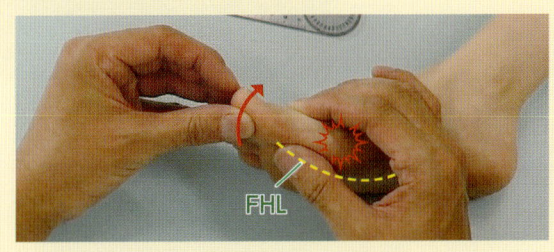

FHL

- 背側への関節運動を足底側の組織が制限する！

MEMO

MTP関節伸展

母趾関節の伸展は、母趾足底側組織により制動を受ける〔長母趾屈筋(FHL)や短母趾屈筋など〕。

※ MTP関節伸展の場合、IP関節伸展位では特に制限を受ける。

16 母趾 MTP関節屈曲

3章 下肢関節に対するROM測定法

Great Toe Flexion

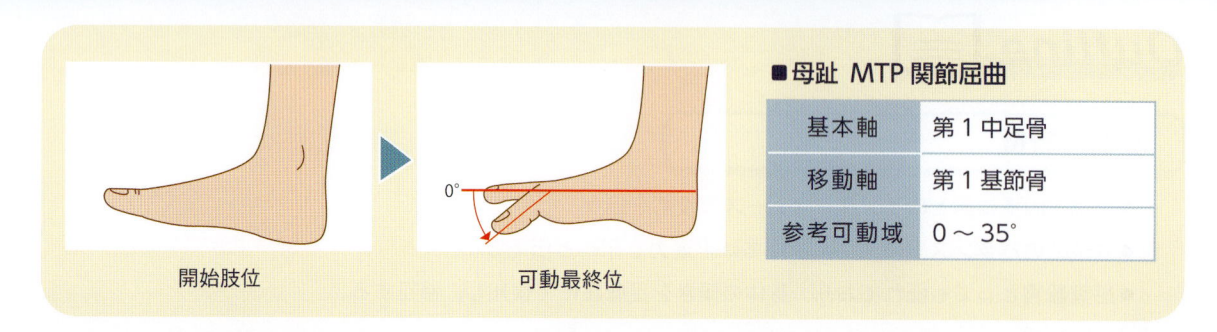

■ 母趾 MTP 関節屈曲

基本軸	第1中足骨
移動軸	第1基節骨
参考可動域	0〜35°

開始肢位 → 可動最終位

母趾 MTP 関節屈曲の測定

- 検査台などの上に足部を接触させて安定させる。
- **母趾 IP 関節は伸展位を保持する**（深い屈曲位では，長母趾伸筋により制限を受ける）。
- **足関節は脱力させ，深い底屈位を避ける**（底屈位では，長母趾伸筋により制限を受ける）。
- 骨触知により各運動軸を確実にとらえる。

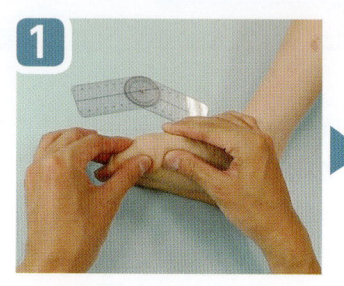

1
- 最大可動域を確認し，角度計を既読角度で準備しておく。

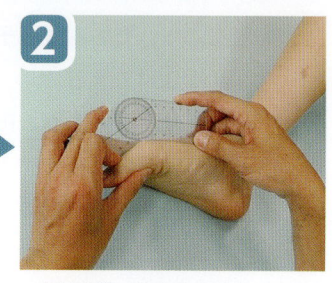

2
- 各測定軸に角度計を設定し，その場で測定値を読値する。
- 足背部へ直接接触させて測定する。
- 測定値は5°刻みで読値する。

足内側方からの測定

- 骨背側形状の影響を受け，読値のズレを生じさせない方法である。
- その他の測定方法は上記と同様。
- 本体が半透明であることを生かし，各軸を完全に一致させる。
- 測定値は5°刻みで読値する。

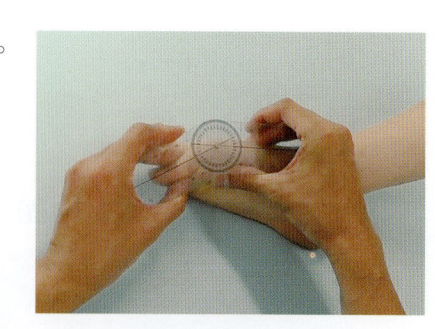

測定のキーポイント

- 多くの場合，臥位または座位で測定する。
- 足部を安定させて測定する。
- 母趾 IP 関節は伸展位を保持し，足関節は深い底屈位を避ける。

17 母趾 MTP関節伸展

3章 下肢関節に対するROM測定法

Great Toe Extension

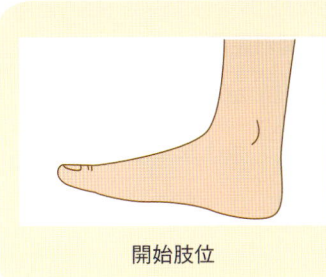

■母趾 MTP 関節伸展

基本軸	第1中足骨
移動軸	第1基節骨
参考可動域	0～60°

開始肢位　　可動最終位

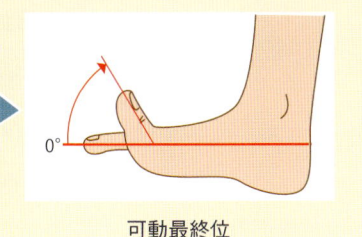

母趾 MTP 関節伸展の測定

- 検査台などの上に足部を接触させて安定させる。
- 母趾 IP 関節は軽度屈曲位を保持する（深い伸展位では，長母趾屈筋により制限を受ける）。
- 足関節は底屈位を保持する（深い背屈位では，長母趾屈筋により制限を受ける）。
- 骨触知により各運動軸を確実にとらえる。

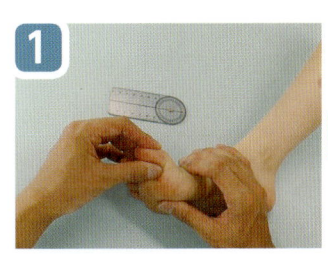

1 最大可動域を確認し，角度計を既読角度で準備しておく。

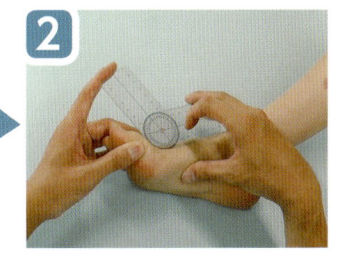

2
- 各測定軸に角度計を設定し，その場で測定値を読値する。
- 足背部へ直接接触させて測定する。
- 測定値は 5°刻みで読値する。

足内側方からの測定

- 骨背側形状の影響を受け，読値のズレを生じさせない方法である。
- その他の測定方法は上記と同様。
- 本体が半透明であることを生かし，各軸を完全に一致させる。
- 測定値は 5°刻みで読値する。

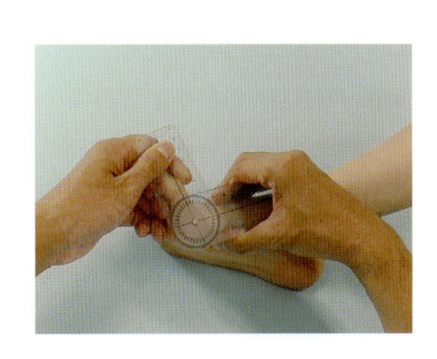

測定のキーポイント

- 多くの場合，臥位または座位で測定する。
- 足部を安定させて測定する。
- 母趾 IP 関節は軽度屈曲位を保持し，足関節は底屈位で測定する。

18 母趾 IP 関節屈曲

3章 下肢関節に対する ROM 測定法

Great Toe Flexion

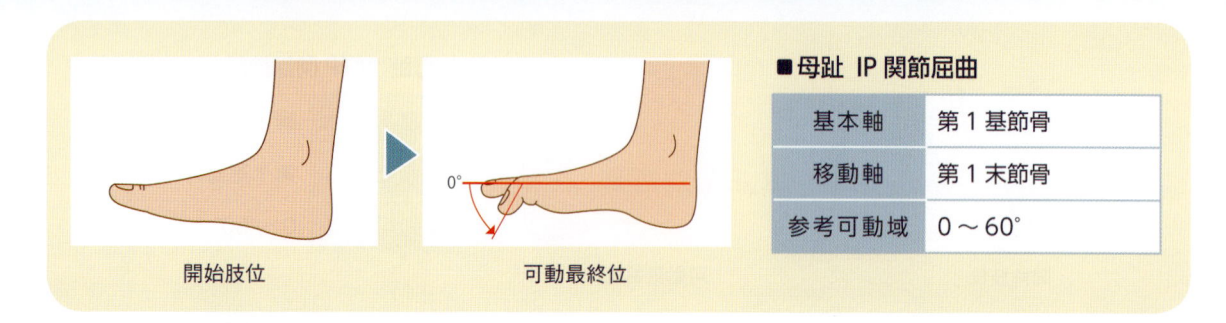

■母趾 IP 関節屈曲

基本軸	第1基節骨
移動軸	第1末節骨
参考可動域	0～60°

開始肢位　　可動最終位

母趾 IP 関節屈曲の測定

- 検査台などの上に足部を接触させて安定させる。
- 母趾 MTP 関節は軽度伸展位を保持する（深い屈曲位では，長母趾伸筋により制限を受ける）。
- 足関節は脱力させ，深い底屈位を避ける（底屈位では，長母趾伸筋により制限を受ける）。
- 骨触知により各運動軸を確実にとらえる。

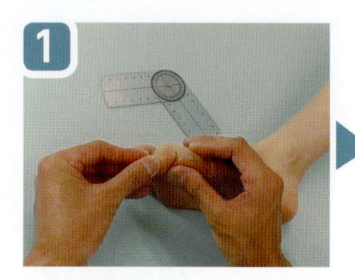

1
- 最大可動域を確認し，角度計を既読角度で準備しておく。

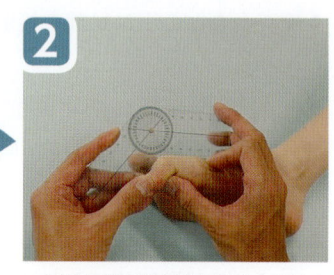

2
- 各測定軸に角度計を設定し，その場で測定値を読値する。
- 足背部へ直接接触させて測定する。
- 測定値は 5°刻みで読値する。

足内側方からの測定

- 骨背側形状の影響を受け，読値のズレを生じさせない方法である。
- その他の測定方法は上記と同様。
- 本体が半透明であることを生かし，各軸を完全に一致させる。
- 測定値は 5°刻みで読値する。

測定のキーポイント

- 多くの場合，臥位または座位で測定する。
- 足部を安定させて測定する。
- 母趾 MTP 関節は軽度伸展位を保持し，足関節は深い底屈位を避ける。

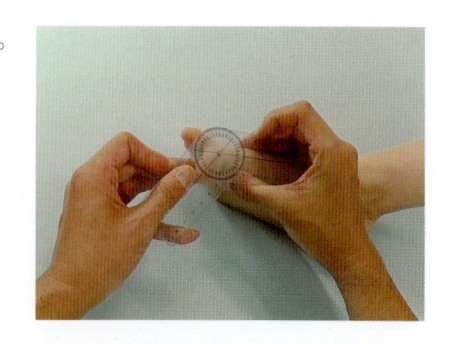

19 母趾 IP 関節伸展

3章 下肢関節に対する ROM 測定法

Great Toe Extension

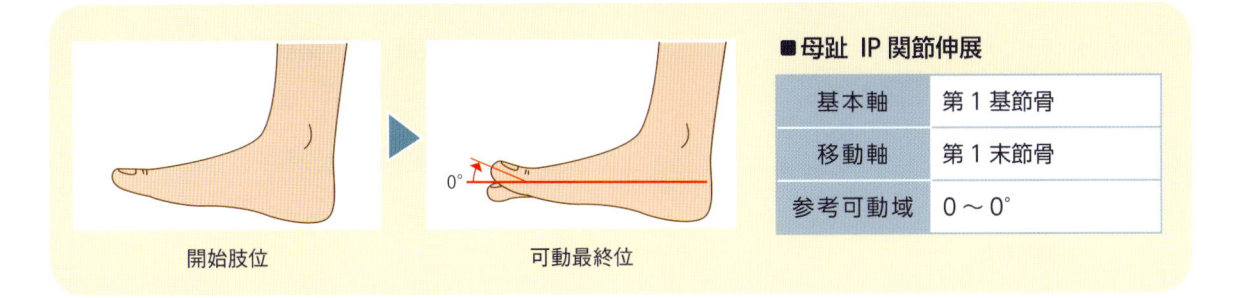

■母趾 IP 関節伸展

基本軸	第 1 基節骨
移動軸	第 1 末節骨
参考可動域	0〜0°

開始肢位　　可動最終位

母趾 IP 関節伸展の測定

- 検査台などの上に足部を接触させて安定させる。
- 母趾 MTP 関節は中間位または軽度屈曲位を保持する（深い伸展位では，長母趾屈筋により制限を受ける）。
- 足関節は底屈位を保持する（深い背屈位では，長母趾屈筋により制限を受ける）。
- 骨触知により各運動軸を確実にとらえる。

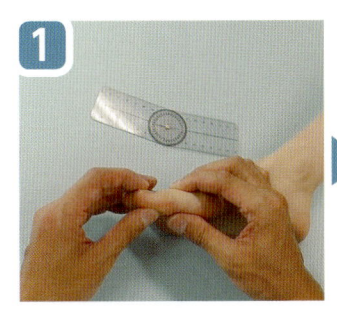

1
- 最大可動域を確認し，角度計を既読角度で準備しておく。

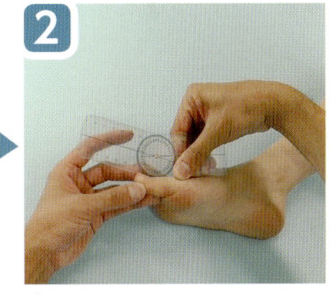

2
- 各測定軸に角度計を設定し，その場で測定値を読値する。
- 足背部へ直接接触させて測定する。
- 測定値は 5°刻みで読値する。

足内側方からの測定

- 骨背側形状の影響を受け，読値のズレを生じさせない方法である。
- その他の測定方法は上記と同様。
- 本体が半透明であることを生かし，各軸を完全に一致させる。
- 測定値は 5°刻みで読値する。

測定のキーポイント

- 多くの場合，臥位または座位で測定する。
- 足部を安定させて測定する。
- 母趾 MTP 関節は中間位または軽度屈曲位を保持し，足関節は底屈位で測定する。

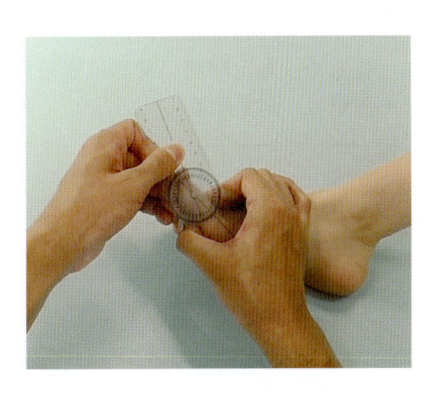

20 足趾 MTP関節屈曲

3章 下肢関節に対するROM測定法

Toe Flexion

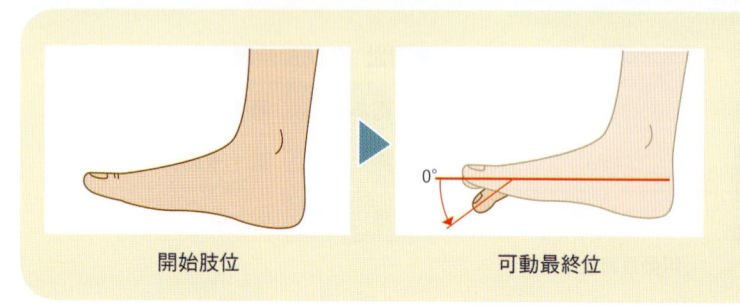

■足趾 MTP関節屈曲

基本軸	第2〜5中足骨
移動軸	第2〜5基節骨
参考可動域	0〜35°

開始肢位　可動最終位

足趾 MTP関節屈曲の測定

- 検査台などの上に足部を接触させて安定させる。
- 測定の足趾PIP関節およびDIP関節は伸展位を保持する(深い屈曲位では、長趾伸筋により制限を受ける)。
- 足関節は脱力させ、深い底屈位を避ける(底屈位では、長趾伸筋により制限を受ける)。
- 骨触知により各運動軸を確実にとらえる。

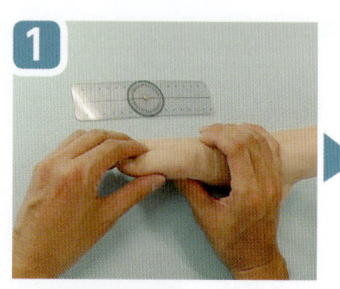

1
- 最大可動域を確認し、角度計を既読角度で準備しておく。

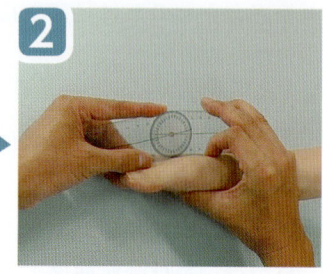

2
- 各測定軸に角度計を設定し、その場で測定値を読値する。
- 足背部へ直接接触させて測定する。
- 測定値は5°刻みで読値する。

MEMO

側方からの測定は、第5足趾を除き不可能である。各足趾の測定条件を一定にするため、測定関節の背側に直接角度計を設定し、測定する。

測定のキーポイント

- 多くの場合、臥位または座位で測定する。
- 足部を安定させて測定する。
- 測定の足趾PIP関節およびDIP関節は伸展位を保持し、足関節は深い底屈位を避ける。

21 足趾 MTP関節伸展

3章 下肢関節に対するROM測定法

Toe Extension

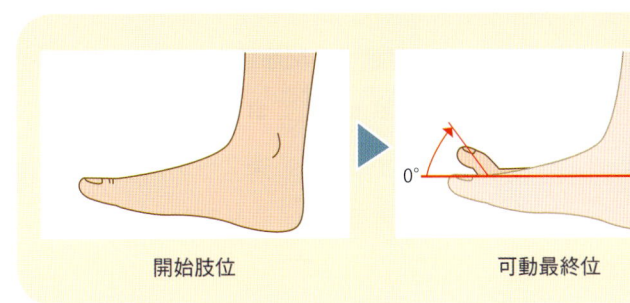

■足趾 MTP関節伸展

基本軸	第2～5中足骨
移動軸	第2～5基節骨
参考可動域	0～40°

開始肢位　　可動最終位

足趾 MTP関節伸展の測定

- 検査台などの上に足部を接触させて安定させる。
- 測定の足趾PIP関節およびDIP関節は軽度屈曲位を保持する（深い伸展位では，長趾屈筋により制限を受ける）。
- 足関節は底屈位を保持する（深い背屈位では，長趾屈筋により制限を受ける）。
- 骨触知により各運動軸を確実にとらえる。

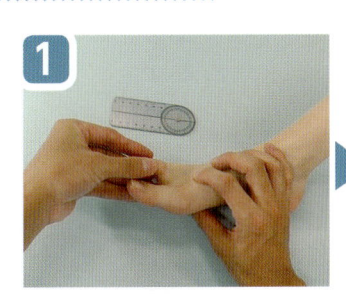

1
- 最大可動域を確認し，角度計を既読角度で準備しておく。

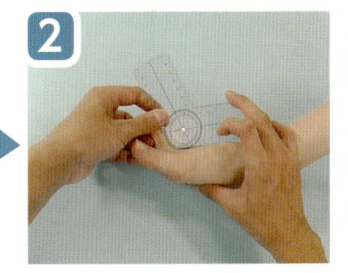

2
- 各測定軸に角度計を設定し，その場で測定値を読値する。
- 足背部へ直接接触させて測定する。
- 測定値は5°刻みで読値する。

MEMO
側方からの測定は，第5足趾を除き不可能である。各足趾の測定条件を一定にするため，測定関節の背側に直接角度計を設定し，測定する。

測定のキーポイント
- 多くの場合，臥位または座位で測定する。
- 足部を安定させて測定する。
- 測定の足趾PIP関節およびDIP関節は軽度屈曲位を保持し，足関節は底屈位で測定する。

3章 下肢関節に対するROM測定法

22 足趾 PIP関節屈曲

Toe Flexion

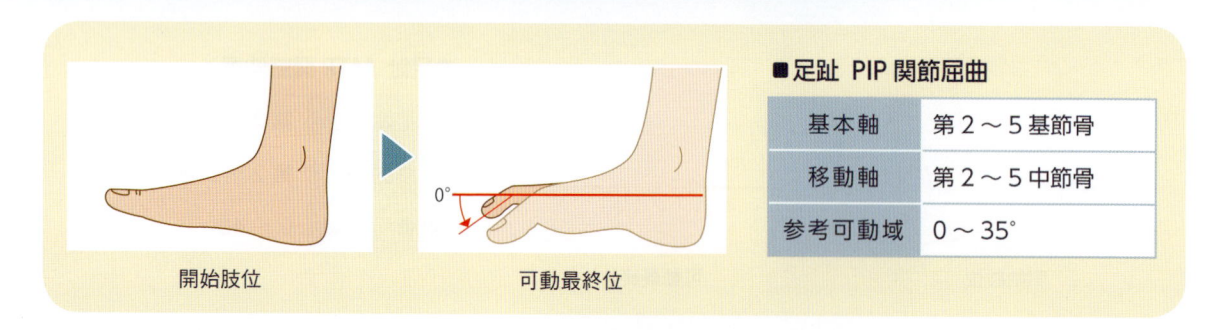

■ 足趾 PIP関節屈曲

基本軸	第2〜5基節骨
移動軸	第2〜5中節骨
参考可動域	0〜35°

開始肢位 → 可動最終位

足趾 PIP関節屈曲の測定

- 検査台などの上に足部を接触させて安定させる。
- 測定の足趾MTP関節は軽度伸展位を保持する（深い屈曲位では，長趾伸筋により制限を受ける）。
- 足関節は脱力させ，深い底屈位を避ける（底屈位では，長趾伸筋により制限を受ける）。
- 骨触知により各運動軸を確実にとらえる。

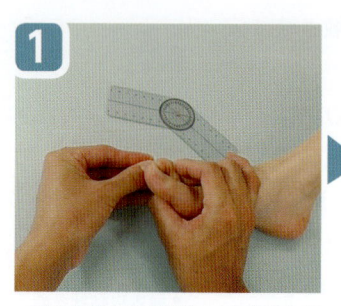

1
- 最大可動域を確認し，角度計を既読角度で準備しておく。

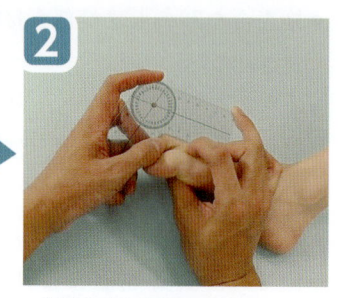

2
- 各測定軸に角度計を設定し，その場で測定値を読値する。
- 足背部へ直接接触させて測定する。
- 測定値は5°刻みで読値する。

MEMO
側方からの測定は，第5足趾を除き不可能である。各足趾の測定条件を一定にするため，測定関節の背側に直接角度計を設定し，測定する。

測定のキーポイント

- 多くの場合，臥位または座位で測定する。
- 足部を安定させて測定する。
- 測定の足趾MTP関節は軽度伸展位を保持し，足関節は深い底屈位を避ける。

23 足趾 PIP関節伸展

3章　下肢関節に対するROM測定法

Toe Extension

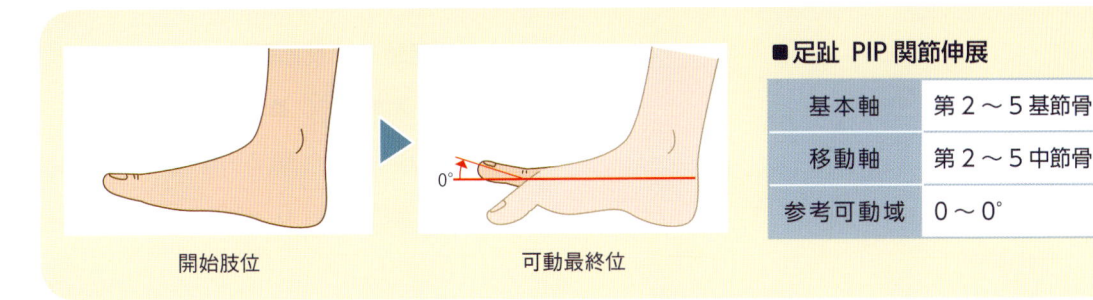

■ 足趾 PIP 関節伸展

基本軸	第2～5基節骨
移動軸	第2～5中節骨
参考可動域	0～0°

開始肢位　　可動最終位

足趾 PIP 関節伸展の測定

- 検査台などの上に足部を接触させて安定させる。
- 測定の足趾MTP関節は中間位または軽度屈曲位を保持する（深い伸展位では，長趾屈筋により制限を受ける）。
- 足関節は底屈位を保持する（深い背屈位では，長趾屈筋により制限を受ける）。
- 骨触知により各運動軸を確実にとらえる。

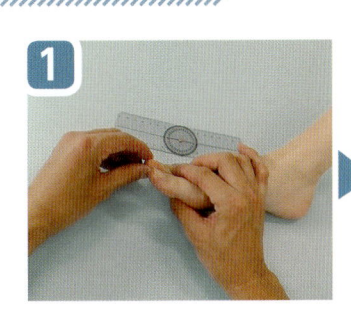

1
- 最大可動域を確認し，角度計を既読角度で準備しておく。

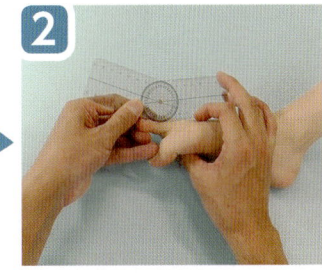

2
- 各測定軸に角度計を設定し，その場で測定値を読値する。
- 足背部へ直接接触させて測定する。
- 測定値は5°刻みで読値する。

MEMO
側方からの測定は，第5足趾を除き不可能である。各足趾の測定条件を一定にするため，測定関節の背側に直接角度計を設定し，測定する。

測定のキーポイント

- 多くの場合，臥位または座位で測定する。
- 足部を安定させて測定する。
- 測定の足趾MTP関節は中間位または軽度屈曲位を保持し，足関節は底屈位で測定する。

3章 下肢関節に対する ROM 測定法

24 足趾 DIP 関節屈曲

Toe Flexion

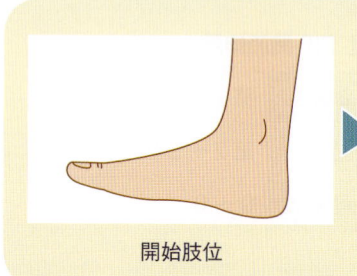

■ 足趾 DIP 関節屈曲

基本軸	第2〜5中節骨
移動軸	第2〜5末節骨
参考可動域	0〜50°

開始肢位　　可動最終位

足趾 DIP 関節屈曲の測定

- 検査台などの上に足部を接触させて安定させる。
- **測定の足趾 MTP 関節は軽度伸展位を保持する**（深い屈曲位では，長趾伸筋により制限を受ける）。
- **足関節は脱力させ，深い底屈位を避ける**（底屈位では，長趾伸筋により制限を受ける）。
- 骨触知により各運動軸を確実にとらえる。

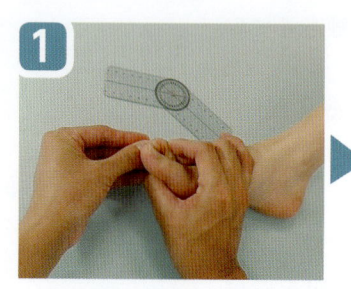

1
- 最大可動域を確認し，角度計を既読角度で準備しておく。

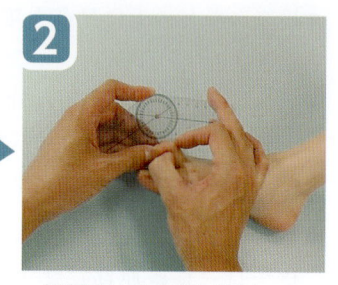

2
- 各測定軸に角度計を設定し，その場で測定値を読値する。
- 足背部へ直接接触させて測定する。
- 測定値は 5°刻みで読値する。

MEMO
側方からの測定は，第 5 足趾を除き不可能である。各足趾の測定条件を一定にするため，測定関節の背側に直接角度計を設定し，測定する。

測定のキーポイント
- 多くの場合，臥位または座位で測定する。
- 足部を安定させて測定する。
- 測定の足趾 MTP 関節は軽度伸展位を保持し，足関節は深い底屈位を避ける。

3章 下肢関節に対するROM測定法

25 足趾 DIP関節伸展

Toe Extension

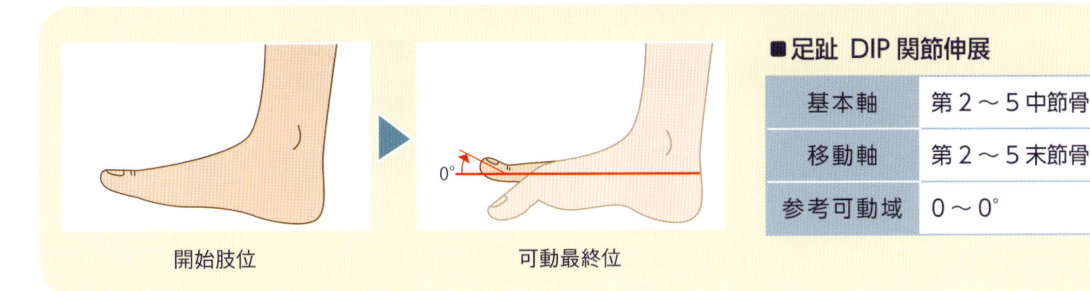

■足趾 DIP 関節伸展

基本軸	第2〜5中節骨
移動軸	第2〜5末節骨
参考可動域	0〜0°

開始肢位　　可動最終位

足趾 DIP 関節伸展の測定

- 検査台などの上に足部を接触させて安定させる。
- **測定の足趾 MTP 関節は中間位または軽度屈曲位を保持する**（深い伸展位では、長趾屈筋により制限を受ける）。
- **足関節は底屈位を保持する**（深い背屈位では、長趾屈筋により制限を受ける）。
- 骨触知により各運動軸を確実にとらえる。

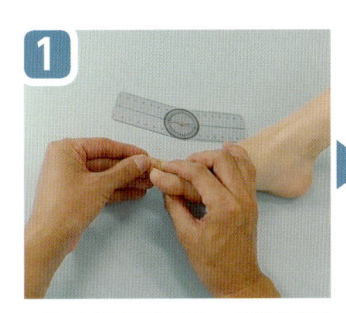

1 最大可動域を確認し、角度計を既読角度で準備しておく。

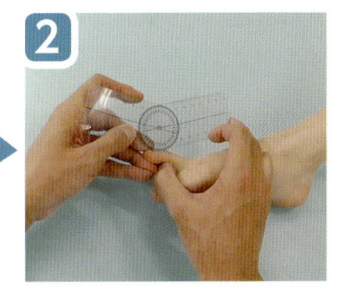

2
- 各測定軸に角度計を設定し、その場で測定値を読値する。
- 足背部へ直接接触させて測定する。
- 測定値は5°刻みで読値する。

MEMO
側方からの測定は、第5足趾を除き不可能である。各足趾の測定条件を一定にするため、測定関節の背側に直接角度計を設定し、測定する。

測定のキーポイント

- 多くの場合、臥位または座位で測定する。
- 足部を安定させて測定する。
- 測定の足趾 MTP 関節は中間位または軽度屈曲位を保持し、足関節は底屈位で測定する。

3章 下肢関節に対するROM測定法

26 臨床応用:足趾関節外転と内転

Toe Abduction & Toe Adduction

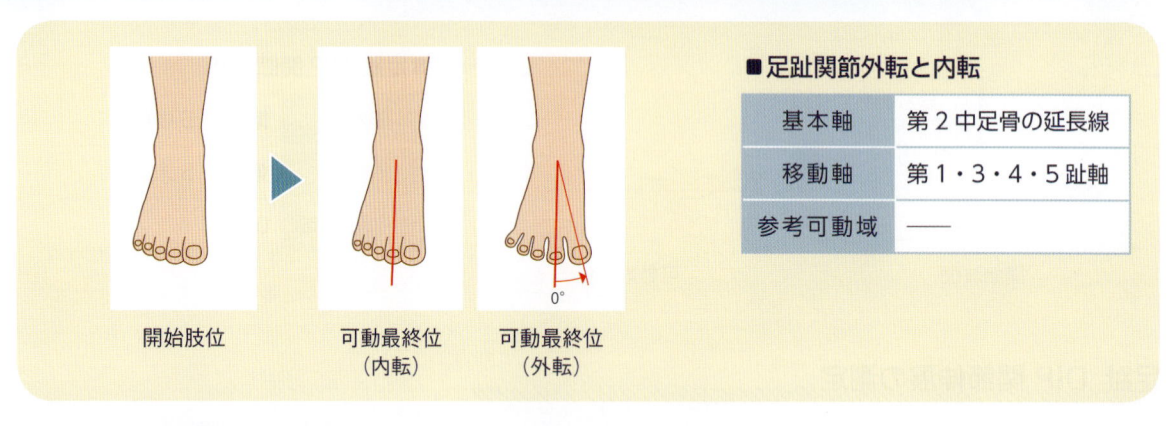

■ 足趾関節外転と内転

基本軸	第2中足骨の延長線
移動軸	第1・3・4・5趾軸
参考可動域	—

開始肢位　可動最終位（内転）　可動最終位（外転）

- 当項目の関節機能は立位機能,特にバランス機能と密接な関係をもつ。
- 疼痛による機能低下発生も少なくはないため,適切にその機能をとらえておく必要がある。

足趾関節外転と内転の測定

- 検査台などの上に足部を接触させて安定させる。
- 骨触知により各運動軸を確実にとらえる。

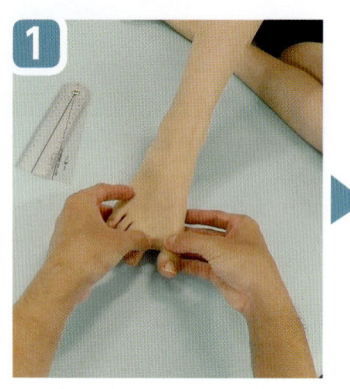

1 最大可動域を確認し,角度計を既読角度で準備しておく。

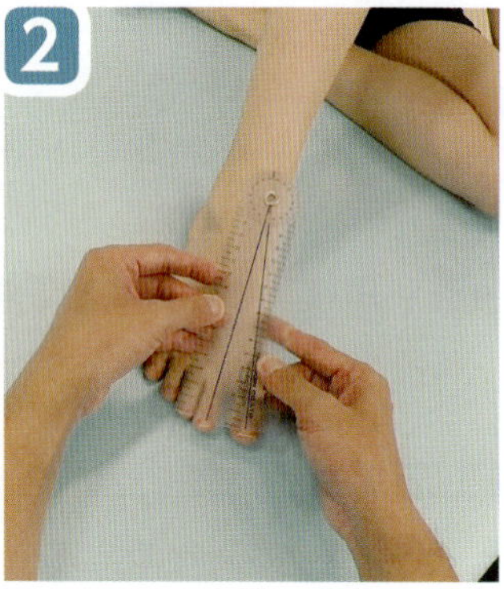

2 各測定軸に角度計を設定し,その場で測定値を読値する。
測定値は5°刻みで読値する。

プラスチック角度計による測定

- 本体が半透明であることを生かし,各軸を完全に一致させる。
- 測定値は5°刻みで読値する。

測定のキーポイント

- 多くの場合,臥位または座位で測定する。
- 足部を安定させて測定する。

④ 頚部・体幹に対する ROM 測定法

1 頚部屈曲（前屈）

4章　頚部・体幹に対するROM測定法

Cervical Spines Flexion

Outline

運動の特徴

- 矢状面上，前額・水平軸による関節運動である。
- 頚部は質量の大きな頭部を支持し，複数の頚椎による自由度の高い運動を発現する。
- 頚部屈曲は下方視野の確保において重要である。
- 体幹部と比較して，形態的な脆弱さがあり，障害発生の頻度が高い。

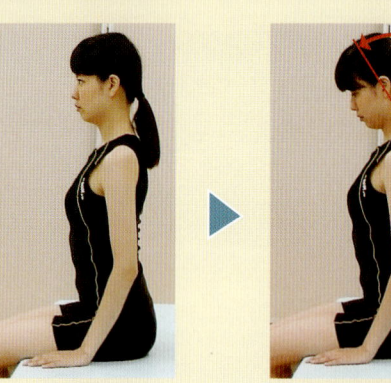

■頚部屈曲（前屈）

基本軸	肩峰を通る床への垂直線
移動軸	外耳孔と頭頂を結ぶ線
参考可動域	0〜60°

開始肢位　　可動最終位

■制限因子

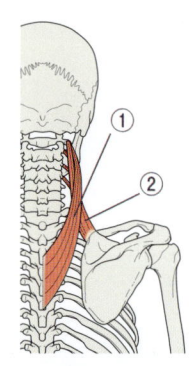

a　背面（表層）　　b　背面（深層）

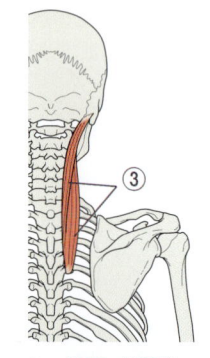

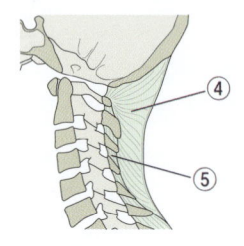

c　頭頚部・矢状断

制限因子

頚部後方の軟部組織
- 僧帽筋上部線維（p.37参照）
- 頚板状筋（①）
- 肩甲挙筋（②）
- 頭・頚棘筋群
- 頭・頚最長筋群（③）
- 項靱帯（④），棘間靱帯（⑤），など

注意すべき代償運動（次ページ参照）

- 体幹の前傾

＊写真中の矢印　➡：測定者による操作，⇨：測定者による制動，⇨：代償運動

基本測定肢位と他体位での測定条件比較（代償運動の比較）

	座位 矢状面	背臥位 矢状面
開始肢位		
可動最終位		
代償運動	体幹の前傾（+）	特になし

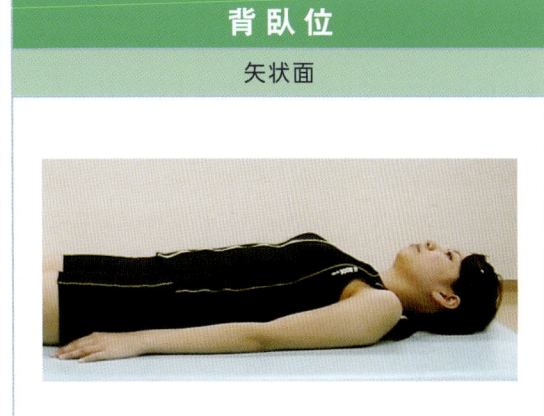

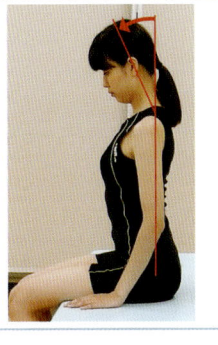

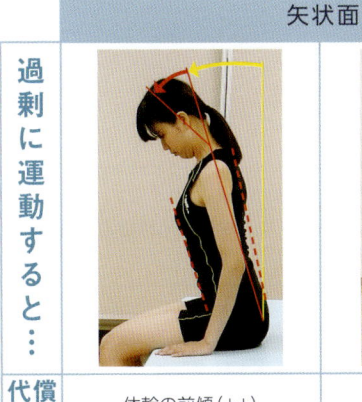

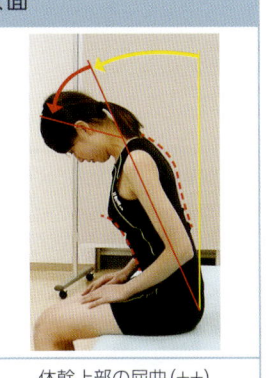

	矢状面	
過剰に運動すると…		
代償運動	体幹の前傾（++）	体幹上部の屈曲（++） 体幹の前傾（++）

MEMO
臥位での代償運動は限定的。

観察ポイント

- 原則的な測定肢位は座位であるが，座位では上述のように体幹の前傾や円背などによる代償運動が出現する．背臥位では下腿部の安定が得られるため基本軸が安定する．
- 確実に代償運動を抑制するためには，臥位での測定が推奨される．

基礎演習

測定においての注意点

- 代償運動として**体幹部の前傾増大**に注目する。
- 端座位での測定では，**体幹の前傾が始まる直前までを指標に測定**する。
- 測定においては，被測定者に頚部神経障害などの既往がないか確認するなど細心の注意が必要である。疼痛についても表情や声かけにより確認する。

■頚部屈曲（前屈）

基本軸	肩峰を通る床への垂直線
移動軸	外耳孔と頭頂を結ぶ線
運動面	矢状面
参考可動域	0～60°

測定の流れ

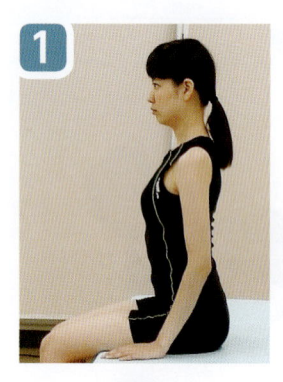

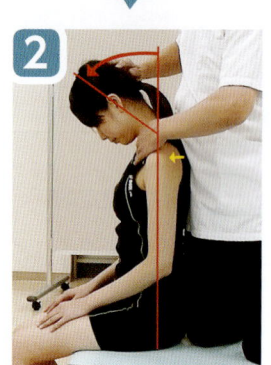

1
- 開始肢位

2
- 最大他動可動域を確認する。
- 頚部屈曲の場合，体幹の前傾により代償されるため，**測定者の体幹に被測定者の背中を接触**させておく。
- 被測定者にも背中が離れないように意識させる。
- 「**誤読**」**が生じないように**，30°・45°を超えているかといった目安を設定して**概角度を読ん**でおく。

- 確認した観察角度にゴニオメーターをセットしておく。
- 再び最大可動域まで稼動させる。その際，体幹が前傾位とならないように**背中の接触**を意識させる。

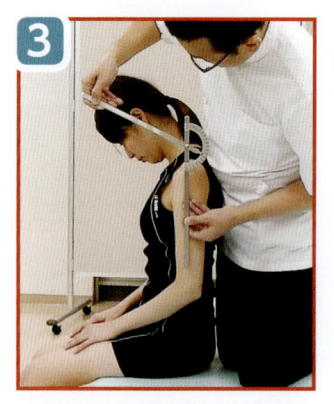

3
- ゴニオメーターを各軸にセットし，測定値は慎重に真横から「その場で」読む。
※被測定者を開始肢位へ戻してからの結果の読み取りは誤読を生じさせる。

▶ 測定後，開始肢位へ戻す

応用演習（代償運動の見極めと制動した測定法）

- 臨床における測定は，原則として座位にて実施されることが多いが，十分に代償運動を制動できない場合も少なくない。
- より精度の高い測定を実施するためには，背臥位にて体幹を確実に安定させた方法での実施が推奨される。
- 頚部神経障害の既往や測定時の頚部痛，頭部の落下防止には細心の注意を要する。

測定の流れ

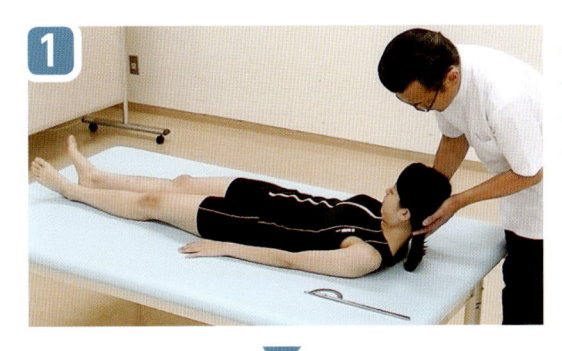

1
- 最大他動可動域を確認する。
- 肩甲部が浮き上がらないように注意する。
- 後頚部の疼痛に最大の注意を払う。
- 手部のしびれ感の出現などにも要注意。

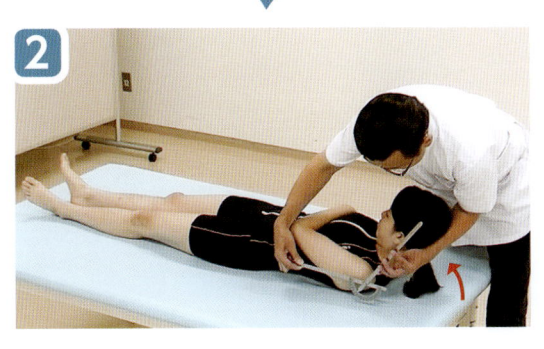

2
- 再び最大可動域まで稼動させる。
- ゴニオメーターを各軸にセットし，測定値はその場で読む。

測定操作および指示

【徒手操作】
- 測定者の前腕にて被測定者の頚部屈曲操作を行う。
- 移動軸の操作は頚部屈曲操作と同時に行う。
- 基本軸は体幹を安定させ，測定台と平行に設定する。

【被測定者への指示】
- 完全に脱力させ，頚部疼痛の有無について確認する。
- 後頭支持部の圧迫痛の有無について確認する。

測定のキーポイント
- 測定者の前腕部にて被測定者の頚部屈曲操作を行い，同時にゴニオメーターの操作を行う。

MEMO
頚部は形態的にも脆弱性が高い。測定時は十分な注意を要する。

臨床応用演習（臨床を想定した座位での測定）

- 頚部の測定は端座位で実施されることが多いが，体幹による代償運動の制動が最大の課題となる。椅座位にて背もたれを用いた体幹の安定法が推奨される。

椅座位での測定

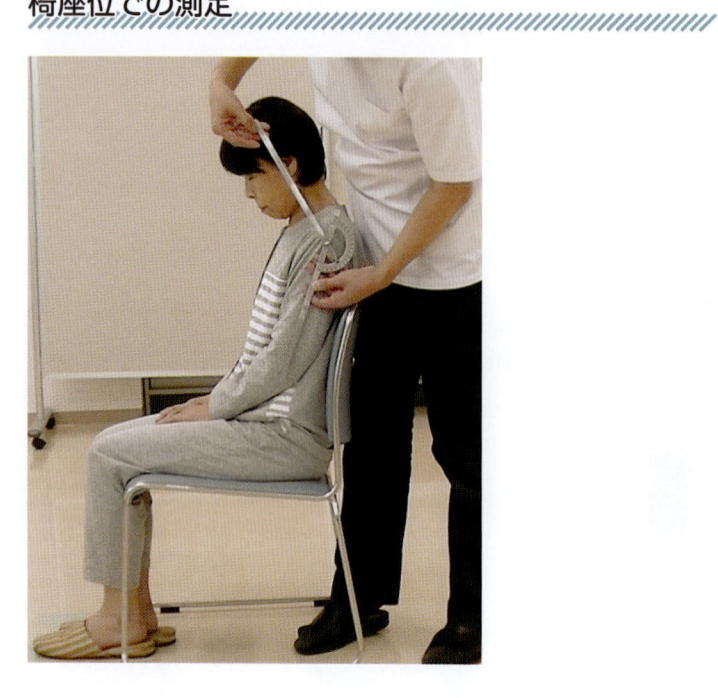

測定のキーポイント

- 椅座位で測定する。
- 椅子の背もたれに背中を密着させ，体幹を安定させる。
- 測定者の体幹の一部を被測定者に接触させておき，代償運動の発生を見逃さない。
- 基本軸は，肩峰を通る「背もたれ」に平行な線である（下図）。
- 運動面を意識し，ゴニオメーターは被測定者に接触させない。
- 運動面に一致させ，慎重に真横から「その場で」読む。

■ゴニオメーターの操作

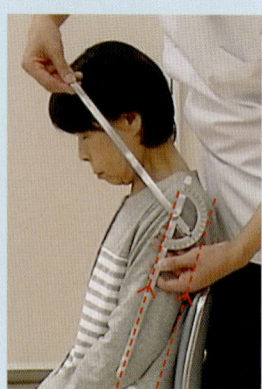

- 基本軸は椅子背もたれと平行にセットする。

2 頚部伸展（後屈）

4章　頚部・体幹に対するROM測定法

Cervical Spines Extension

Outline

運動の特徴

- 矢状面上，前額・水平軸による関節運動である。
- 頚部は質量の大きな頭部を支持し，複数の頚椎による自由度の高い運動を発現する。
- 頚部伸展は上方視野の確保において重要である。
- 体幹部と比較して，形態的な脆弱さがあり，障害発生の頻度が高い。

■頚部伸展（後屈）

基本軸	肩峰を通る床への垂直線
移動軸	外耳孔と頭頂を結ぶ線
参考可動域	0〜50°

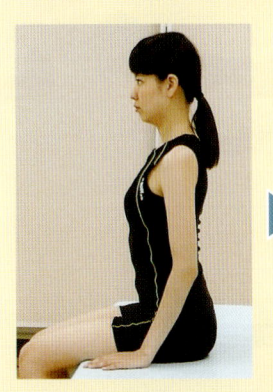

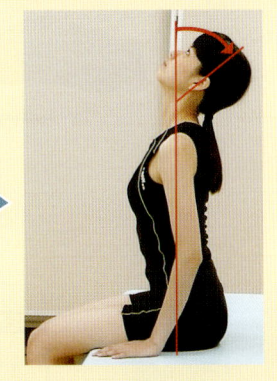

開始肢位　可動最終位

■制限因子

制限因子

頚部後方の軟部組織
- 胸骨舌骨筋（①）・胸骨甲状筋（②）
- 斜角筋群（③）
- 頭長筋（④）・頚長筋（⑤）
- 胸鎖乳突筋（p.228参照）
- 前縦靱帯（⑥）
- 後縦靱帯，など

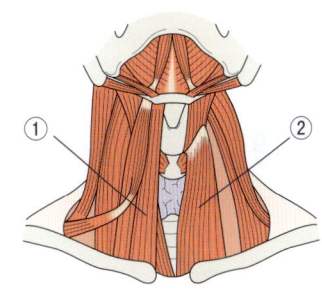

a　前面（表層）

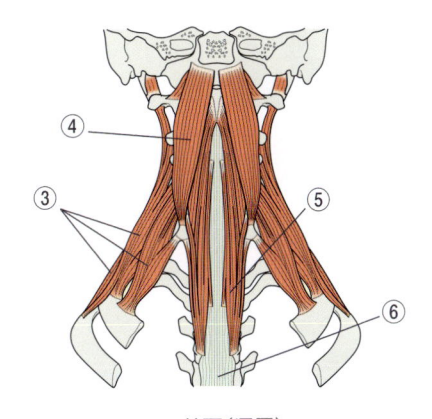

b　前面（深層）

注意すべき代償運動（次ページ参照）

- 体幹の後傾
- 腰椎前弯を伴う体幹上部の伸展

＊写真中の矢印　⇒：測定者による操作，⇨：測定者による制動，⇨：代償運動

基本測定肢位と他体位での測定条件比較（代償運動の比較）

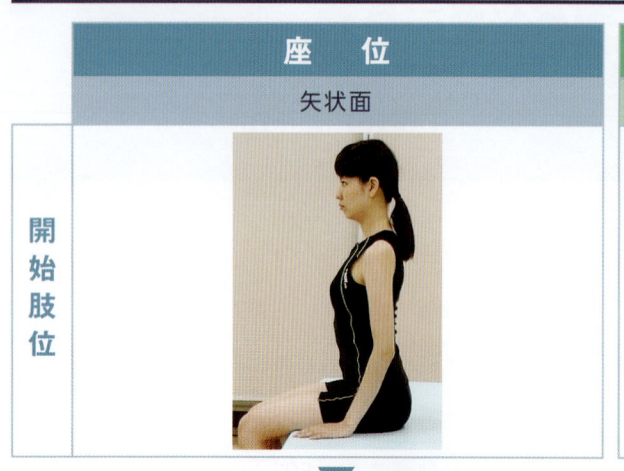

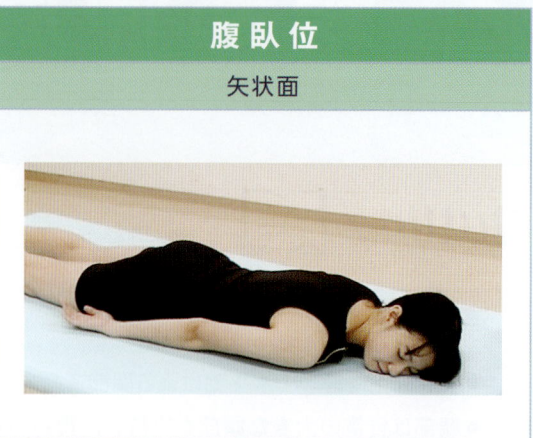

	座位 矢状面	腹臥位 矢状面
開始肢位		
可動最終位		
代償運動	腰椎前弯(+) 体幹上部の伸展(+)	特になし

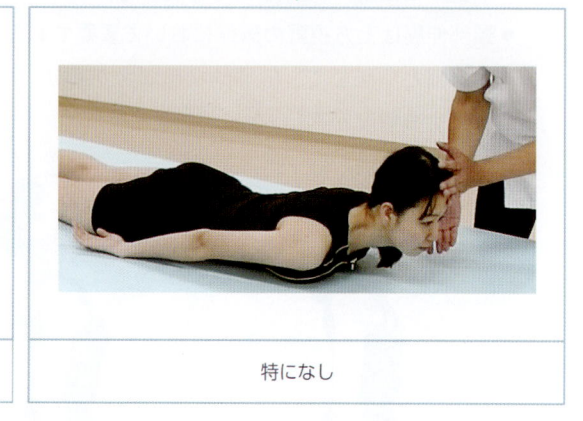

MEMO
臥位での代償運動は限定的。

	矢状面	
過剰に運動すると…		
代償運動	腰椎前弯(+) 体幹上部の伸展(++)	体幹の後傾(+++)

観察ポイント

- 原則的な測定肢位は座位であるが，座位では上述のように体幹の後傾などによる代償運動が出現する。
- 腹臥位では，下腿部の安定が得られるため基本軸が安定するが，頸部神経障害の既往がある場合，症状を増悪させてしまう可能性があるため注意を要する。

基礎演習

測定においての注意点

- 代償運動として体幹部の後傾増大に注目する。
- 端座位での測定では，体幹の後傾が始まる直前までを指標に測定する。
- 測定においては，被測定者に頚部神経障害などの既往がないか確認するなど細心の注意が必要である。疼痛についても表情や声かけにより確認する。

■頚部伸展（後屈）

基本軸	肩峰を通る床への垂直線
移動軸	外耳孔と頭頂を結ぶ線
運動面	矢状面
参考可動域	0〜50°

測定の流れ

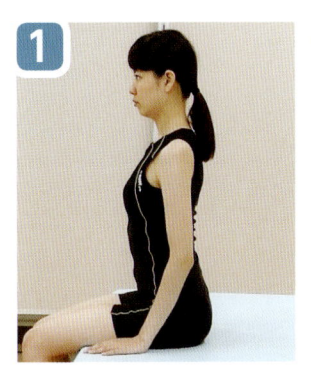

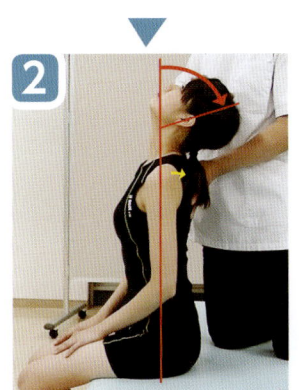

1
- 開始肢位

2
- 最大他動可動域を確認する。
- 頚部伸展の場合，体幹の後傾による代償運動が出現するため注意を要する。
- 被測定者にも背中が離れないように意識させる。
- 「誤読」が生じないように，30°・45°を超えているかといった目安を設定して概角度を読んでおく。

- 確認した観察角度にゴニオメーターをセットしておく。
- 再び最大可動域まで稼動させる。その際，体幹の後傾を測定者の下腿内側面に接触させておく。被測定者にも体幹が後傾位とならないように背中の接触を意識させる。

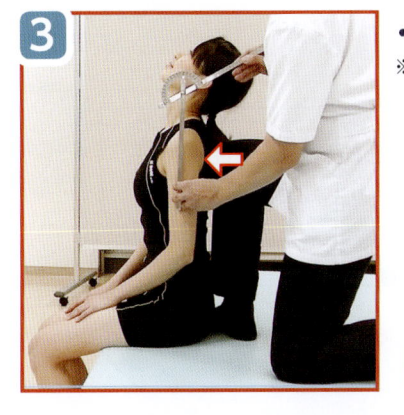

3
- ゴニオメーターを各軸にセットし，測定値は慎重に真横から「その場で」読む。
※被測定者を開始肢位へ戻してからの結果の読み取りは誤読を生じさせる。

▶ 測定後，開始肢位へ戻す

応用演習（代償運動の見極めと制動した測定法）

- 臨床における測定は，原則として座位にて実施されることが多いが，十分に代償運動を制動できない場合も少なくはない。
- より精度の高い測定を実施するためには，腹臥位にて体幹を確実に安定させた方法での実施が推奨される。
- 頚部神経障害の既往や測定時の頚部痛，頭部の落下防止には細心の注意を要する。

測定の流れ

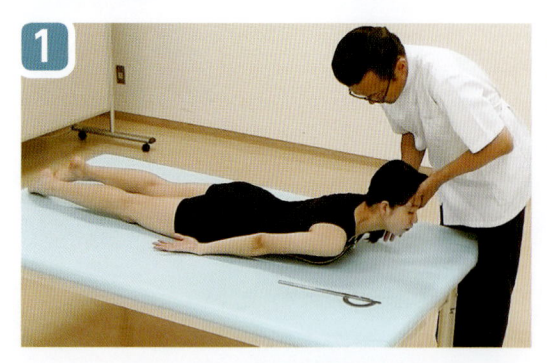

1
- 最大他動可動域を確認する。
- 前胸部が浮き上がらないように注意する。
- 前頚部の疼痛に最大の注意を払う。
- 手部のしびれ感の出現などにも要注意。

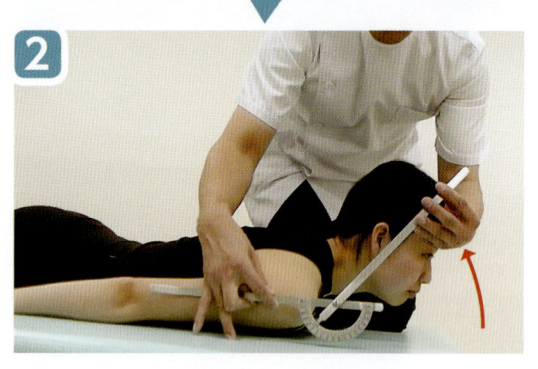

2
- 再び最大可動域まで稼動させる。
- ゴニオメーターを各軸にセットし，測定値はその場で読む。

測定操作および指示

【徒手操作】
- 測定者の前腕にて被測定者の頚部伸展操作を行う。
- ゴニオメーターの操作は頚部伸展操作と同時に行う。
- 基本軸は体幹を安定させ，測定台と平行に設定する。

【被測定者への指示】
- 完全に脱力させ，頚部疼痛の有無について確認する。
- 前頭支持部の圧迫痛の有無について確認する。

測定のキーポイント
- 測定者の前腕部にて被測定者の頚部伸展操作を行い，同時にゴニオメーターの操作を行う。

MEMO
頚部は形態的にも脆弱性が高い。測定時は十分な注意を要する。

MEMO
頚部神経障害の既往者には禁忌！

臨床応用演習（臨床を想定した座位での測定）

- 頚部の測定は，端座位で実施されることが多いが，体幹による代償運動の制動が最大の課題となる。椅座位にて背もたれを用いた体幹の安定法が推奨される。

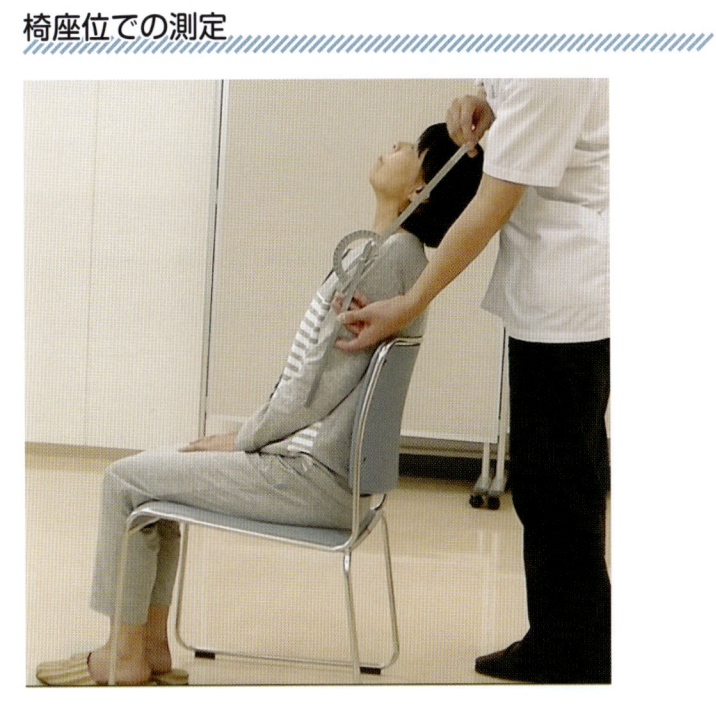

椅座位での測定

測定のキーポイント

- 椅座位で測定する。
- 椅子背もたれに背中を密着させ，体幹を安定させる。
- 基本軸は，肩峰を通る「背もたれ」に平行な線である（下図）。
- 運動面を意識し，ゴニオメーターは被測定者に接触させない。
- 運動面に一致させ，測定値は慎重に真横から「その場で」読む。

■ゴニオメーターの操作

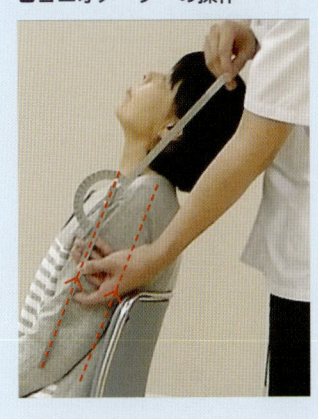

- 基本軸は椅子背もたれと平行にセットする。

3 頚部回旋

4章 頚部・体幹に対するROM測定法

Cervical Spines Rotation

Outline

運動の特徴

- 水平面上，垂直軸による関節運動である。
- 頚部は質量の大きな頭部を支持し，複数の頚椎による自由度の高い運動を発現する。
- 頚部回旋は側方視野の確保において重要である。
- 体幹部と比較して，形態的な脆弱さがあり，障害発生の頻度が高い。

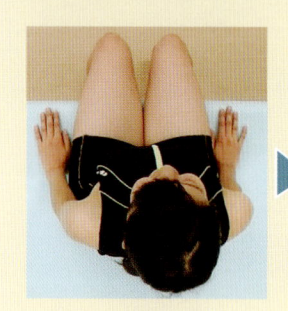

開始肢位 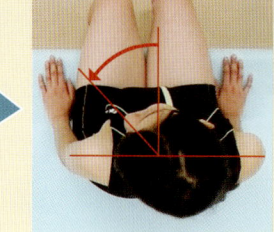　　可動最終位

■頚部回旋

基本軸	両側の肩峰を結ぶ線への垂直線
移動軸	鼻梁と後頭結節を結ぶ線
参考可動域	0〜60°

■制限因子

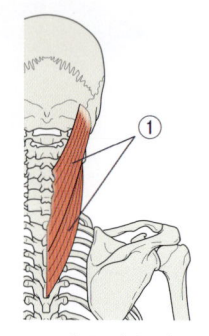

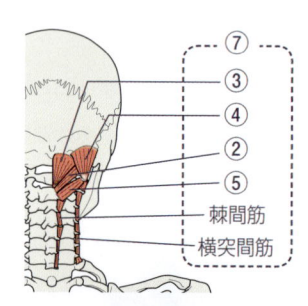

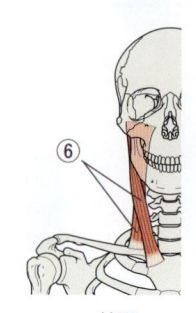

a 背面（表層）

b 背面（深層）
棘間筋
横突間筋
⑦ ③ ④ ② ⑤

c 前面
⑥

制限因子

頚部後方の軟部組織

- 板状筋群（①）
- 後頭下筋群〔大後頭直筋（②），小後頭直筋（③），上頭斜筋（④），下頭斜筋（⑤）〕
- 胸鎖乳突筋（⑥）
- 短背筋群（⑦）
- 項靱帯（p.218参照），など

注意すべき代償運動（次ページ参照）

- 頚部の側屈
- 体幹の傾斜や側屈

＊写真中の矢印　⇒：測定者による操作，⇨：測定者による制動，⇨：代償運動

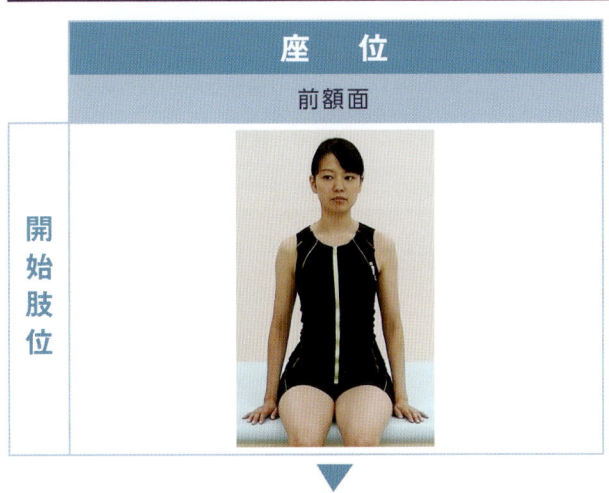

基本測定肢位と他体位での測定条件比較（代償運動の比較）

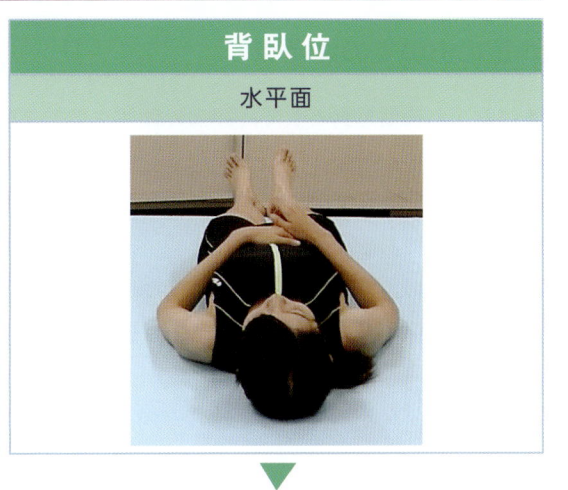

	座 位	背臥位
	前額面	水平面
開始肢位		
可動最終位	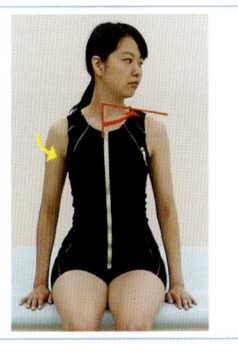	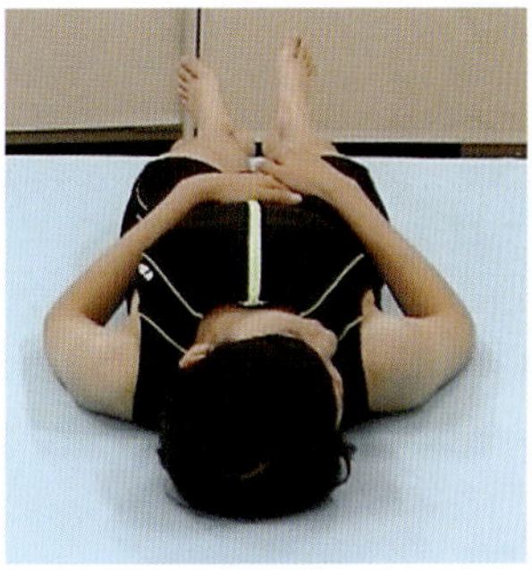
代償運動		特になし

	前額面		水平面
過剰に運動すると…	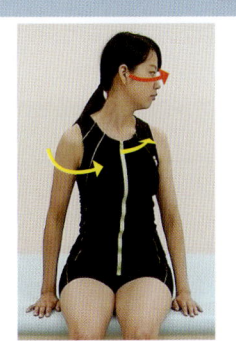	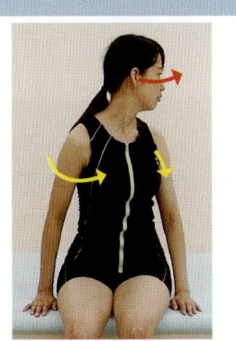	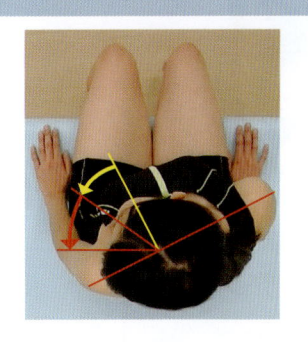
代償運動	体幹の回旋(++)	体幹の傾斜と頚部の側屈(++)	体幹の回旋(++)

観察ポイント

- 原則的な測定肢位は座位であるが，座位では上述のように体幹の回旋などによる代償運動が出現する。
- 背臥位では体幹部が適切に支持され，基本軸が安定する。頚部神経障害の既往がある場合は，慎重に測定を進める。

MEMO

臥位での代償運動は限定的。

基礎演習

測定においての注意点

- 注意する代償運動として，頚部の側屈や体幹部の傾斜などに注目する。
- 端座位での測定では，体幹の代償運動の出現に細心の注意が必要である。
- 頚部神経障害などの既往がないか確認する必要がある。疼痛についても表情や声かけにより確認する。

■頚部回旋

基本軸	両側の肩峰を結ぶ線への垂直線
移動軸	鼻梁と後頭結節を結ぶ線
運動面	水平面
参考可動域	0～60°

測定の流れ

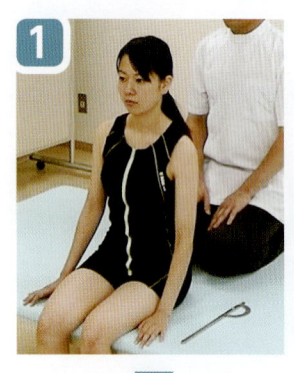

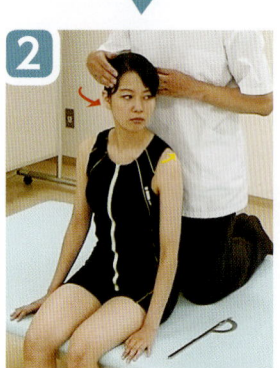

1
- 開始肢位

2
- 最大他動可動域を確認する。
- 頚部回旋の場合，頚部の側屈や体幹の傾斜により代償される。代償運動の出現に注意する。
- 被測定者にも体幹が傾かないように意識させる。
- 「誤読」が生じないように，30°・45°を超えているかといった目安を設定して概角度を読んでおく。

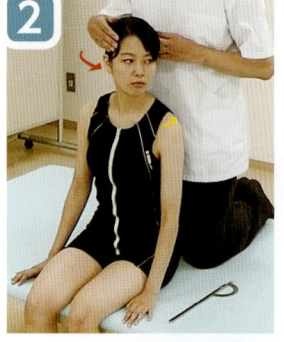

- 確認した観察角度にゴニオメーターをセットしておく。
- 再び最大可動域まで稼動させる。

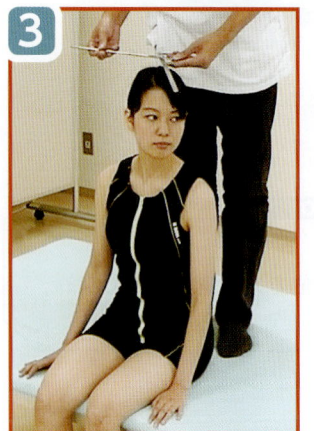

3
- ゴニオメーターを各軸にセットし，測定値は慎重に真上から「その場で」読む。
- ※体幹の不安定さを勘案して，肩峰線を基準としたゴニオメーター90°を測定開始角度として設定している。値の読み間違いに要注意！
- ※被測定者を開始肢位へ戻してからの結果の読み取りは誤読を生じさせる。

▶ 測定後，開始肢位へ戻す

応用演習（代償運動の見極めと制動した測定法）

- 臨床における測定は，原則として座位にて実施されることが多いが，十分に代償運動を制動できない場合も少なくはない。
- より精度の高い測定を実施するためには，背臥位にて体幹を確実に安定させた方法での実施が推奨される。
- 背臥位にて被測定者の頭側から測定する。
- 頸部神経障害の既往や測定時の頸部痛には細心の注意を要する。

測定の流れ

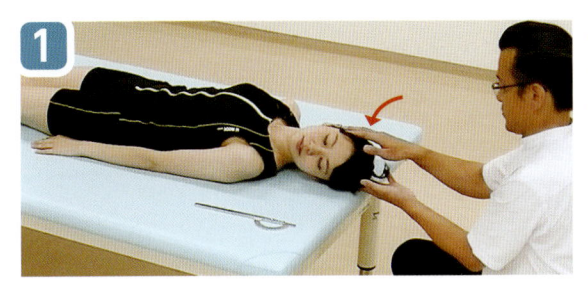

1
- 最大他動可動域を確認する。
- 肩甲骨部の浮き上がり代償がないことを確認する。
- 上肢のしびれ感の出現にも要注意。

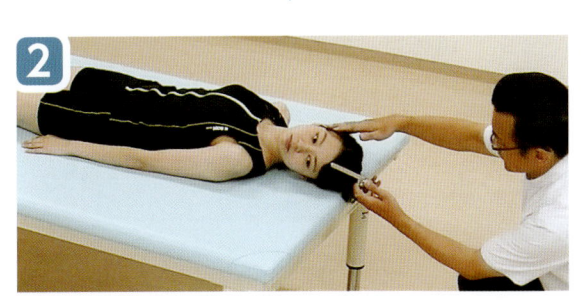

2
- 再び最大可動域まで稼動させる。
- ゴニオメーターを各軸にセットし，測定値はその場で読む。

測定操作および指示

【徒手操作】
- 慎重に回旋操作する。
- 肩峰線を基準としたゴニオメーター90°を測定開始角度として設定している。値の読み間違いに要注意！
- 基本軸は両側の肩峰を結ぶ線と平行な検査台を基準として設定する（検査台への垂直線）。

【被測定者への指示】
- 完全に脱力させ，頸部疼痛の有無について確認する。
- 後頭支持部の圧迫痛の有無について確認する。

測定のキーポイント

- 基本軸となる体幹部を確実に安定させ，各測定軸を設定し，測定する。

MEMO
頸部は形態的にも脆弱性が高い。測定時は十分な注意を要する。

臨床応用演習（臨床を想定した座位での測定）

- 頚部の測定は端座位で実施されることが多いが，体幹による代償運動の制動が最大の課題となる。椅座位にて背もたれを用いた体幹の安定法が推奨される。

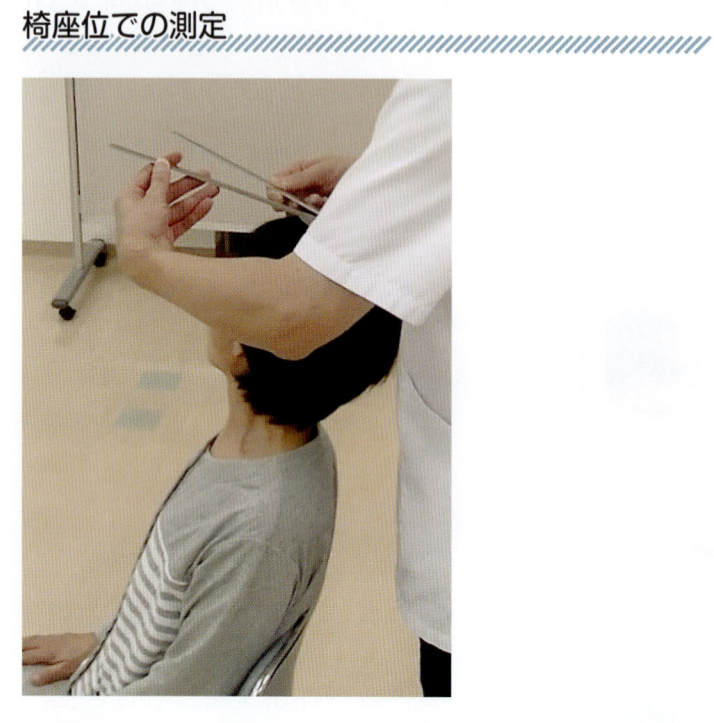

椅座位での測定

測定のキーポイント

- 椅座位で測定する。
- 椅子背もたれに背中を密着させ，体幹を安定させる。
- 基本軸は，両側の肩峰を結ぶ線への垂直線である。
- 運動面を意識し，ゴニオメーターは被測定者に接触させない。
- 運動面に一致させ，測定値は慎重に「その場で」読む。

■ゴニオメーターの操作

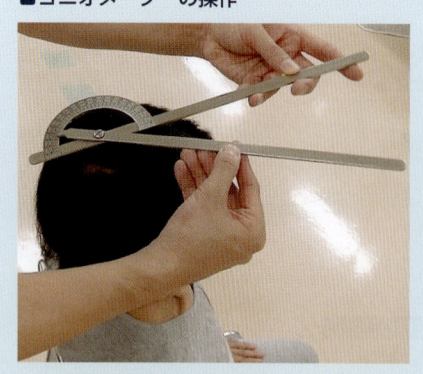

- 基本軸は背もたれへの垂直線にセットする。

4 頚部側屈

4章　頚部・体幹に対するROM測定法

Cervical Spines Lateral Bending

Outline

運動の特徴

- 前額面上，矢状・水平軸による関節運動である。
- 頚部は質量の大きな頭部を支持し，複数の頚椎による自由度の高い運動を発現する。
- 体幹部と比較して形態的な脆弱さがあり，障害発生の頻度が高い。

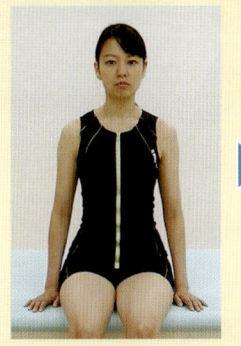

■ 頚部側屈

基本軸	第7頚椎棘突起と第1仙椎の棘突起を結ぶ線
移動軸	頭頂と第7頚椎棘突起を結ぶ線
参考可動域	0～50°

開始肢位 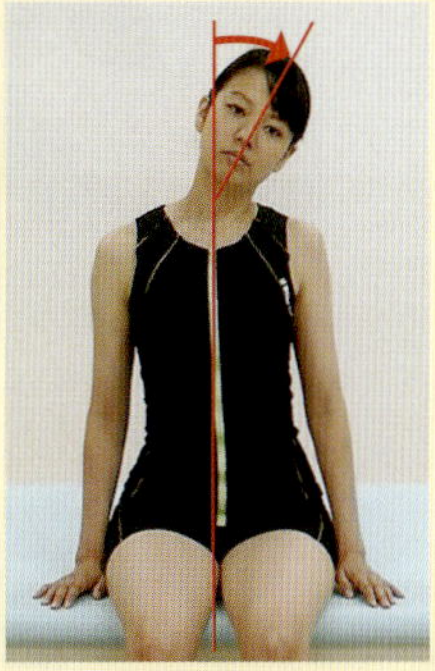　　可動最終位

制限因子

頚部反対側方の軟部組織

- 胸鎖乳突筋（①）
- 頚板状筋（②）
- 斜角筋群（p.223参照）
- 頚腸肋筋（③）
- 頚最長筋（④）
- 肩甲挙筋（⑤）
- 横突間筋，など

■ 制限因子

a　前面
b　背面（表層）
c　背面（深層）

注意すべき代償運動（次ページ参照）

- 体幹の側屈
- 体幹の同側への傾斜

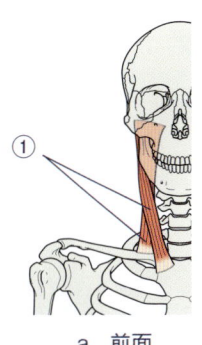

*写真中の矢印　➡：測定者による操作，⇨：測定者による制動，⇨：代償運動

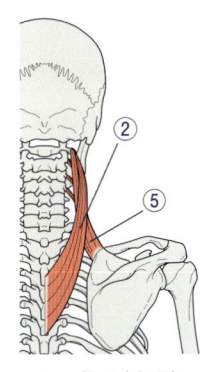

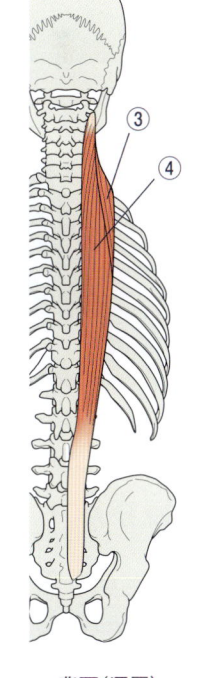

基本測定肢位と他体位での測定条件比較（代償運動の比較）

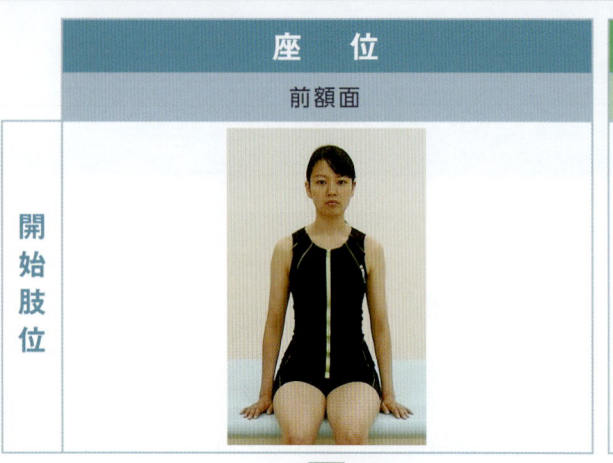

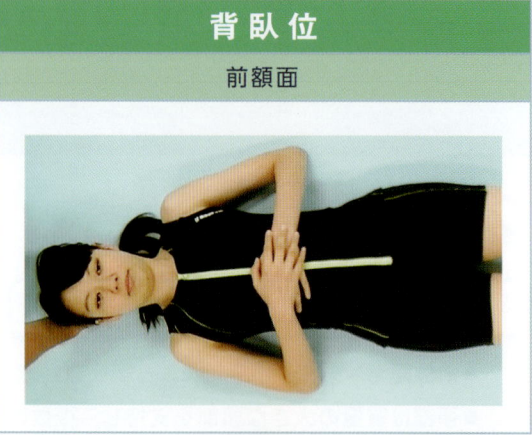

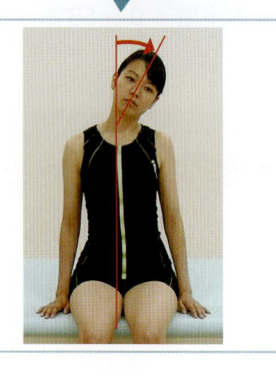

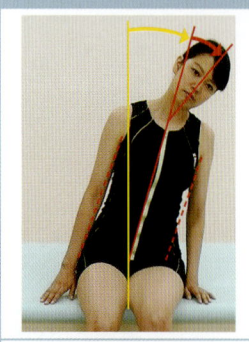

	座位 前額面	背臥位 前額面
開始肢位		
可動最終位		
代償運動		特になし

	前額面	
過剰に運動すると…		
代償運動	体幹の同側への傾斜（++）	体幹の側屈（++）

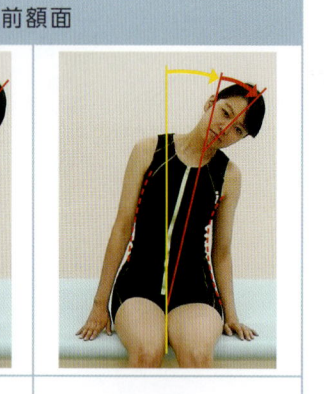

MEMO
臥位での代償運動は限定的。

観察ポイント

- 原則的な測定肢位は座位であるが，座位では上述のように体幹の側屈などによる代償運動が出現する。
- 背臥位では体幹部が適切に支持され，基本軸が安定する。頚部神経障害の既往がある場合は，慎重に測定を進める。

基礎演習

測定においての注意点

- 代償運動として**体幹部の側屈や傾斜**に注目する。
- 端座位での測定では，**体幹の代償運動の出現に細心の注意が必要**である。
- 頚部神経障害などの既往がないか確認する必要がある。疼痛についても表情や声かけにより確認する。

■頚部側屈

基本軸	第7頚椎棘突起と第1仙椎の棘突起を結ぶ線
移動軸	頭頂と第7頚椎棘突起を結ぶ線
運動面	前額面
参考可動域	0～50°

測定の流れ

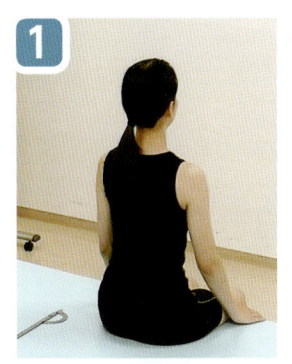

1
- 開始肢位

制動操作のキーポイント
- 代償運動の制動が難しい場合，測定者の下腿で行うことも有効である。

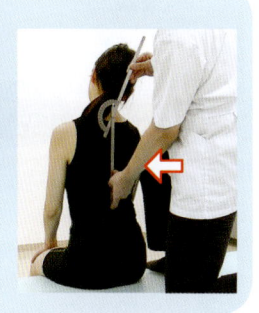

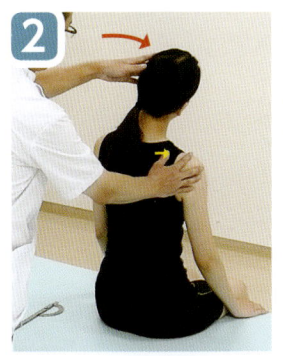

2
- 最大他動可動域を確認する。
- 頚部側屈の場合，**体幹の側屈や傾斜による代償運動が出現する可能性があるため注意する**。
- 被測定者にも体幹が傾かないように意識させる。
- 「誤読」が生じないように，30°・45°を超えているかといった目安を設定して**概角度を読ん**でおく。

- 確認した観察角度にゴニオメーターをセットしておく。
- 再び最大可動域まで稼動させる。

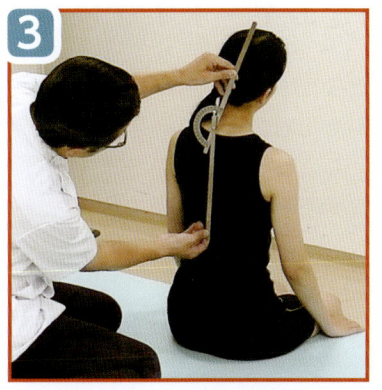

3
- ゴニオメーターを各軸にセットし，測定値は慎重に真横から「その場で」読む。
- ※被測定者を開始肢位へ戻してからの結果の読み取りは誤読を生じさせる。

▶ 測定後，開始肢位へ戻す

応用演習（代償運動の見極めと制動した測定法）

- 臨床における測定は，原則として座位にて実施されることが多いが，十分に代償運動を制動できない場合も少なくはない。
- より精度の高い測定を実施するためには，背臥位にて体幹を確実に安定させた方法での実施が推奨される。
- 被測定者の正面から，投影させた各測定軸にて測定する。
- 頚部神経障害の既往や測定時の頚部痛，頭部の落下防止には細心の注意を要する。

測定の流れ

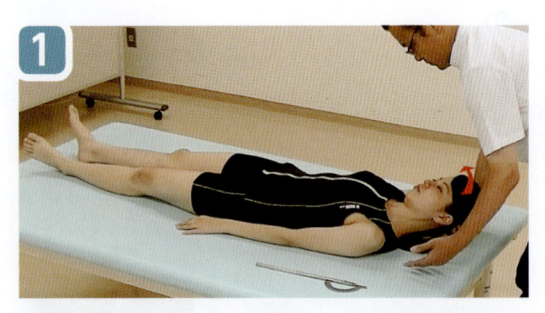

1
- 最大他動可動域を確認する。
- 頚部が屈曲位にならないように注意する。
- 体幹の移動がないことを確認する。
- 上肢のしびれ感の出現にも要注意。

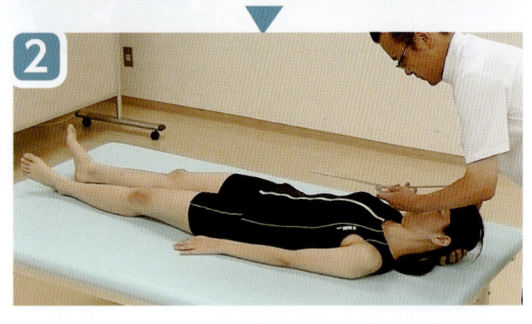

2
- 再び最大可動域まで稼動させる。
- ゴニオメーターを各軸にセットし，測定値はその場で読む。

測定操作および指示

【徒手操作】
- 測定者の手掌にて被測定者の後頭部を支持し，操作する。
- 移動軸は頭頂と第7頚椎棘突起を結ぶ線を正面からの投影線として設定する。
- 基本軸は体幹を安定させ，体幹の中央線と平行に設定する。

【被測定者への指示】
- 完全に脱力させ，頚部疼痛の有無について確認する。
- 後頭支持部の圧迫痛の有無について確認する。

MEMO
頚部は形態的にも脆弱性が高い。測定時は十分な注意を要する。

測定のキーポイント

- 基本軸となる体幹部を確実に安定させ，各測定軸を正面から投影線として設定し，測定する。
- 各測定軸を確実に投影できるように移動軸の指標（C7棘突起）の位置を触知により確認しておく。
- 読値時に被測定者の頭部を検査台に下ろして支持してもよい。

臨床応用演習(臨床を想定した座位での測定)

- 頚部の測定は端座位で実施されることが多いが,体幹による代償運動の制動が最大の課題となるため,椅座位にて背もたれを用いた体幹の安定法が推奨される。

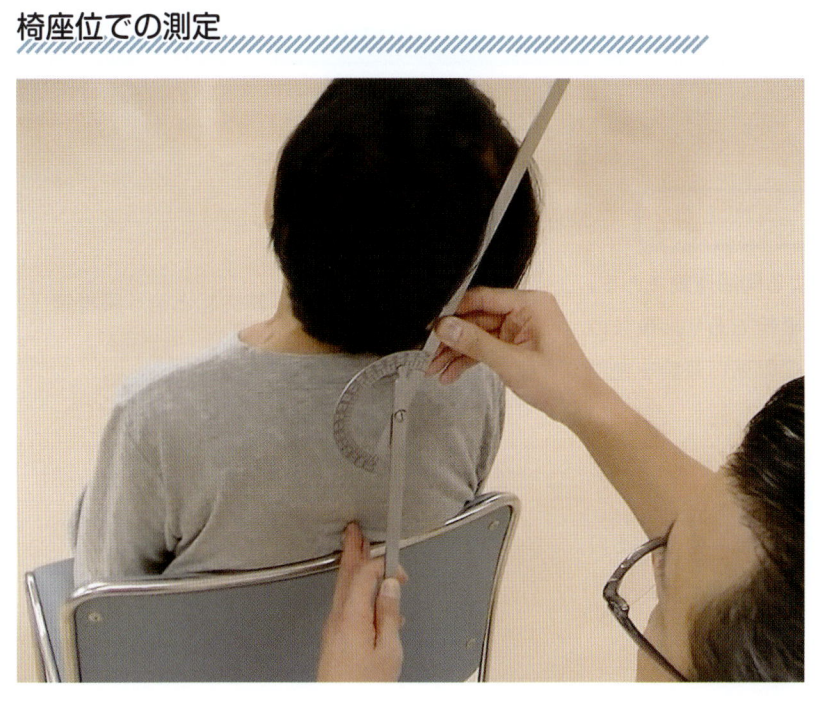

椅座位での測定

測定のキーポイント

- 椅座位で測定する。
- 椅子背もたれに背中を密着させ,体幹を安定させる。
- 基本軸は,第7頚椎棘突起から床へ下ろした垂線である。
- 運動面を意識し,ゴニオメーターは被測定者に接触させない。
- 運動面に一致させ,測定値は真横から慎重に「その場で」読む。

■ゴニオメーターの操作

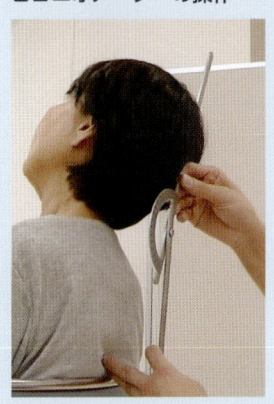

- 運動面は「背もたれ面」に一致させる。

5 胸腰部屈曲（前屈）

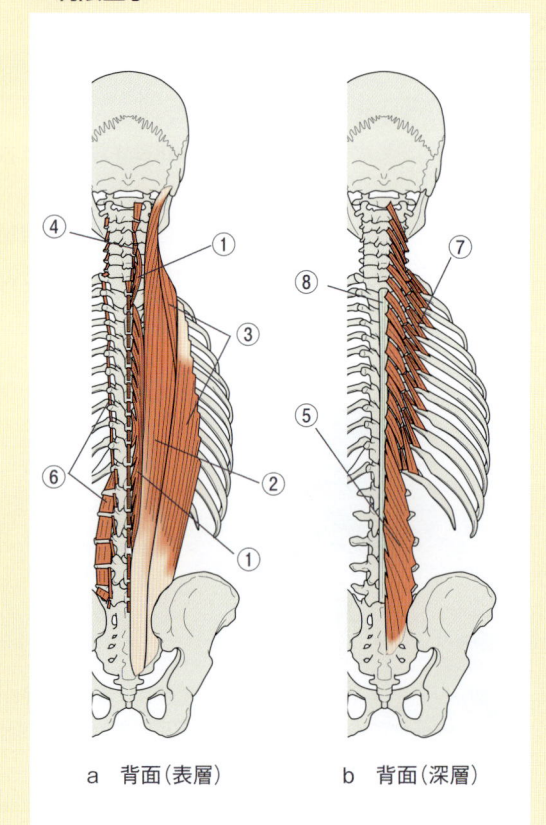

4章　頚部・体幹に対するROM測定法

Thoracic and Lumbar Spines Flexion

Outline

運動の特徴

- 矢状面上，前額・水平軸による関節運動である。
- 胸腰部は姿勢調整や動作の根幹であり，複数の椎骨を含む胴骨による自由度の高い運動を発現する。
- 胸腰部屈曲は姿勢調節のみならず足先（床方）へのリーチにおいても重要である。
- 特に腰部は疼痛発生の好発部位でもあり，その機能を正確にとらえることは重要である。

■胸腰部屈曲（前屈）

基本軸	仙骨後面
移動軸	第1胸椎棘突起と第5腰椎棘突起を結ぶ線
参考可動域	0～45°

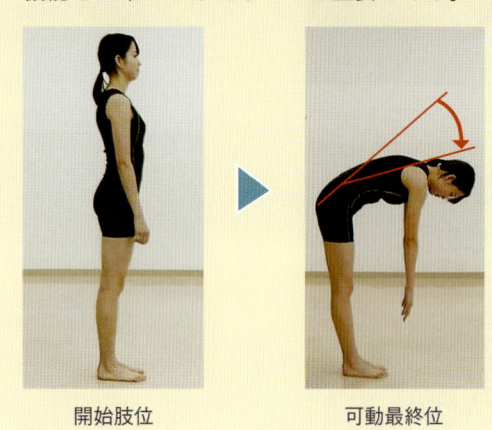

開始肢位　　可動最終位

制限因子

胸腰部後方の軟部組織

- 脊柱起立筋群〔棘筋（①）・最長筋（②）・腸肋筋（③）〕
- 棘間筋（④），多裂筋（⑤），横突間筋（⑥），肋骨挙筋（⑦）
- 棘間靱帯・棘上靱帯（⑧）
- 椎間関節周囲組織，など

注意すべき代償運動

- 股関節の屈曲

■制限因子

a　背面（表層）　　b　背面（深層）

*写真中の矢印　➡：測定者による操作，⇨：測定者による制動，➡：代償運動

基礎演習

測定においての注意点

- 立位にて測定する。
- 胸腰部が後弯となるため，各測定軸は体側方から「投影線」をとらえる。
- 下肢筋力の低下がある場合，転倒の可能性が高くなるため注意が必要である。

■胸腰部屈曲（前屈）

基本軸	仙骨後面
移動軸	第1胸椎棘突起と第5腰椎棘突起を結ぶ線
運動面	矢状面
参考可動域	0～45°

測定の流れ

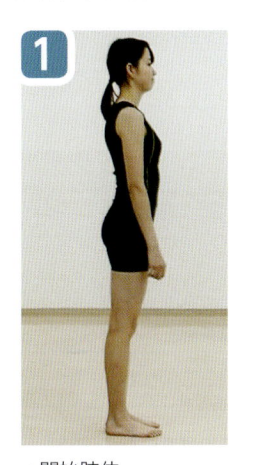

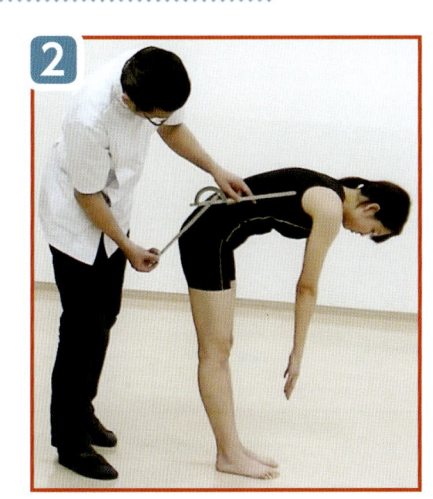

1
- 開始肢位

2
- ゴニオメーターを各軸にセットし，測定値はその場で読む。

測定のキーポイント

- 着衣で各測定軸が不明瞭にならないように設定する。
- 転倒には十分注意する。
- 各測定軸は，体側方からの「投影線」をとらえる。

■ゴニオメーターの操作

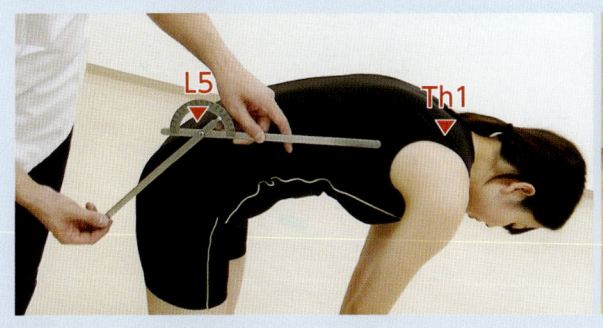

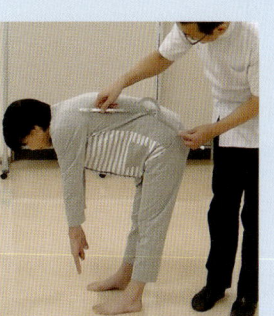

応用演習（代償運動の見極めと制動した測定法）

- 臨床における測定は，原則として立位にて実施されることが多いが，最大可動域まで運動操作することが難しい場合も少なくはない。
- より精度の高い測定を実施するためには，側臥位にて体幹を確実に安定させた方法での実施が推奨される。
- 腰背部神経障害の既往や測定時の腰背部痛の発生には注意を要する。

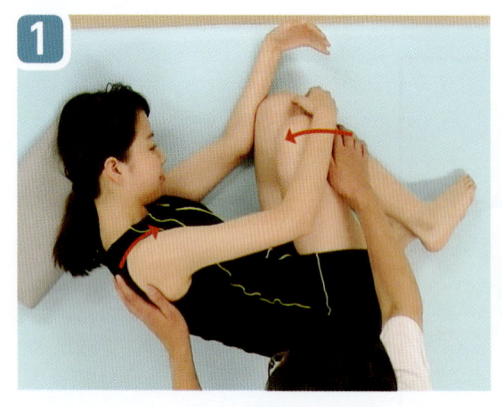

測定の流れ

1 ・最大他動可動域を確認する。

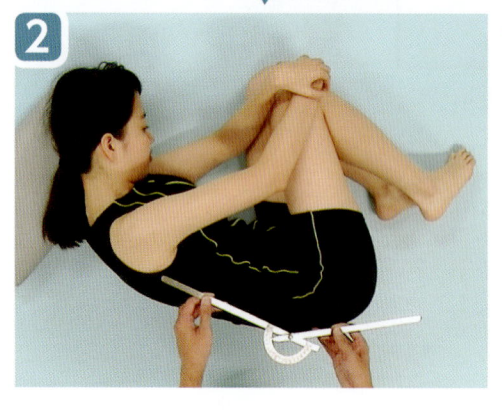

・最大可動位にて，被測定者に膝を抱え込ませる。

2 ・ゴニオメーターを各軸にセットし，測定値はその場で読む。

測定操作および指示

【徒手操作】
- 最大可動域を確認する。
- 胸腰部屈曲状態を確認し，股関節の屈曲による錯覚に注意する。

【被測定者への指示】
- 胸腰背部を完全に脱力させる。
- 胸腰背部が最大屈曲位となるように膝を抱え込ませる。
- 腰背部痛の出現に注意させる。

測定のキーポイント
- 側臥位にて測定する。
- 被測定者に最大の屈曲位となるように膝を抱え込ませる。
- 胸腰部が後弯となるため，各測定軸は体側方から「投影線」をとらえる。

臨床応用演習（テープメジャーを用いた簡易的測定法）

- 胸腰部の測定ではゴニオメーターを用いずに，テープメジャーを用いた簡易的な測定法で実地される場合もある．
- 立位で実施する．
- テープメジャーを用いる方法には，「椎間距離の測定」と「床─指先間距離の測定」がある．

テープメジャーでの測定

■椎間距離の測定（cm）

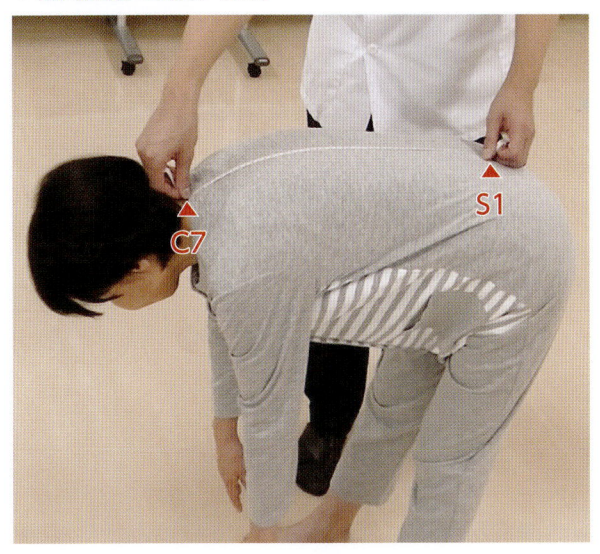

測定のキーポイント
- 立位最大前屈位で測定する．
- 第7頸椎棘突起～第1仙椎棘突起間の距離を測定する．
- 転倒に注意する．

■床─指先間距離の測定（cm）

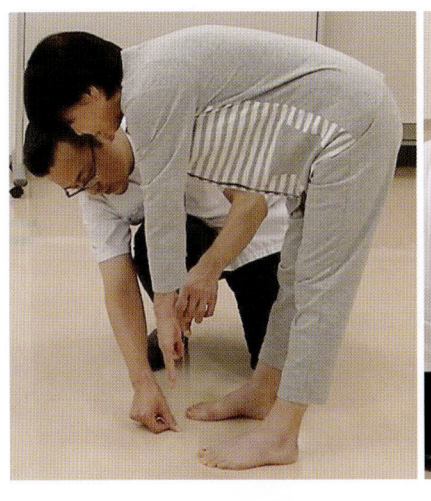

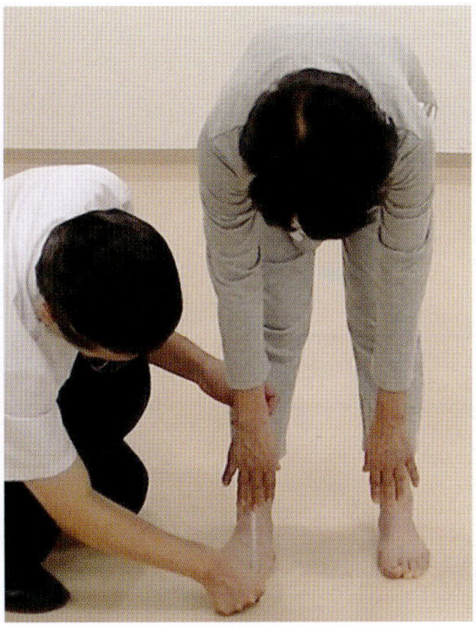

測定のキーポイント
- 立位最大前屈位で測定する．
- 床から中指先端間の距離を測定する．
- 左右それぞれ測定する．
- 転倒に注意する．

6 胸腰部伸展（後屈）

4章 頚部・体幹に対するROM測定法

Thoracic and Lumbar Spines Extension

Outline

運動の特徴

- 矢状面上，前額・水平軸による関節運動である。
- 胸腰部は姿勢調整や動作の根幹であり，複数の椎骨を含む胴骨による自由度の高い運動を発現する。
- 特に腰部は疼痛発生の好発部位でもあり，その機能を正確にとらえることは重要である。

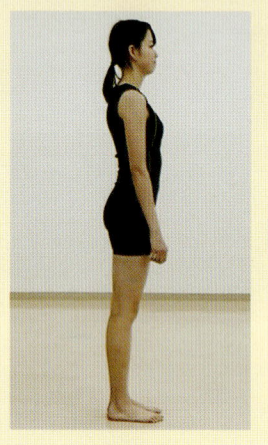

■胸腰部伸展（後屈）

基本軸	仙骨後面
移動軸	第1胸椎棘突起と第5腰椎棘突起を結ぶ線
参考可動域	0～30°

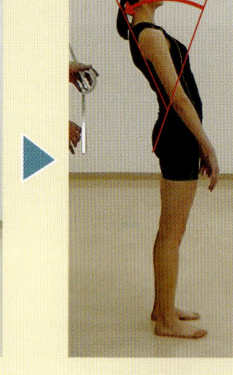

開始肢位　　可動最終位

制限因子

胸腰部前方の軟部組織
- 腹直筋（①）
- 内腹斜筋（②）・外腹斜筋（③）
- 内肋間筋（④）・外肋間筋（⑤）
- 前縦靱帯（⑥）
- 椎間関節周囲組織，など

■制限因子

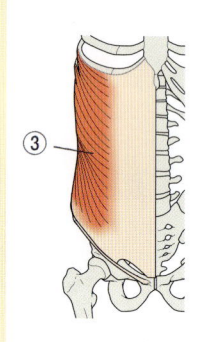

a　前面（表層） 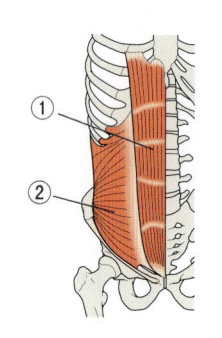　　b　前面（深層）

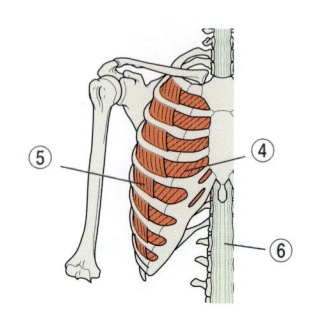

c　前面（深層）

注意すべき代償運動

- 股関節の伸展

＊写真中の矢印　➡：測定者による操作，⇨：測定者による制動，⇨：代償運動

基礎演習

測定においての注意点

- 立位にて測定する。
- 胸椎部が後弯となるため，各測定軸は体側方から「投影線」をとらえる。
- 下肢筋力の低下がある場合，転倒の可能性が高くなるため注意が必要である。

■胸腰部伸展（後屈）

基本軸	仙骨後面
移動軸	第1胸椎棘突起と第5腰椎棘突起を結ぶ線
運動面	矢状面
参考可動域	0〜30°

測定の流れ

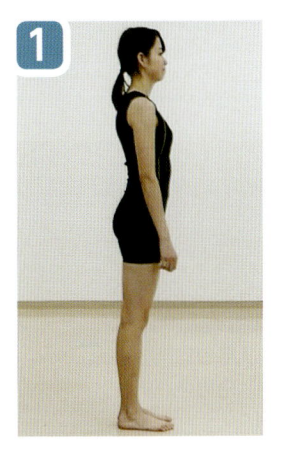

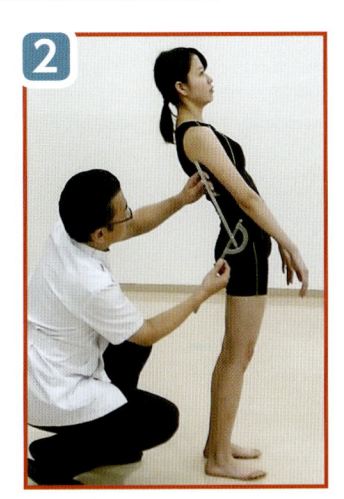

1 ● 開始肢位

2 ● ゴニオメーターを各軸にセットし，測定値はその場で読む。

測定のキーポイント

- 着衣で各測定軸が不明瞭にならないように設定する。
- 各測定軸は，体側方からの「投影線」をとらえる。
- 転倒には十分注意する。
- 腰痛の有無について確認しておく。

■ゴニオメーターの操作

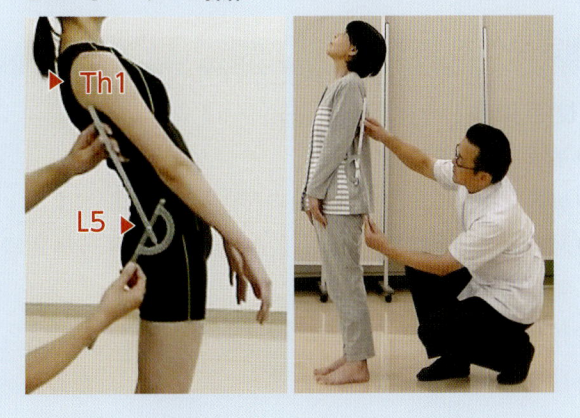

Th1
L5

応用演習（代償運動の見極めと制動した測定法）

- 臨床における測定は，原則として立位にて実施されることが多いが，最大可動域まで運動操作することが難しい場合も少なくはない。
- より精度の高い測定を実施するためには，腹臥位による方法での実施が推奨される。
- 腰仙部神経障害の既往や測定時の腰背部痛の発生には注意を要する。

測定の流れ

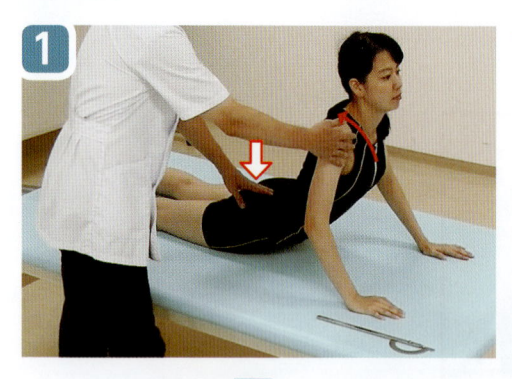

1
- 最大他動可動域を確認する。

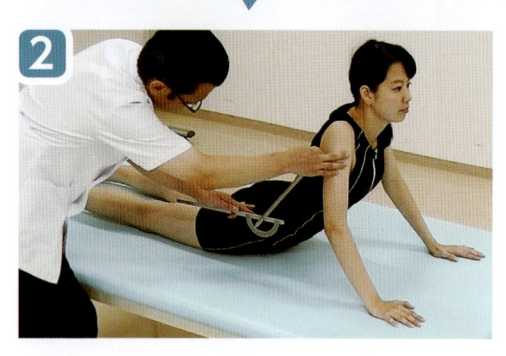

2
- 再び最大可動域まで稼動させ，被測定者に上肢で支持させる。
- ゴニオメーターを各軸にセットし，測定値はその場で読む。

測定操作および指示

【徒手操作】
- 最大可動域を確認する。
- 胸腰部伸展に伴う骨盤前面の浮き上がりに注意する。
- 肘関節は完全に伸展させ，骨盤に傾斜が生じる場合には基本軸を確認して測定する。
- ※肘関節が少しでも屈曲位となれば，高齢者等では支えられない可能性がある。

【被測定者への指示】
- 胸腰背部を完全に脱力させる。
- 胸腰部が最大伸展位となるように，肘伸展位にて支持させる。
- 腰背部痛の出現に注意する。

測定のキーポイント

- 腹臥位にて測定する。
- 肘関節を伸展させ，体幹部を押し，起こすことが，胸腰部の伸展操作となる。
- 骨盤の傾斜に注意する。
- 胸椎部が後弯となるため，各測定軸は体側方から「投影線」をとらえる。

MEMO
腰仙部神経障害の既往者には禁忌！

7 胸腰部回旋

4章 頚部・体幹に対するROM測定法

Thoracic and Lumbar Spines Rotation

Outline

運動の特徴

- 水平面上，垂直軸による関節運動である。
- 胸腰部は姿勢調整や動作の根幹であり，複数の椎骨を含む胴骨による自由度の高い運動を発現する。
- 胸腰部回旋は，側方や後方の確認などにおいて重要である。
- 特に腰部は疼痛発生の好発部位でもあり，その機能を正確にとらえることは重要である。

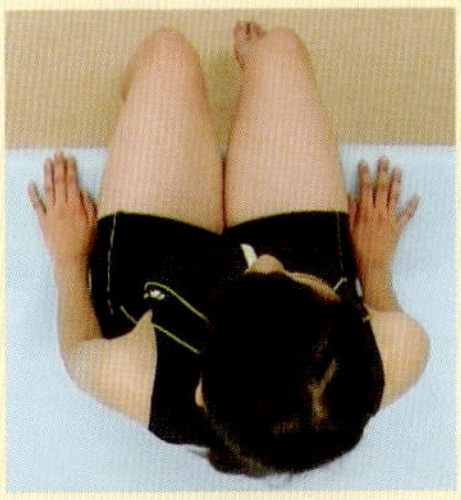

開始肢位 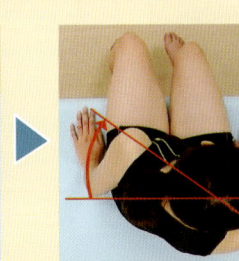　　可動最終位

■胸腰部回旋

基本軸	両側の後上腸骨棘を結ぶ線
移動軸	両側の肩峰を結ぶ線
参考可動域	0～40°

制限因子

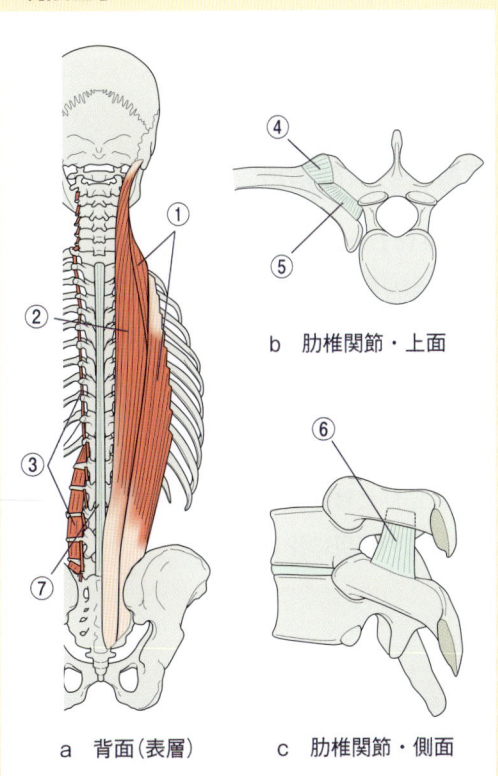

胸腰部周囲の軟部組織
- 脊柱起立筋群：主に片外側〔腸肋筋（①）・最長筋（②）〕
- 横突間筋（③）・多裂筋（p.238参照）
- 内肋間筋・外肋間筋（p.242参照）
- 内腹斜筋・外腹斜筋（p.242参照）
- 肋横突靱帯群〔外側肋横突靱帯（④），肋横突靱帯（⑤），上肋横突靱帯（⑥）〕
- 横突間靱帯
- 棘間靱帯・棘上靱帯（⑦）
- 椎間関節周囲組織，など

■制限因子

a 背面（表層）
b 肋椎関節・上面
c 肋椎関節・側面

注意すべき代償運動

- 骨盤の同側への回旋

＊写真中の矢印　➡：測定者による操作，⇨：測定者による制動，⇨：代償運動

基礎演習

測定においての注意点

- 代償運動として骨盤の運動方向への回旋（座面上でのすべり）に注目する。
- 測定においては，被測定者に腰仙部神経障害等の既往がないか確認するなど細心の注意が必要である。

■胸腰部回旋

基本軸	両側の後上腸骨棘を結ぶ線
移動軸	両側の肩峰を結ぶ線
運動面	水平面
参考可動域	0〜40°

測定の流れ

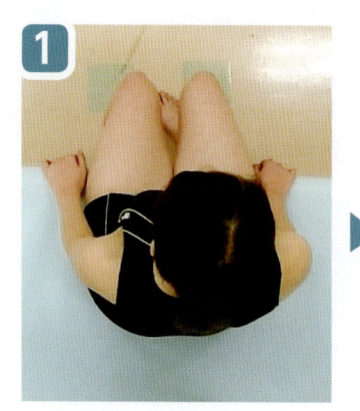

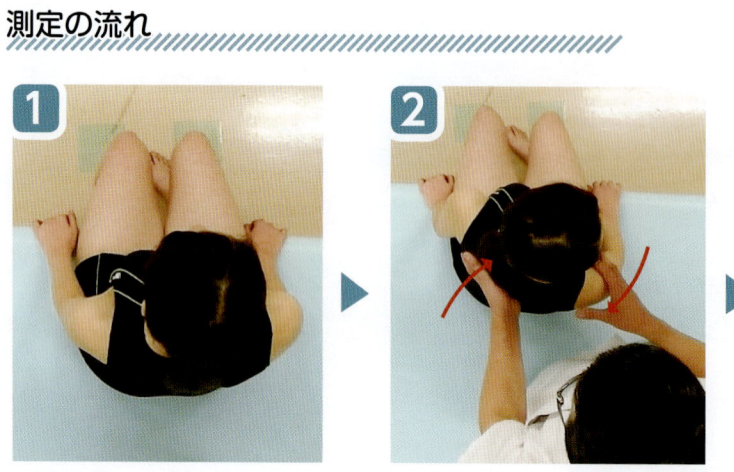

1
- 開始肢位

2
- 最大他動可動域を確認する。

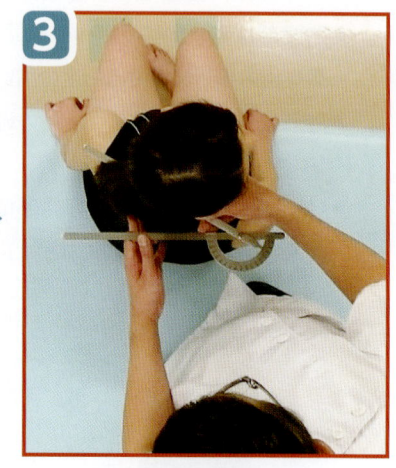

3
- ゴニオメーターを各軸にセットし，測定値はその場で読む。

測定操作および指示

【徒手操作】
- 最大他動可動域を確認する。
- 胸腰部回旋に伴う骨盤の回旋移動に注意する。

【被測定者への指示】
- 胸腰背部を完全に脱力させる。
- 坐骨結節部に移動が生じないように注意させる。
- 腰背部痛の出現に注意させる。

測定のキーポイント

- 端座位にて測定する。
- 胸腰部回旋に伴う同側への骨盤の回旋移動に注意する。
- 坐骨結節部が移動しないように注意させる。
- 基本軸の指標となる「後上腸骨棘」を骨触知により確認しておく。
- 移動軸を正確にとらえるため，頚部は軽度屈曲位としてもよい。

応用演習（代償運動の見極めと制動した測定法）

- 臨床における測定は，原則として端座位にて実施されることが多いが，最大可動域まで運動操作することが難しい場合も少なくはない。
- より精度の高い測定を実施するためには，背臥位にて体幹および骨盤を確実に安定させた方法での実施が推奨される。
- 腰背部神経障害の既往や測定時の腰背部痛の発生には注意を要する。

測定の流れ

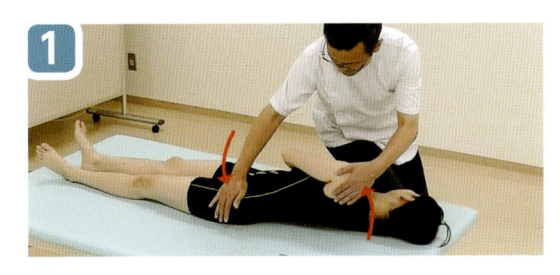

1
- 最大他動可動域を確認する。

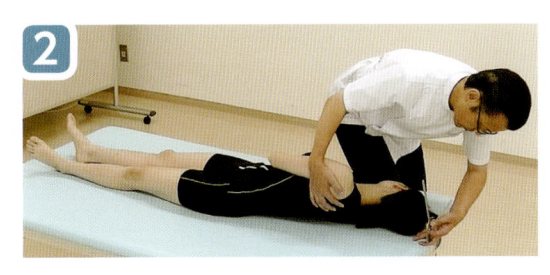

2
- ゴニオメーターを各軸にセットし，測定値はその場で読む。
- ゴニオメーターは，被測定者の頭上で操作し，読値はのぞき込むように行う。

測定操作および指示

【徒手操作】
- 最大可動域を確認する。
- 胸腰部回旋に伴う骨盤後面の浮き上がり代償に注意する。

【被測定者への指示】
- 胸腰背部を完全に脱力させる。
- 骨盤後面が浮き上がらないように注意させる。
- 腰背部痛の出現に注意させる。

測定のキーポイント
- 背臥位にて測定する。
- 胸腰部回旋操作と同時にゴニオメーターを被測定者の頭上で操作する。
- 胸腰部回旋に伴う骨盤後面の浮き上がり代償に注意する。

MEMO
腰仙部神経障害の既往者には禁忌！

臨床応用演習（臨床を想定した座位での測定）

- 胸腰部回旋の測定は端座位で実施されることが多いが，体幹による代償運動の制動が最大の課題となる。
- 椅座位にて背もたれを用いた体幹の安定法が推奨される。

椅座位での測定

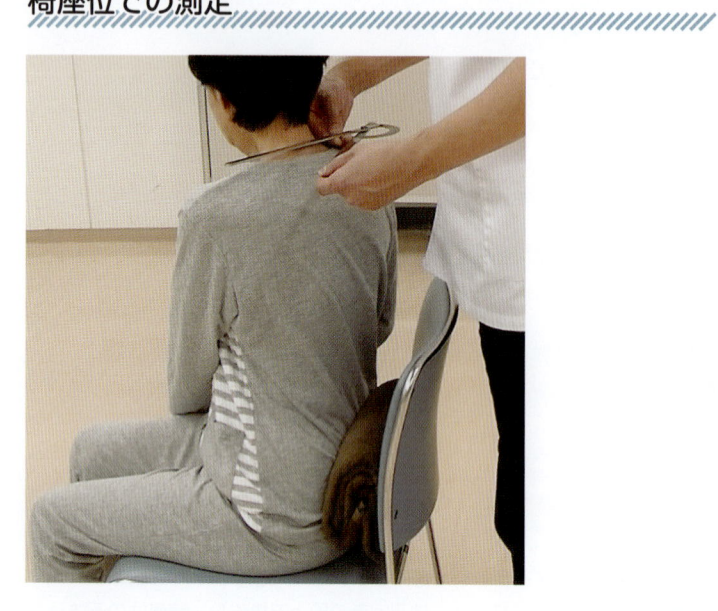

測定のキーポイント

- 浅い椅座位にて，隙補材を用いて胸腰部の回旋空間を確保する。
- 隙補材に骨盤後面を密着させ，骨盤を安定させる。
- 骨盤が安定している状態において，基本軸は「椅子背もたれに平行な線」と設定することができる。
- 運動面に一致させ，測定値は慎重に「その場で」読む。

■隙補材の利用　　■ゴニオメーターの操作

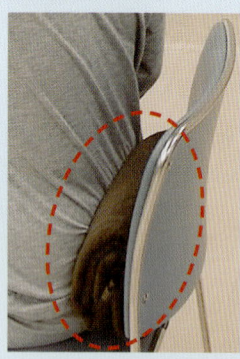

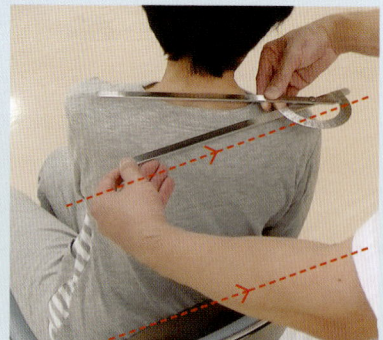

8 胸腰部側屈

4章 頚部・体幹に対するROM測定法

Thoracic and Lumbar Spines Lateral Bending

Outline

運動の特徴

- 前額面上，矢状・水平軸による関節運動である。
- 胸腰部は姿勢調整や動作の根幹であり，複数の椎骨を含む胴骨による自由度の高い運動を発現する。
- 特に腰部は疼痛発生の好発部位でもあり，その機能を正確にとらえることは重要である。

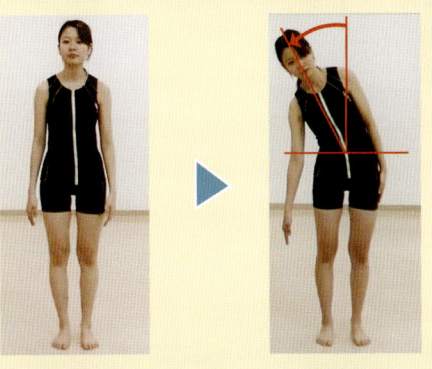

■ 胸腰部側屈

基本軸	ヤコビー線の中点に立てた垂直線
移動軸	第1胸椎棘突起と第5腰椎棘突起を結ぶ線
参考可動域	0～50°

開始肢位　可動最終位

制限因子

胸腰部側方の軟部組織
- 脊柱起立筋群：片側〔棘筋（①）・最長筋（②）・腸肋筋（③）〕
- 横突間筋（④）・多裂筋（p.238参照）
- 内肋間筋・外肋間筋（p.242参照）
- 内腹斜筋・外腹斜筋（p.242参照）
- 肋骨挙筋（p.238参照）
- 横突間靱帯
- 肋横突靱帯群（p.245参照）
- 椎間関節周囲組織，など

■ 制限因子

背面

注意すべき代償運動

- 骨盤の横傾斜

＊写真中の矢印　➡：測定者による操作，⇨：測定者による制動，⇨：代償運動

基礎演習①（立位）

測定においての注意点

- 立位にて測定する。
- 各測定軸は，**身体背側方から**とらえる。
- 下肢筋力の低下がある場合，転倒の可能性が高くなるため注意が必要である。

■胸腰部側屈

基本軸	ヤコビー線の中点に立てた垂直線
移動軸	第1胸椎棘突起と第5腰椎棘突起を結ぶ線
運動面	前額面
参考可動域	0〜50°

測定の流れ

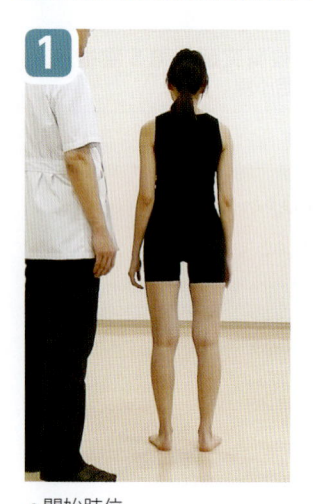

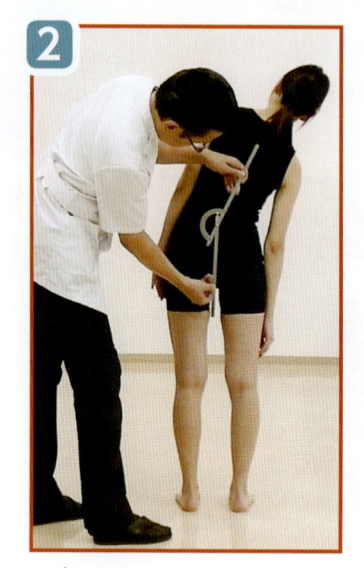

1
- 開始肢位

2
- ゴニオメーターを各軸にセットし，測定値はその場で読む。

測定のキーポイント

- 移動軸は体幹中央線とせずに，各測定軸の指標となる**骨触知により確実に軸設定**する。
- 着衣で各測定軸が不明瞭にならないように設定する。
- 転倒には十分に注意する。

■ゴニオメーターの操作　■身体後方からの測定

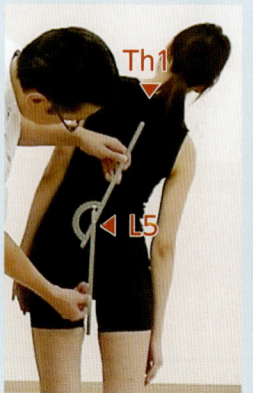

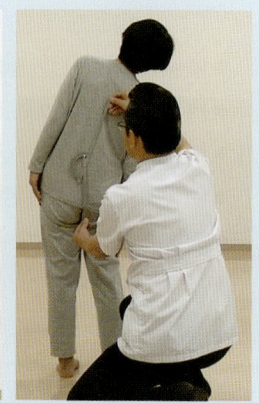

基礎演習②（端座位）

測定においての注意点

- 端座位で測定する。
- 代償運動として体幹部の横傾増大に伴う骨盤の傾斜に注意する。

■胸腰部側屈

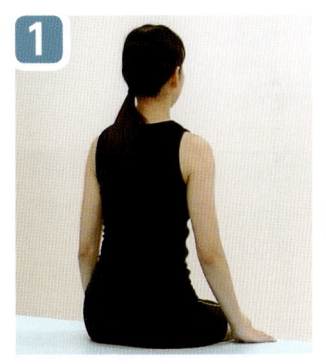

基本軸	ヤコビー線の中点に立てた垂直線
移動軸	第1胸椎棘突起と第5腰椎棘突起を結ぶ線
運動面	前額面
参考可動域	0〜50°

測定の流れ

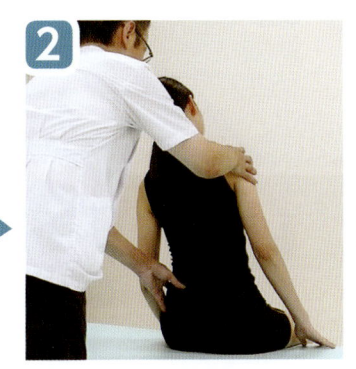

1 開始肢位

2 最大他動可動域を確認する。

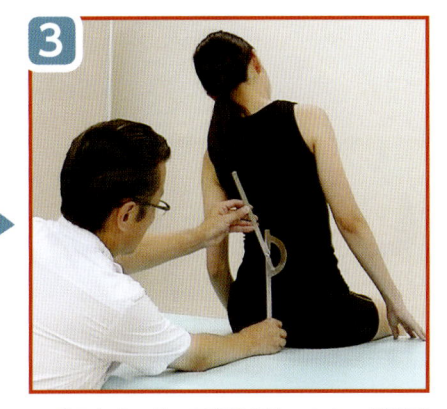

3 ゴニオメーターを各軸にセットし，測定値はその場で読む。

測定操作および指示

【徒手操作】
- 最大可動域を確認する。
- 胸腰部側屈に伴う骨盤の傾斜代償に注意する。
- ※骨盤に傾斜が生じている場合，坐骨結節部が浮き上がる。

【被測定者への指示】
- 胸腰背部を完全に脱力させる。
- 坐骨結節部が浮き上がらないように注意させる。
- 腰背部痛の出現に注意させる。

測定のキーポイント

- 端座位にて測定する。
- 胸腰部側屈に伴う骨盤による傾斜代償に注意する。
- 坐骨結節部が浮き上がらないように注意させる。
- 骨盤が安定している状態において，基本軸は「床（検査台）に立てた垂直線」と設定できる。

応用演習（代償運動の見極めと制動した測定法）

- 臨床における測定は，原則として立位または座位にて実施されることが多いが，最大可動域まで運動操作することが難しい場合も少なくはない。
- より精度の高い測定を実施するためには，背臥位にて体幹を確実に安定させた方法での実施が推奨される。
- 腰背部神経障害の既往や測定時の腰背部痛の発生には注意を要する。

測定の流れ

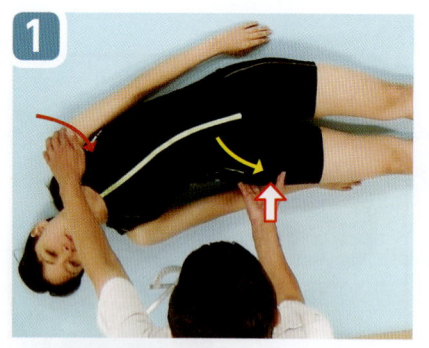

1
- 最大他動可動域を確認する。

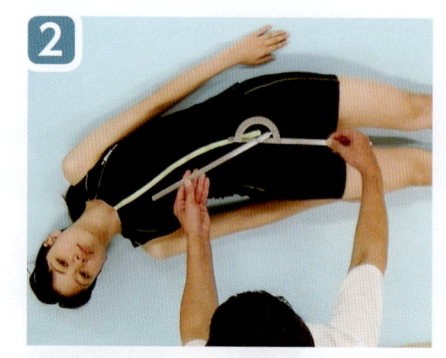

2
- 再び最大可動域まで稼動させる。
- ゴニオメーターを各軸にセットし，測定値はその場で読む。

測定操作および指示

【徒手操作】
- 胸腰部側屈に伴う骨盤の傾斜代償に注意する。
※骨盤に傾斜が生じている場合，運動方向の骨盤が下制する。
- 骨盤の下制代償を制動し，最大可動域を明確にする。

【被測定者への指示】
- 胸腰背部を完全に脱力させる。
- 運動方向の骨盤が下がらないように注意させる。
- 移動軸は，「第1胸椎棘突起と第5腰椎棘突起を結ぶ線」を正面からの投影線として設定する。
- 基本軸は骨盤を安定させ，「ヤコビー線の中点に立てた垂直線」を設定する。
- 腰背部痛の出現に注意させる。

測定のキーポイント

- 背臥位にて測定する。
- 胸腰部側屈に伴う運動方向への骨盤の下制代償に注意する。
- 骨盤の左右位置を確認し，基本軸を正確に設定する。
- 基本軸となる骨盤を確実に安定させ，各測定軸を正面から投影線として設定し測定する。

臨床応用演習（テープメジャーを用いた簡易的測定法）

- 胸腰部の測定ではゴニオメーターを用いずに**テープメジャーを用いた簡易的な測定法**にて実施される場合もある。
- 立位で実施する。
- テープメジャーを用いる方法には，「**床―指先間距離の測定**」がある。

テープメジャーでの測定

■床―指先間距離の測定（cm）

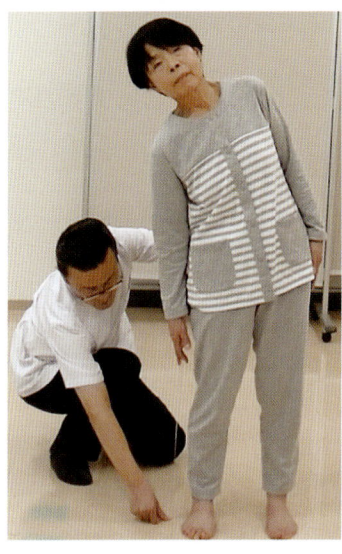

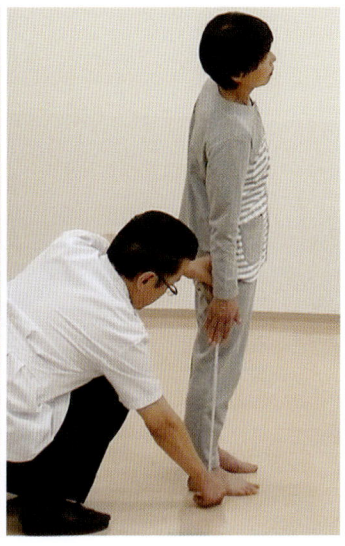

測定のキーポイント

- 立位にて最大側屈位で測定する。
- **床から中指先端間の最短距離を測定**する。
- **左右それぞれ測定**する。
- 転倒に注意する（被測定者から目を離さない）。

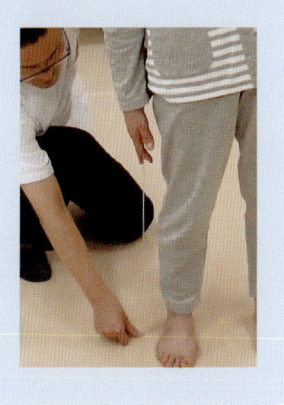

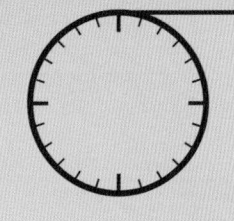

付　録

- 関節可動域表示ならびに測定法
- 関節可動域（ROM）測定結果記入表
- 指屈筋腱機能評価表

関節可動域表示ならびに測定法

〈上肢測定〉

部位名	運動方向	参考可動域角度	基本軸	移動軸	測定肢位および注意点	参考図
肩甲帯 shoulder girdle	屈曲 flexion	0-20	両側の肩峰を結ぶ線	頭頂と肩峰を結ぶ線		
	伸展 extension	0-20				
	挙上 elevation	0-20	両側の肩峰を結ぶ線	肩峰と胸骨上縁を結ぶ線	・背面から測定する	
	引き下げ（下制） depression	0-10				
肩 shoulder （肩甲帯の動きを含む）	屈曲（前方挙上） forward flexion	0-180	肩峰を通る床への垂直線（立位または座位）	上腕骨	・前腕は中間位とする ・体幹が動かないように固定する ・脊柱が前後屈しないように注意する	
	伸展（後方挙上） backward extension	0-50				
	外転（側方挙上） abduction	0-180	肩峰を通る床への垂直線（立位または座位）	上腕骨	・体幹の側屈が起こらないように90°以上になったら前腕を回外することを原則とする ⇒［その他の検査法］（p.261）参照	
	内転 adduction	0				
	外旋 external rotation	0-60	肘を通る前額面への垂直線	尺骨	・上腕を体幹に接して，肘関節を前方に90°に屈曲した肢位で行う ・前腕は中間位とする	
	内旋 internal rotation	0-80			⇒［その他の検査法］（p.261）参照	
	水平屈曲 horizontal flexion (horizontal adduction)	0-135	肩峰を通る矢状面への垂直線	上腕骨	・肩関節を90°外転位とする	
	水平伸展 horizontal extension (horizontal abduction)	0-30				
肘 elbow	屈曲 flexion	0-145	上腕骨	橈骨	・前腕は回外位とする	
	伸展 extension	0-5				

部位名	運動方向	参考可動域角度	基本軸	移動軸	測定肢位および注意点	参考図
前腕 forearm	回内 pronation	0-90	上腕骨	手指を伸展した手掌面	・肩の回旋が入らないように肘を90°に屈曲する	
	回外 supination	0-90				
手 wrist	屈曲（掌屈）flexion (palmar flexion)	0-90	橈骨	第2中手骨	・前腕は中間位とする	
	伸展（背屈）extension (dorsiflexion)	0-70				
	橈屈 radial deviation	0-25	前腕の中央線	第3中手骨	・前腕を回内位で行う	
	尺屈 ulnar deviation	0-55				

〈手指測定〉

部位名	運動方向	参考可動域角度	基本軸	移動軸	測定肢位および注意点	参考図
母指 thumb	橈側外転 radial abduction	0-60	示指（橈骨の延長上）	母指	・運動は手掌面とする ・以下の手指の運動は、原則として手指の背側に角度計をあてる	
	尺側内転 ulnar adduction	0				
	掌側外転 palmar abduction	0-90			・運動は手掌面に直角な面とする	
	掌側内転 palmar adduction	0				
	屈曲（MCP）flexion	0-60	第1中手骨	第1基節骨		
	伸展（MCP）extension	0-10				
	屈曲（IP）flexion	0-80	第1基節骨	第1末節骨		
	伸展（IP）extension	0-10				

付録

部位名	運動方向	参考可動域角度	基本軸	移動軸	測定肢位および注意点	参考図
指 finger	屈曲（MCP）flexion	0-90	第2-5中手骨	第2-5基節骨	⇨ [その他の検査法]（p.261）参照	
	伸展（MCP）extension	0-45				
	屈曲（PIP）flexion	0-100	第2-5基節骨	第2-5中節骨		
	伸展（PIP）extension	0				
	屈曲（DIP）flexion	0-80	第2-5中節骨	第2-5末節骨	・DIPは10°の過伸展をとりうる	
	伸展（DIP）extension	0				
	外転 abduction		第3中手骨延長線	第2, 4, 5指軸	・中指の運動は橈側外転，尺側外転とする ⇨ [その他の検査法]（p.261）参照	
	内転 adduction					

〈下肢測定〉

部位名	運動方向	参考可動域角度	基本軸	移動軸	測定肢位および注意点	参考図
股 hip	屈曲 flexion	0-125	体幹と平行な線	大腿骨（大転子と大腿骨外顆の中心を結ぶ線）	・骨盤と脊柱を十分に固定する ・屈曲は背臥位，膝屈曲位で行う ・伸展は腹臥位，膝伸展位で行う	
	伸展 extension	0-15				
	外転 abduction	0-45	両側の上前腸骨棘を結ぶ線への垂直線	大腿中央線（上前腸骨棘より膝蓋骨中心を結ぶ線）	・背臥位で骨盤を固定する ・下肢は外旋しないようにする ・内転の場合は，反対側の下肢を屈曲挙上してその下を通して内転させる	
	内転 adduction	0-20				
	外旋 external rotation	0-45	膝蓋骨より下ろした垂直線	下腿中央線（膝蓋骨中心より足関節内外果中央を結ぶ線）	・背臥位で，股関節と膝関節を90°屈曲位にして行う ・骨盤の代償を少なくする	
	内旋 internal rotation	0-45				

部位名	運動方向	参考可動域角度	基本軸	移動軸	測定肢位および注意点	参考図
膝 knee	屈曲 flexion	0-130	大腿骨	腓骨（腓骨頭と外果を結ぶ線）	・屈曲は股関節を屈曲位で行う	
	伸展 extension	0				
足関節・足部 foot and ankle	外転 abduction	0-10	第2中足骨長軸	第2中足骨長軸	・膝関節を屈曲位，足関節を0°で行う	
	内転 adduction	0-20				
	背屈 dorsiflexion	0-20	矢状面における腓骨長軸への垂直線	足底面	・膝関節を屈曲位で行う	
	底屈 plantar flexion	0-45				
	内がえし inversion	0-30	前額面における下腿軸への垂直線	足底面	・膝関節を屈曲位，足関節を0°で行う	
	外がえし eversion	0-20				
第1趾，母趾 great toe, big toe	屈曲（MTP）flexion	0-35	第1中足骨	第1基節骨	・以下の第1趾，母趾，趾の運動は，原則として趾の背側に角度計をあてる	
	伸展（MTP）extension	0-60				
	屈曲（IP）flexion	0-60	第1基節骨	第1末節骨		
	伸展（IP）extension	0				
趾 toe, lesser toe	屈曲（MTP）flexion	0-35	第2-5中足骨	第2-5基節骨		
	伸展（MTP）extension	0-40				
	屈曲（PIP）flexion	0-35	第2-5基節骨	第2-5中節骨		
	伸展（PIP）extension	0				
	屈曲（DIP）flexion	0-50	第2-5中節骨	第2-5末節骨		
	伸展（DIP）extenshion	0				

付録

〈体幹測定〉

部位名	運動方向		参考可動域角度	基本軸	移動軸	測定肢位および注意点	参考図
頚部 cervical spine	屈曲（前屈）flexion		0-60	肩峰を通る床への垂直線	外耳孔と頭頂を結ぶ線	・頭部体幹の側面で行う ・原則として腰かけ座位とする	
	伸展（後屈）extension		0-50				
	回旋 rotation	左回旋	0-60	両側の肩峰を結ぶ線への垂直線	鼻梁と後頭結節を結ぶ線	・腰かけ座位で行う	
		右回旋	0-60				
	側屈 lateral bending	左側屈	0-50	第7頚椎棘突起と第1仙椎の棘突起を結ぶ線	頭頂と第7頚椎棘突起を結ぶ線	・体幹の背面で行う ・腰かけ座位とする	
		右側屈	0-50				
胸腰部 thoracic and lumbar spines	屈曲（前屈）flexion		0-45	仙骨後面	第1胸椎棘突起と第5腰椎棘突起を結ぶ線	・体幹側面より行う ・立位，腰かけ座位または側臥位で行う ・股関節の運動が入らないように行う ⇨［その他の検査法］（p.261）参照	
	伸展（後屈）extension		0-30				
	回旋 rotation		0-40	両側の後上腸骨棘を結ぶ線	両側の肩峰を結ぶ線	・座位で骨盤を固定して行う	
			0-40				
	側屈 lateral bending		0-50	ヤコビー（Jacoby）線の中点にたてた垂直線	第1胸椎棘突起と第5腰椎棘突起を結ぶ線	・体幹の背面で行う ・腰かけ座位または立位で行う	
			0-50				

〈その他の検査法〉

部位名	運動方向	参考可動域角度	基本軸	移動軸	測定肢位および注意点	参考図
肩 shoulder (肩甲骨の動きを含む)	外旋 external rotation	0-90	肘を通る前額面への垂直線	尺骨	・前腕は中間位とする ・肩関節は90°外転し，かつ肘関節は90°屈曲した肢位で行う	
	内旋 internal rotation	0-70				
	内転 adduction	0-75	肩峰を通る床への垂直線	上腕骨	・20°または45°肩関節屈曲位で行う ・立位で行う	
母指 thumb	対立 opposition				・母指先端と小指基部（または先端）との距離（cm）で表示する	
指 finger	外転 abduction		第3中手骨延長線	2, 4, 5指軸	・中指先端と2, 4, 5指先端との距離（cm）で表示する	
	内転 adduction					
	屈曲 flexion				・指尖と近位手掌皮線（proximal palmar crease）または遠位手掌皮線（distal palmar crease）との距離（cm）で表示する	
胸腰部 thoracic and lumbar spines	屈曲 flexion				・最大屈曲は，指先と床との間の距離（cm）で表示する	

〈顎関節計測〉

顎関節 temporomandibular joint	・開口位で上顎の正中線で上歯と下歯の先端との間の距離（cm）で表示する ・左右偏位（lateral deviation）は上顎の正中線を軸として下歯列の動きの距離を左右ともcmで表示する ・参考値は上下第1切歯列対向縁線間の距離5.0cm，左右偏位は1.0cmである

[Jpn J Rehabil Med 2021；58：1188-1200], [日本足の外科学会雑誌 2021, Vol. 42：S372-S385]

関節可動域：ROM（上肢）

患者氏名：＿＿＿＿＿＿＿＿＿＿＿＿＿＿ 男・女 （ 歳） 疾患名：（ ） 障害側：右・左

左	/	/		測定日		/	/	右
				測定者				
コメント	Passive (Active)	Passive (Active)	関節名 (部位名)	運動方向	参考可動域	Passive (Active)	Passive (Active)	コメント
			肩甲帯 Shoulder girdle	屈曲 flexion	0〜20°			
				伸展 extension	0〜20°			
				挙上 elevation	0〜20°			
				下制 depression	0〜10°			
			肩関節 Shoulder	屈曲 flexion	0〜180°			
				伸展 extension	0〜50°			
				外転 abduction	0〜180°			
				内転 adduction	0°			
（別法 □）				外旋 external rotation	0〜60°			（別法 □）
（別法 □）				内旋 internal rotation	0〜80°			（別法 □）
				水平屈曲 horizontal flexion	0〜135°			
				水平伸展 horizontal extension	0〜30°			
			肘関節 elbow	屈曲 flexion	0〜145°			
				伸展 extension	0〜5°			
			前腕 forearm	回内 pronation	0〜90°			
				回外 supination	0〜90°			
			手関節 wrist	掌屈 palmar flexion	0〜90°			
				背屈 dorsiflexion	0〜70°			
				橈屈 radial deviation	0〜25°			
				尺屈 ulnar deviation	0〜55°			
			母 指 thumb	橈側外転 radial abduction	0〜60°			
				尺側内転 ulnar adduction	0°			
				掌側外転 palmar abduction	0〜90°			
				掌側内転 palmar adduction	0°			
				MCP 屈曲 flexion	0〜60°			
				MCP 伸展 extension	0〜10°			
				IP 屈曲 flexion	0〜80°			
				IP 伸展 extension	0〜10°			
			示 指 index finger	MCP 屈曲 flexion	0〜90°			
				MCP 伸展 extension	0〜45°			
				PIP 屈曲 flexion	0〜100°			
				PIP 伸展 extension	0°			
				DIP 屈曲 flexion	0〜80°			
				DIP 伸展 extension	0°			
				外転 abduction	—			
				内転 adduction	—			
			中 指 middle finger	MCP 屈曲 flexion	0〜90°			
				MCP 伸展 extension	0〜45°			
				PIP 屈曲 flexion	0〜100°			
				PIP 伸展 extension	0°			
				DIP 屈曲 flexion	0〜80°			
				DIP 伸展 extension	0°			
				外転 abduction	—			
				内転 adduction	—			
			環 指 ring finger	MCP 屈曲 flexion	0〜90°			
				MCP 伸展 extension	0〜45°			
				PIP 屈曲 flexion	0〜100°			
				PIP 伸展 extension	0°			
				DIP 屈曲 flexion	0〜80°			
				DIP 伸展 extension	0°			
				外転 abduction	—			
				内転 adduction	—			
			小 指 little finger	MCP 屈曲 flexion	0〜90°			
				MCP 伸展 extension	0〜45°			
				PIP 屈曲 flexion	0〜100°			
				PIP 伸展 extension	0°			
				DIP 屈曲 flexion	0〜80°			
				DIP 伸展 extension	0°			
				外転 abduction	—			
				内転 adduction	—			

関節可動域：ROM（下肢）

患者氏名：　　　　　　　　　　男・女　（　　歳）　疾患名：（　　　　　　　　　　　　）　障害側：右・左

左	/	/	関節名 (部位名)	測定日	参考可動域	/	/	右
				測定者				
コメント	Passive (Active)	Passive (Active)		運動方向		Passive (Active)	Passive (Active)	コメント
			股関節 hip	屈曲 flexion	0～125°			
				伸展 extension	0～15°			
				外転 abduction	0～45°			
				内転 adduction	0～20°			
				外旋 external rotation	0～45°			
				内旋 internal rotation	0～45°			
			膝関節 knee	屈曲 flexion	0～130°			
				伸展 extension	0°			
			足関節 ankle	底屈 Plantar flexion	0～45°			
				背屈 dorsiflexion	0～20°			
			足部 foot	外がえし eversion	0～20°			
				内がえし inversion	0～30°			
				外転 abduction	0～10°			
				内転 adduction	0～20°			
			第1足趾 (母趾) first toe	MTP 屈曲 flexion	0～35°			
				MTP 伸展 extension	0～60°			
				IP 屈曲 flexion	0～60°			
				IP 伸展 extension	0°			
			第2足趾 second toe	MTP 屈曲 flexion	0～35°			
				MTP 伸展 extension	0～40°			
				PIP 屈曲 flexion	0～35°			
				PIP 伸展 extension	0°			
				DIP 屈曲 flexion	0～50°			
				DIP 伸展 extension	0°			
			第3足趾 third toe	MTP 屈曲 flexion	0～35°			
				MTP 伸展 extension	0～40°			
				PIP 屈曲 flexion	0～35°			
				PIP 伸展 extension	0°			
				DIP 屈曲 flexion	0～50°			
				DIP 伸展 extension	0°			
			第4足趾 fourth toe	MTP 屈曲 flexion	0～35°			
				MTP 伸展 extension	0～40°			
				PIP 屈曲 flexion	0～35°			
				PIP 伸展 extension	0°			
				DIP 屈曲 flexion	0～50°			
				DIP 伸展 extension	0°			
			第5足趾 fifth toe	MTP 屈曲 flexion	0～35°			
				MTP 伸展 extension	0～40°			
				PIP 屈曲 flexion	0～35°			
				PIP 伸展 extension	0°			
				DIP 屈曲 flexion	0～50°			
				DIP 伸展 extension	0°			

付録

関節可動域：ROM（頚部・胸腰部）

患者氏名：　　　　　　　　　　男・女　（　　歳）　疾患名：（　　　　　　　　　　）障害側：右・左

| 左 | / | / | | 測定日 | | / | / | 右 |
| | | | | 測定者 | | | | |
コメント	Passive (Active)	Passive (Active)	関節名 (部位名)	運動方向	参考可動域	Passive (Active)	Passive (Active)	コメント
			頚部 cervical spines	屈曲(前屈) flexion	0〜60°			
				伸展(後屈) extension	0〜50°			
				回旋 rotation	0〜60°			
				側屈 lateral bending	0〜50°			
			胸腰部 thoracic and lumbar spines	屈曲(前屈) flexion	0〜45°			
				伸展(後屈) extension	0〜30°			
				回旋 rotation	0〜40°			
				側屈 lateral bending	0〜50°			

指屈筋腱機能評価表

カルテNo. (ID)	氏 名		男・女	年 齢 歳	利き手	右・左	患側	右・左・両側
診断名								
検者名		(医師・OT・PT)	検査日	年　月　日		初診日	年　月　日	
			受傷日	年　月　日		手術日	年　月　日	

		IP/AM (ROM)	MP/AM (ROM)	TAM	% TAM	Extension lag IP
母指	患指					
	対側指					

		DIP/AM (ROM)	PIP/AM (ROM)	MP/AM (ROM)	TAM	% TAM	Extension lag (PIP/DIP)
示指	患指						
	対側指						
中指	患指						
	対側指						
環指	患指						
	対側指						
小指	患指						
	対側指						

最終改善度

Excellent　　90％以上
Good　　　　75％以上
Fair　　　　 50％以上
Poor　　　　50％未満

（術後　　年　　カ月）

（日本手外科学会：手の機能評価表, 第4版, 2006. より引用）

■ 手指屈筋腱損傷

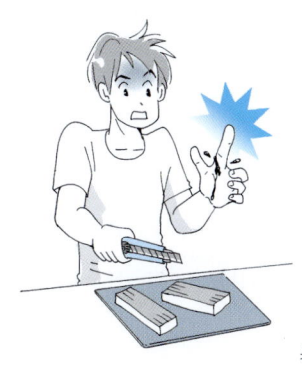

（齋藤慶一郎：改訂第2版 作業療法学ゴールド・マスター・テキスト
身体障害作業療法学（長﨑重信 監）, p.174, メジカルビュー社, 2015. より引用）

臨床での測定精度を高める！
ROM測定法
代償運動のとらえ方と制動法の理解と実践

2016年3月30日　第1版第1刷発行
2022年2月20日　　　　第6刷発行

- ■著　者　齋藤慶一郎　さいとう　けいいちろう
- ■発行者　吉田富生
- ■発行所　株式会社メジカルビュー社
  〒162-0845 東京都新宿区市谷本村町2-30
  電話　03(5228)2050(代表)
  ホームページ　https://www.medicalview.co.jp

  営業部　FAX 03(5228)2059
  　　　　E-mail　eigyo@medicalview.co.jp

  編集部　FAX 03(5228)2062
  　　　　E-mail　ed@medicalview.co.jp

- ■印刷所　シナノ出版印刷株式会社

ISBN 978-4-7583-1694-1　C3047

©MEDICAL VIEW, 2016.　Printed in Japan

- ・本書に掲載された著作物の複写・複製・転載・翻訳・データベースへの取り込みおよび送信（送信可能化権を含む）・上映・譲渡に関する許諾権は，（株）メジカルビュー社が保有しています．
- ・JCOPY〈出版者著作権管理機構　委託出版物〉
  本書の無断複製は著作権法上での例外を除き禁じられています．複製される場合は，そのつど事前に，出版者著作権管理機構（電話 03-5244-5088, FAX 03-5244-5089, e-mail：info@jcopy.or.jp）の許諾を得てください．
- ・本書をコピー，スキャン，デジタルデータ化するなどの複製を無許諾で行う行為は，著作権法上での限られた例外（「私的使用のための複製」など）を除き禁じられています．大学，病院，企業などにおいて，研究活動，診察を含み業務上使用する目的で上記の行為を行うことは私的使用には該当せず違法です．また私的使用のためであっても，代行業者等の第三者に依頼して上記の行為を行うことは違法となります．